제4판

보건교육학

Health Education

이 주 열 저

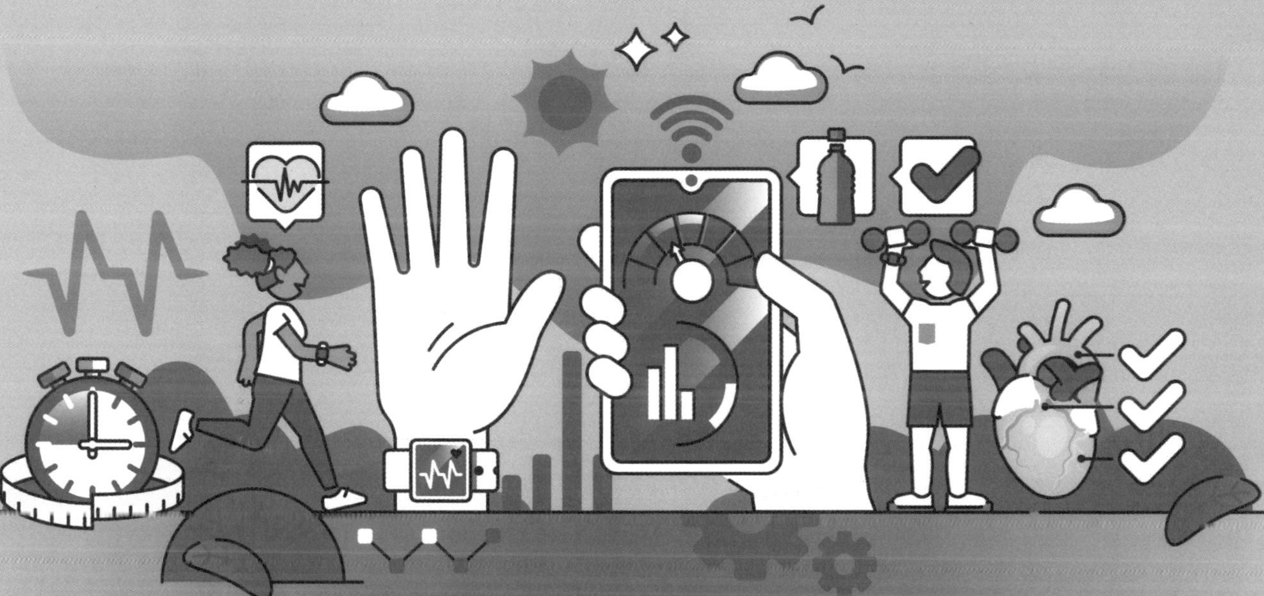

계축문화사

머리말 preface

이 책은 보건교육학을 처음 배우는 학생들뿐만 아니라 보건사업 현장에서 건강증진사업을 담당하고 있는 실무자가 활용할 수 있도록 구성되어 있다. 특별히 보건교육사 국가자격증 시험을 대비하는 수험생들에게 필요한 내용을 포함하였다. 이 책의 초판은 2016년 5월, 제2판은 2018년 8월, 제3판은 2021년 8월, 이번에 제4판을 출간하게 되었다.

저자는 인구집단의 건강문제 해결 방안을 생태학적 관점으로 접근한다. 인간의 행동을 변화시키기 위해서는 교육학적 접근보다 인간이 소속된 조직이나 지역사회를 변화시키는 생태학적 접근이 더 중요하다고 생각하고 있다. 조직이나 지역사회를 변화시키면, 그 변화된 환경이 개인의 인지적 선택과 상관없이 개인의 행동을 변화시킨다고 생각한다. 그래서 이 책에서는 교육학적 접근보다는 생태학적 접근에 좀 더 비중을 두어 보건교육 활동을 소개하였다. 다만, 이 책이 주로 보건교육학 수업교재로 활용되기 때문에 저자의 학자적 관점은 최소로 줄이고, 보건교육학과 관련하여 필수적으로 알고 있어야 할 기본 개념 및 이론 그리고 보건교육의 철학적 가치 등을 소개하는데 중점을 두었다.

이번 제4판에서는 제3판 내용을 그대로 유지하면서 오탈자 수정 및 일부 내용을 추가하였다. 전체적으로 보건의료 관련 법률 개정으로 변경된 사항이나 표현력 부족으로 내용을 정확히 전달하지 못한 부분을 수정·보완하였다. 최근 우리나라 보건의료 현장에서 보건교육 및 건강증진과 관련해 이슈가 되고 있는 디지털 헬스케어, 전자담배 등을 추가하였다.

이 책이 우리나라 보건교육 분야 발전에 조금이라도 기여할 수 있다면, 저자에게는 큰 기쁨이 될 것이다. 아울러 보건교육학을 처음 배우는 학생들과 각종 시험을 준비하고 있는 수험생들에게 도움이 될 수 있기를 기대한다. 이번 개정판을 멋지게 꾸며주신 계축문화사 편집부 직원들께 감사의 마음을 전한다.

2025년 6월 30일

공덕동 자택에서

차 례 contents

제Ⅲ부 보건교육 실행

제Ⅳ부 보건교육 활동

Health Education

제 I 부

보건교육과 건강증진

제1장 보건교육의 이해

제2장 건강증진의 이해

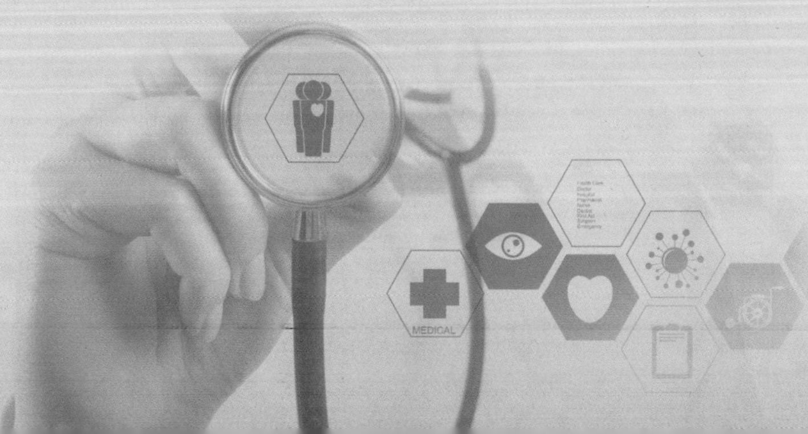
MEDICAL

제 1 장

보건교육의 이해

1. 보건교육 특성
   1) 보건교육의 정의
   2) 보건교육의 목적
   3) 보건교육의 범위

2. 보건교육과 건강
   1) 건강의 생활개념
   2) 적정수준의 건강
   3) 건강관점의 접근
   4) 건강행동에 영향을 미치는 요인

3. 보건교육과 건강관리 방법
   1) 적극적 건강관리
   2) 자기건강관리

4. 보건교육학 성격
   1) 개념
   2) 보건교육과 건강관리교육

5. 보건교육 인력
   1) 보건교육 인력의 역할
   2) 보건교육사

6. 보건교육과 헬스리터러시
   1) 헬스리터러시의 정의
   2) 발전 과정
   3) 헬스리터러시의 의미
   4) 디지털 헬스리터러시

7. 건강증진시대의 보건교육 방향
   1) 보건교육과 건강증진
   2) 보건교육의 방향

HEALTH EDUCATION

1. 보건교육 특성

1) 보건교육의 정의

교육은 인간이 보다 나은 삶을 영위할 수 있도록 바람직한 방향으로 변화시키는 계획된 학습활동이다. 보건교육(health education)은 보건의료 분야에 교육학적 이론과 방법이 적용된 것이다. 보건교육은 인간이 최적의 건강을 유지할 수 있도록 계획적으로 행동과 태도를 바람직하게 변화시키는 학습활동이라고 할 수 있다. 보건교육은 오래 전부터 공중보건의 핵심 영역으로 고려되었으며, 세계보건기구(WHO, 1978)가 제안한 일차보건의료(primary health care)[1]의 필수서비스에도 포함되었다.

그 동안 보건교육의 개념은 학자나 기관에 따라 다양하게 정의되어 왔다. 그리피스(William Griffiths, 1972)는 보건교육을 최적의 건강행동과 실제로 이루어지고 있는 행동 간의 차이를 줄이려는 시도[2]라고 하였다. 그는 보건교육은 개인이 최적의 건강상태를 달성할 수 있도록 개인과 가족뿐만 아니라 개인에게 영향을 미치는 조직과 사회적 상황 및 여건들에 관심을 기울여야 한다고 제안하였다. 보건교육에서 생태학적 접근의 필요성을 강조한 것이다. 사이몬(Scott K. Simonds, 1974)은 보건교육을 보건의료제도, 교육제도, 언론매체에 영향을 미치는 사회정책(social policy)으로 보았다. 그는 학교 보건교육의 세부 목표로 헬스리터러시(health literacy)를 제안하였는데, 이때에 헬스리터러시 용어가 처음 사용되었다. 한편, 미국보건교육협회의 보건교육용어제정위원회(JCHET, 2002)에서는 보건교육을 개인, 집단 및 지역사회가 양질의 건강의사결정을 하는데 필요한 정보와 기술을 습득할 수 있는 기회를 적절한 이론에 근거하여 제공하는 계획된 학습경험의 조합[3]이라고 정의하였다. 우리나라 국민건강

---

1) 일차보건의료(primary health care; PHC)는 1978년 알마아타(Alma-Ata)에서 개최된 세계보건기구 회의에서 새로운 전략으로 채택되었다. 알마아타 선언은 일차보건의료 필수서비스로 8가지를 제시하였다. 주요 보건문제와 그 예방 및 관리방법에 대한 교육, 식량공급의 촉진과 적절한 영양의 증진, 안전한 식수의 공급과 기본적 위생, 가족계획을 포함한 모자보건, 주요 감염병에 대한 예방접종, 지방병의 예방과 관리, 흔히 볼 수 있는 질병과 외상의 적절한 치료, 필수 의약품의 공급 등이다.

2) health education attempts to close the gap between what is known about optimum health practice and that which is actually practiced.

3) Any combination of planned learning experiences based on sound theories that provide individuals, groups, and communities the opportunity to acquire information and the

증진법(제2조)에서는 보건교육을 개인 또는 집단으로 하여금 건강에 유익한 행위를 자발적으로 수행하도록 하는 교육이라고 규정하고 있다.

이상의 내용을 종합해 보면, 보건교육은 개인 또는 인구집단이 건강에 도움이 되는 행동을 스스로 실천할 수 있도록 계획적으로 제공하는 모든 학습활동이라고 할 수 있다. 보건교육은 질병을 예방하여 건강을 향상시킬 수 있도록 현재 가지고 있는 건강과 관련된 잘못된 지식이나 정보, 바람직하지 않은 태도와 행동을 계획된 학습과정에 따라 바람직하게 변화시킨다. 다양한 행동과학적 방법을 사용하여 자발적인 행동변화를 유도하게 된다. 그런데 보건교육은 단순히 건강행동 실천에 필요한 지식이나 기술을 제공하는 것으로 끝나지 않고 변화된 행동이 유지될 수 있도록 돕는다.

2) 보건교육의 목적

우리가 경험하는 70~80%의 건강문제는 올바른 건강정보 부족, 제한된 보건의료서비스 접근성, 잘못된 건강생활습관, 환경오염 등으로 발생하며 대부분은 자기건강관리(self-care)를 통하여 예방이 가능하다. 건강문제가 발생하기 전에 예방하기 위해서는 스스로 건강위험요인을 피하고 질병예방 및 건강증진 활동을 적극적으로 실천하는 노력이 필요하다. 그러므로 개인이나 인구집단에게 일상생활에서 건강관리 할 수 있는 방법을 체계적으로 알려주는 것은 매우 중요하다. 자기건강관리 능력을 향상시키는 계획된 활동이 보건교육이라고 할 수 있다. 보건교육은 개인이나 인구집단이 건강에 대한 자발적이고 주체적인 태도를 키워서 스스로 건강행동을 실천할 수 있도록 도움을 준다. 보건교육은 건강상태를 향상시킬 수 있도록 건강과 관련된 가치관의 정립, 잘못 알고 있는 건강정보의 교정, 건강생활습관 개선 등을 구체적으로 지원한다.

보건교육의 목적은 개인이나 인구집단이 최적의 건강상태를 유지 및 증진할 수 있는 건강관리 능력을 함양하여 질병을 예방하거나 질병과정을 극복할 수 있도록 대상자를 돕는 것이다. 세계보건기구 보건교육전문위원회(1954)에서는 보건교육의 목적을 다음과 같이 제시하였다. 첫째, 개인이나 인구집단이 자신의 건강을 스스로 관리할 수 있는 능력을 갖도록 한다. 둘째, 지역사회 구성원의 건강은 지역사회의 발전에 중요한 자산(asset)이라는 것을 인식시킨다. 셋째, 지역사회가 자신들의 건강문제를 인식하고 스스로 해결하려는 노력을 통하여 건강을 증진시키도록 한다.

---

skills needed to make quality health decisions.

미국의 국민보건교육표준(National Health Education Standards; NHES)[4)]에서는 학교에서 학생들이 배워야 할 보건교육의 목표로 ① 건강증진 및 질병예방과 관련된 개념 이해, ② 가족, 동료, 문화, 미디어, 기술 및 기타 요인이 건강행동에 미치는 영향분석, ③ 건강향상에 필요한 정보 및 서비스에 접근할 수 있는 능력, ④ 건강향상 및 건강위험 감소를 위한 대인간 의사소통 능력, ⑤ 건강향상을 위한 의사결정 능력, ⑥ 건강향상을 위한 목표설정 능력, ⑦ 건강위험 감소를 위한 건강행동 실천 능력, ⑧ 개인, 가족 및 지역사회 건강을 옹호하는 능력 등을 제시하였다.

3) 보건교육의 범위

(1) 내용별 구분

보건교육에는 개인 및 인구집단의 건강행동을 변화시키는 교육 활동뿐만 아니라 건강행동에 영향을 미치는 정치적·경제적·사회적 요인에 변화를 유도하는 다양한 활동이 포함된다. 특히 대중매체를 통한 홍보활동이나 지역사회의 보건사업(고혈압교실, 운동교실, 건강캠페인 등)도 보건교육에 해당된다. 보건교육은 최적의 건강상태에서부터 1차예방, 2차예방, 3차예방까지 모든 단계에 적용된다. 특히 1차예방 수준의 보건교육은 건강한 생활습관이나 행동을 형성하기 위한 교육과 건강위험요인에 대한 내용으로 구성된다.

우리나라 국민건강증진법 시행령(제17조)에서는 보건교육의 범위를 금연·절주 등 건강생활의 실천에 관한 사항, 만성퇴행성질환 등 질병의 예방에 관한 사항, 영양 및 식생활에 관한 사항, 구강건강에 관한 사항, 공중위생에 관한 사항, 건강증진을 위한 체육활동에 관한 사항, 기타 건강증진사업에 관한 사항 등으로 규정하고 있다.

(2) 영역별 구분

① 지역사회

지역사회를 기반으로 하는 보건교육은 모든 주민들이 건강에 유익한 행동을 선택할 수 있도록 지원하는 역할을 한다. 또한, 주민 스스로가 지역사회의 건강문제를 확인하고 해결할

---

4) 국민보건교육표준(NHES)은 유치원부터 12학년까지 모든 학년의 학생들이 건강을 향상시키는 행동을 확립, 촉진, 지원하려고 개발되었다. 1995년 처음 개발되었고 2006년에 개정된 제2판이 발표되어 현재는 미국 대부분의 주에서 학교 기반의 보건교육에 중요한 기준이 되고 있다.

수 있도록 역량을 키워준다. 우리나라에서 지역사회 보건교육은 지역보건법, 국민건강증진법, 농어촌 등 보건의료를 위한 특별조치법을 근거로 지역보건의료기관(보건소, 보건지소, 건강생활지원센터, 보건진료소)을 중심으로 실시되고 있다. 보건소는 지역보건법(제11조)에 규정된 업무를 추진하면서 지역주민의 건강증진 및 질병예방·관리를 위한 대부분 사업에 보건교육을 활용하고 있다.

② 학교

학교 보건교육은 학교보건사업의 일부분으로 진행된다. 학교보건은 학교의 보건관리와 환경위생정화에 필요한 사정을 규정하여 학생 및 교직원의 건강을 보호·증진하는 것을 목적으로 한다. 학교보건법(제9조)에는 학교의 장은 학생의 신체발달 및 체력증진, 질병의 치료와 예방, 음주·흡연과 마약류를 포함한 약물 오용·남용의 예방, 성교육, 정신건강증진 등을 위하여 보건교육을 실시하고 필요한 조치를 하여야 한다고 규정되어 있다. 특히 학교보건법 제9조의2에서는 심폐소생술 등 응급처치에 관한 교육은 모든 학생들을 뿐만 아니라 매년 교직원을 대상으로 실시하도록 규정하고 있다. 한편, 학교보건법(제15조)에 근거하여 학교에는 보건교육과 학생들의 건강관리를 담당하는 보건교사(또는 순회 보건교사)를 두고 있다. 2010년부터는 학교에서 보건교과[5]를 제한적으로 운영하고 있다.

③ 산업장

산업장 보건교육은 근로자 및 사업주에게 건강관리의 중요성을 인식시키는데 목적이 있다. 우리나라에서 산업장 보건교육은 산업안전보건법(제29조)에 근거하여 안전보건교육을 중심으로 진행되고 있다. 사업주는 근로자를 채용할 때와 작업내용을 변경할 때에는 해당 작업에 필요한 안전보건교육을 하여야 한다. 근로자는 많은 시간을 산업장에서 보내기 때문에 그 자체가 주요 건강피해의 원인이 될 수 있기 때문이다. 산업장 보건교육은 산업재해예방 활동뿐만 아니라 직업적 건강위험요인에 대한 인식을 높이고, 각종 건강정보를 제공하며 고위험 집단을 대상으로 건강상담을 실시한다.

5) 2009년부터 보건교과를 초·중·고등학교에서 재량활동 시간에 한시적으로 운영하였고, 2010년부터는 초등학교 5,6학년은 재량활동 시간에 중학교에서는 재량활동 선택과목으로 고등학교에서는 교양 선택과목으로 운영하고 있다.

④ 의료기관

의료기관 보건교육은 환자 및 환자 가족을 대상으로 실시된다. 의료기관의 주요 역할이 질병치료이기 때문에 보건교육은 제한적으로 실시된다. 보건교육은 임상치료와 별개로 환자에게 금연, 운동, 식습관, 스트레스 관리 등 건강생활과 관련된 내용이나 병원이용 절차, 외래 및 입원 서비스 등을 알려준다. 환자 가족을 대상으로 질병예방 및 건강관리에 필요한 건강정보를 제공한다. 또한, 건강검진을 받은 대상자에게는 맞춤형 사후관리로 건강상담을 실시한다.

[표 1-1] 영역별 보건교육 내용 및 방법

	지역사회	학교	산업장	의료기관
주요 내용	• 금연 · 운동 · 영양 등 • 구강 · 정신건강 • 질병예방 · 관리 • 건강증진	• 약물 오남용 등 • 성교육 • 정신건강 • 응급처치	• 안전보건 • 산업재해 • 직업적 건강위험요인 • 직업성 질환	• 금연 · 운동 · 영양 등 • 건강검진 사후관리 • 치료 순응과 재활 • 약복용
방법	• 집단교육 • 건강상담 • 캠페인 및 홍보	• 집단교육 • 건강상담 • 교과과정 운영	• 집단교육 • 건강상담 • 홍보물	• 집단교육 • 환자가족 교육 • 환자 자조모임

(3) 대상 규모별 구분

① 개인 대상 보건교육

개인 대상 보건교육은 개별 대상자와 대화를 통해서 건강문제의 해결 방법을 찾는다. 상담(counseling)과 코칭(coaching)이 여기에 해당된다. 교육대상자의 상황이나 개인적 특성을 고려한 맞춤형 보건교육이라고 할 수 있다. 대면(face to face)뿐만 아니라 전화나 온라인을 통해서도 보건교육이 진행될 수 있다. 개별 대상 보건교육은 교육의 효과성으로 보면 가장 바람직한 방법이지만 시간, 인력, 비용을 고려하면 비경제적이다.

② 집단 대상 보건교육

집단 대상 보건교육은 보건사업 현장에서 가장 많이 이용된다. 집단의 규모에 따라 다양한 보건교육방법이 적용된다. 10명 내외의 소집단일 경우에는 토의법, 역할극 등의 방법이 적합하다. 20~30명의 집단일 경우에는 문답법, 대화법으로 교육을 진행하는 것이 효과적이다. 학습자가 40명 이상의 대집단일 경우에는 강의법이 주로 이용된다. 집단 대상 보건교육이 성공하려면 교육대상자의 참여를 독려하거나 유도해야 하는데, 현실적으로 쉽지가 않다. 그래서 주민자치회, 학부모회 등 다른 목적으로 모이는 집단을 대상으로 보건교육을 실시하기도 한다. 이 방법을 적용할 경우에는 참석자들의 관심에 부합될 수 있는 교육주제를 선정하여야 하며, 교육시간도 30분 이내가 적절하다.

③ 대중 대상 보건교육

대중 대상 보건교육은 특정한 건강문제에 대해 다수의 관심과 주의를 집중시키기는 방법이다. 대중매체나 사회관계망 매체(social media)를 이용한 홍보나 캠페인이 여기에 해당된다. TV, 라디오, 신문, 인터넷 등의 대중매체나 유튜브, 블로그, 인스타그램, 트위트 등 사회관계망 매체를 활용한 보건교육은 가장 광범위하게 영향을 미칠 수 있는 보건교육방법이다. 일반 대중에게 건강정보를 신속히 전달할 때에 도움이 된다. 그러나 대중매체나 사회관계망 매체를 통하여 잘못된 건강정보가 불특정 다수에게 유포되는 경우도 있어서 대중 대상 보건교육에서는 올바른 건강정보에 관심을 기울여야 한다.

2. 보건교육과 건강

일반적으로 건강은 질병이 없는 상태로 이해되지만, 건강의 구체적 의미는 용어가 사용되는 분야, 상황, 관점 등에 따라 매우 다양하다. 여기에서는 보건교육에 적용되는 건강의 관점과 보건교육을 통하여 달성하려는 건강상태를 살펴보려고 한다.

1) 건강의 생활개념

보건교육은 건강의 생활개념을 추구한다. 최근 인구고령화와 만성질환의 증가로 보건의료 분야에서 생활모형에 관심이 증가하고 있다. 의학모형에서는 질병을 생리적 정상상태에서 일탈한 것으로 본다. 그리고 질병은 반드시 발생 원인이 있으며 그것을 밝혀 제거하고 정상상태로 되돌리는 것을 치료라고 한다. 이와 달리 생활모형에서 해결하려는 문제는 인간다운 생활의 장애가 되는 일상적인 어려움이나 곤란함이다. 신체적 기능을 정상상태로 되돌리는 것이 아니라 비록 정상에서 일탈된 상태라고 하더라도 일상생활을 할 수 있도록 도움을 주어서 삶의 만족도를 높인다.

대부분의 만성질환은 의료적으로 치료하더라도 완치되지 않고 지속적으로 건강관리가 필요하게 된다. 이런 경우에는 임상치료도 중요하지만 질병에 적절하게 대응하면서 건강하게 생활을 할 수 있도록 도움을 주는 것이 중요하다. 임상치료에 중점을 두기보다는 신체적 질병이 있더라도 건강관리를 하면서 원만하게 생활을 유지할 수 있는 방법을 모색하게 된다[6]. 임상치료가 건강문제를 일으킨 질병을 완치하는데 초점을 둔다면, 보건교육은 질병을 사전에 예방하고 개인이나 인구집단이 원만하게 생활을 할 수 있도록 도움을 준다. 그런데 보건교육을 실행하는 과정에서 일차의료서비스와 연계하기도 하지만, 이때 의료서비스는 보건교육에 필요한 건강관리서비스로 질병치료 자체가 목적이 아니다. 건강의 생활개념이 달성하려는 궁극적 목표는 개인이나 인구집단의 일상생활과 삶의 만족도를 향상시키는 것이다.

2) 적정수준의 건강

신체적 건강상태를 정확히 측정하는 것은 쉽지 않으며, 정신적·사회적 건강상태를 정확히 측정하는 것은 거의 불가능하다고 보아야 한다. 비록 신체적 건강상태를 측정하기 위하여 생리학적·생물학적 검사와 각종 의료장비가 이용되고 있지만, 측정 방법이나 결과 해석은 과학기술의 발전에 달라지기 때문에 정확성은 상당히 제한된다. 또한, 정신적·사회적 건강상태를 측정하기 위하여 계량적으로 개발된 여러 심리적 도구들이 사용되고 있지만, 이것은 상대적 기준에 근거를 두고 있기 때문에 측정된 결과를 그대로 활용하기 어렵다. 그래서 정부가 보건정책을 수립할 때에 모든 국민이 삶을 영위하는데 불편이 없는 적정수준(optimum level health)의 건강유지를 건강관리의 궁극적 목표로 한다. 적정수준은 눈으로 보아서 측정할 수 있는 건강상태를 의미한다. 적정수준의 건강은 신체적으로 질병을 갖고 있더라도 정기적으로 치료를 받고 약을 복용하여 생활을 영위하는데 불편함이 없는 상태를 말한다.

국가 보건정책의 목표는 예방이 가능한 모든 질병은 사전에 예방하고, 건강문제가 발생하면 상담 및 임상검사를 받고 필요한 경우에 적절한 치료를 받을 수 있도록 하며, 비록 신체적·정신적 기능장애가 있더라도 생산적인 사회활동에 종사할 수 있는 적정수준의 건강을 유지하도

6) 예를 들어, 혈압이 90~150인 사람이 고혈압 약을 복용하고 건강관리하면서 가정 및 직장에서 원만하게 일상생활을 수행하고 있다면, 의학모형에서는 환자가 되지만 생활모형에서는 건강인이라고 할 수 있다. 건강과 불건강의 구분 기준이 의학모형에서는 신체적 질병 유무가 되지만, 생활모형에서는 일상생활을 할 수 있느냐가 된다. 보건교육이 추구하는 건강은 생활개념이라고 할 수 있다.

록 하는데 있다. 무엇보다 중요한 것은 모든 국민이 건강관리에 필요한 능력을 갖추어야 한다. 국가는 국민들의 자기건강관리 능력을 향상시켜 질병을 예방하고 질병과정을 극복할 수 있도록 지원하여야 한다. 자기건강관리 능력 향상과 관련된 공중보건사업이 보건교육이다.

3) 건강관점의 접근

보건의료 분야에서는 기본적으로 건강이라는 관점으로 현실을 이해하고 설명하려고 한다. 그럼에도 불구하고, 여기에서 언급하는 이유는 건강관점은 보건교육을 담당하는 인력(보건교육사)이 갖추어야 할 필수적인 역량이라고 생각하기 때문이다. 예를 들어, 앞에 있는 장미(rose)를 표현한다고 생각해 보자. 사진작가는 사진으로, 미술작가는 그림으로, 작곡가는 선율로, 문학가는 글로 장미의 모습을 표현하려고 할 것이다. 동일한 사실(fact)이라고 하더라도 각 개인의 능력과 관심에 따라 표현하거나 설명하는 방법에 차이가 있다. 그러면, 보건교육에서는 세상을 어떻게 보아야 할까? 그 해답은 건강이라는 관점으로 세상을 바라보아야 한다. 건강이라는 안경을 착용하고 현실의 문제들을 해석하려고 노력하여야 한다. 보건교육은 건강의 생활개념 관점에서 현실의 건강문제를 분석하고 해결하려고 노력한다. 그런데 건강관점의 접근은 세계보건기구의 제8차 국제건강증진회의 헬싱키 선언(2013)에서 건강증진 전략으로 제시한 모든 정책에 건강(Health in All Policies; HiAP) 개념과 같은 맥락이라고 할 수 있다.

4) 건강행동에 영향을 미치는 요인

보건교육은 건강을 향상시키는 행동변화와 관련된 분야이다. 그런데, 사람의 행동을 바람직한 방향으로 변화시켜서 지속적으로 유지하는 것은 쉬운 일이 아니다. 보건교육 담당 인력은 건강행동에 영향을 미치는 요인을 이해하고, 행동변화에 이 요인들을 적절히 활용할 수 있어야 한다. 건강행동에 영향을 미치는 요인에는 지식, 신념, 태도, 의도, 환경과 상황 등이 있다.

(1) 지식

지식(knowledge)은 어떤 대상에 대하여 배우거나 실천을 통하여 알게 된 명확한 인식이나 이해를 말한다. 주로 스스로 경험하거나 다른 사람이 경험한 것을 배워서 얻게 된다. 오늘날 우리들은 교육과정을 통하여 과학적 지식으로 대표되는 다양한 개념 및 이론을 배우게 된다.

자신의 행동이 건강에 해롭다는 것을 인식하거나 이해하지 않으면, 그 행동을 변화시킬 가능성은 낮다. 따라서 보건교육을 통해서 올바른 건강정보를 제공하는 것은 지식이 행동변화에 중요한 영향을 미친다는 것을 고려하기 때문이다.

(2) 신념

신념(beliefs)은 자신의 생각을 굽히거나 의심하지 않으려는 의지 또는 믿음을 말한다. 하면 되는 것과 하면 안 되는 것으로 구분된다. 욕구가 행동의 원동력이라면 신념은 행동의 방향을 결정한다. 자신의 건강문제를 해결하려는 신념은 건강하고 싶다는 욕구를 자극하여 건강행동을 유발한다. 그런데 사람들은 신념의 변화를 강요당하게 되면, 오히려 거부반응을 일으키는 경향이 있다. 건강행동과 관련된 어떤 신념이 잘못된 것이라고 확신할 수 없다면, 그 신념을 변화시키는 것 보다는 그대로 두는 것이 더 바람직할 수 있다.

(3) 태도

태도(attitude)는 대상에 대한 좋아하거나 싫어하는 감정이 수반되며, 자신의 경험이나 다른 사람의 경험을 통해 학습된다. 그런데 태도는 모든 상황을 이해하지 않고, 개인의 경험이나 제한된 지식으로만 형성될 수 있는 한계점이 있다. 어떤 음식을 처음 접할 때에 위생적이지 않다거나 풍부한 영양성분을 갖는다고 생각을 하게 되면, 이 생각은 그 음식을 싫어하거나 좋아하는 감정을 수반하게 된다. 이런 생각과 감정은 그 음식을 먹는 행동에 직접적으로 영향을 미치게 된다.

(4) 의도

의도(intention)는 적당한 기회가 오면 어떤 목표 달성을 위해서 특정의 행동을 실행하려고 하는 결의를 말한다. 일반적으로 목표 선택에 관한 경우는 태도와 관계가 있으며, 목표 달성을 위한 수단 선택에 관한 경우는 의도와 관계가 있다. 의도는 행동에 대해 개인이 가지는 태도와 주관적 규범에 따라 결정된다. 예를 들어, 식욕은 선천적으로 생기는 1차적 요구이며 무엇을 먹겠다는 요구는 의도에 의하여 생긴다. 어떤 행동을 실천하려는 개인의 의도가 그 행동의 직접적 결정요인이 된다.

(5) 환경과 상황

환경(environment)은 개인의 행동에 영향을 미칠 수 있는 모든 외부적 요소를 말한다. 사회적 환경은 가족, 친구, 동료 등을 포함하고, 물리적 환경에는 온도, 사무실 크기 등이 포함된다. 사회적 환경인 가족, 친구, 동료 등은 개인에게는 사회적 지지 자원이 된다. 환경은 개인이 이를 지각하지 않은 상태에서 행동에 영향을 미친다.

상황(situation)은 개인이 지각한 환경으로 개인의 생각과 행동에 밀접하게 관련되어 있는 현실이라고 할 수 있다. 상황은 시간적으로 변동해가며 기술적으로 변경할 수도 있다. 환경과 상황은 지식, 태도 등과 같은 개인의 내부적 요소를 자극하는 것이 아니라 금연구역, 걷기거리 조성 등 외부적 분위기를 조성하여 건강행동 변화를 유도하게 된다.

3. 보건교육과 건강관리 방법

보건교육은 건강문제를 해결하기 위하여 건강과 관련된 사회적, 물리적 환경과 개인의 생활습관에 관심을 둔다. 특히 보건교육은 질병발생 후 치료에 의존하는 소극적인 건강관리 방법보다는 질병발생 이전에 환경을 개선하고 건강생활을 실천하여 건강수준을 향상시키거나 질병을 예방할 수 있는 구체적인 건강관리 방법에 관심을 둔다. 보건교육이 추구하는 건강관리 방법은 적극적 건강관리와 자기건강관리라고 할 수 있다.

1) 적극적 건강관리

적극적 건강관리(positive health)는 자신의 건강을 유지·증진시키기 위하여 일상생활에서 건강습관을 실천하는 것이다. 건강향상이라는 관점에서 볼 때에 질병예방이 단지 질병발생 예방이나 질병의 악화 및 후유증 예방을 목적으로 하고 있어 소극적인 의미의 건강향상 방법이라고 할 수 있다. 이와 달리 적극적 건강관리는 건강할 수 있는 잠재력을 키워 건강을 증진시키는 것으로 건강할 때 자신의 건강을 스스로 관리하는 데 역점을 둔다. 그런데 적극적 건강관리를 위한 건강생활은 실천하기 어렵다. 우리의 생활습관은 무엇이든지 오랜 시간을 거치면서 익숙해 온 것이기 때문에 비록 그것이 과학적으로 건강에 해롭다고 하더라도 바꾸기가 쉽지 않기 때문이다. 따라서 적극적 건강관리를 위해서는 개인뿐만 아니라 국가의 역할도 중요하게 고려된다. 질병예방이 건강진단이나 조기치료, 예방접종 등의 의료서비스와 건강보호적 환경위생 및 안전시설 등이 주요 수단이 된다면, 적극적 건강관리는 개인의 행동변화를 유도하기 위한 보건교육이나 법규 제정과 운동 및 휴양시설 확충 등 사회적, 환경적 조치가 필요하다. 보건의료인이 질병예방 서비스의 대부분을 제공하는 것과 달리 적극적 건강관리를 위한 행동변화는 자신의 의지와 노력이 무엇보다 중요하다. 대부분은 건강의 중요성을 인식하면서도 질병에 걸리면 당연히 의료인이 치료해 줄 것으로 생각하고, 일상생활에서는 건강관리에 전혀 관심을 두지 않았다. 적극적 건강관리는 그 동안의 건강행동에 대한 새로운 변화를 의미한다. 건강생활실천은 치료중심의 건강관리의 한계를 극복하고 자신의 건강을 자신이 책임질 수 있는 실질적인 수단이 될 수 있다. 또한, 지나치게 의료전문화되어 있는 건강관리의 영역을 일상적인 생활의 영역으로 바꾸는 것이다. 적극적 건강관리 방법은 멀리 있거나 어려운 것이 아니라 우리 일상생활 속에 있다.

2) 자기건강관리

자기건강관리(self-care)의 개념은 광의와 협의로 구분될 수 있다. 광의의 자기건강관리에는 예방적인 부분(preventive self-care)과 치료적인 부분(medical self-care)이 포함된다. 예방적인 부분은 자신의 건강을 유지하거나 혹은 회복하기 위해서 하는 행동으로 경미한 질병을 가정에서 치료하는 것, 운동, 스트레스 조절, 음식량 조절, 체중조절, 정기적인 건강검사 등이 포함된다. 치료적인 부분은 의사가 지시하는 질병치료 조치를 환자가 성실히 따르는 것이다. 협의의 자기건강관리는 질병을 느끼는 사람이 건강을 회복하기 위하여 하는 행동으로 예방적인 부분만을 의미한다. 질병을 느끼는 사람이 자신의 건강수준 향상과 건강을 회복하기 위하여 노력하는 행동을 말한다.

자기건강관리의 특징은 건강관리에서 개인의 책임을 강조한다는 것과 공식적인 보건의료체계 밖에서 이루어진다는 것이다. 자기건강관리의 이론적 배경은 건강관리에 대한 지식이나 기술을 일반인이 배우게 되면 더 적절한 치료를 받을 수 있다는 것이다. 이것은 치료중심의 의료한계를 극복하고 건강관리에서 개인의 주체성을 높일 수 있는 방법이 된다. 또한 치료의학에 지나치게 의존하지 않고 자신이 할 수 있는 건강관리를 실천하여 불필요한 의료비를 줄일 수도 있다. 그러나 자기건강관리가 모든 건강문제를 해결하는 만능열쇠가 될 수는 없다. 이것은 하나의 건강관리 방법일 뿐이다. 현재 임상치료가 필요한 건강문제를 가지고 있는 사람이 건강을 회복하기 위해서는 자기건강관리와 의료인의 전문치료가 함께 진행될 때에 더욱 효과적이다. 자기건강관리가 매우 중요한 고혈압, 당뇨병 등 만성질환의 경우에도 환자는 보건의료인의 도움을 받아서 건강관리를 실천해야 한다.

4. 보건교육학 성격

1) 개념

역사적으로 보건교육은 공중보건과 함께 발전되었기 때문에 공중보건의 역사에서 보건교육을 쉽게 찾아볼 수 있다. 그런데 보건교육학의 발전과정을 독자적으로 정리한 자료는 찾기 어렵다. 이것은 보건교육학이 여러 분야의 이론적 지식을 활용하는 융합학문이라 독자적인 영역이 분명하지 않기 때문이다. 보건교육학은 보건교육을 과학적으로 연구하는 보건과학(health science)의 한 분야로 실천적 성격이 강한 응용학문이라고 할 수 있다. 우리나라 보건교육사 자격관리사무국(2010)은 보건교육학을 인간의 건강문제와 인간행동과의 관계를 분석하여 건강행동을 바람직한 방향으로 변화시키는 체계적이고 과학적인 방법을 학습하는 분야로 규정하였다. 그리고 보건교육학에서 다루어야 할 필수영역으로 보건교육의 기본 개념, 건강증진의 이해, 보건교육 이론, 지역사회 보건교육, 학교 보건교육, 산업장 보건교육, 보건의료기관 보건교육, 보건교육사의 역할 등을 제시하였다. 한국보건의료인국가시험원은 보건교육학의 시험범위 영역으로 보건교육의 이해, 건강증진의 이해, 보건교육 관련 행위이론, 보건교육 수행, 분야별 보건교육, 보건교육사의 역할 등을 제시하였다.

보건교육학의 학문적 주제는 의학, 간호학, 영양학, 치의학, 체육학, 보건학 등과 연계된다. 학문적 방법은 교육학, 행동과학, 심리학, 사회학 등과 관련된다. 보건교육을 효과적으로 실시하기 위해서는 건강정보와 생활기술, 심리 및 행동 변화 이론, 교수-학습이론, 교육매체 개발 등의 지식이 필요하다. 최근에는 교육과정에 시청각 자료나 인터넷을 활용한 사회관계망 매체(social media)가 많이 이용되고 있다. 보건교육과정을 개발할 때에 교육대상자의 요구와 흥미를 고려해야 하기 때문에 생애주기별 특성이 검토되어야 한다. 또한 교육주제와 교육방법을 결정할 때에는 교육대상자가 속한 지역사회, 직장, 학교, 가정 등의 상황을 고려하여야 한다.

2) 보건교육과 건강관리교육

보건교육은 질병이 없거나 신체적·정신적 건강문제가 있더라도 일상생활을 원활히 수행할 수 있는 사람을 대상으로 한다. 보건교육 대상은 건강의 생활개념으로 이해될 수 있다. 질병으로 의료기관에 입원해 있거나 일상적인 활동이 제한된 경우에는 임상치료의 대상이 된다. 이들에게도 상담 및 교육이 개입되지만, 그것은 특정 질병치료와 관련된 활동이다. 특정 질병의 치료과정으로 실시되는 상담 및 교육은 임상치료의 범위에 포함되어야 한다. 저자는 임상치료의 연속과정으로 진행되는 상담 및 교육을 건강관리교육(health care education)[7]이라고 명칭 하였다.

보건교육은 임상치료와는 별개로 진행되기 때문에 건강관리교육과는 구별되어야 한다. 그동안 보건교육을 좀 더 세부적으로 구분하지 않았기 때문에 임상치료에 참여하는 의사, 간호사, 약사가 환자에게 실시하는 상담 및 교육도 보건교육에 포함되었다. 이러한 이유로 보건교육사의 역할이 기존 보건의료인과 분명하게 구별되지 못하였던 것이다. 따라서 특정 질병의 치료과정으로 실시되는 교육적 활동과 임상치료와 별개로 진행되는 교육적 활동은 구분되어야 한다. 예를 들어, 의료기관에서 의료인이 환자에게 특정 질병치료와 관련하여 약 복용 방법, 금연, 신체활동 등을 설명한 경우는 건강관리교육이라고 할 수 있다. 그러나 특정 질병치료와 별개로 의료기관 강당에서 보건교육사가 입원환자 및 환자가족을 대상으로 올바른 식습관, 운동방법, 위생관리 등을 설명하였다면, 이것은 보건교육이다. 보건교육사는 보건교육을 전담하고 기존 보건의료인과 협력관계를 유지하면서 필요한 경우에 건강관리교육에도 참여할 수 있다. 보건교육은 적절하지 못한 행동을 바람직한 행동으로 변화시키는 계획된 활동을 말하며, 임상치료와 달리 행동을 변화시켜서 건강문제를 해결하려고 한다. 그래서 보건교육을 행동요법이라고도 한다.

5. 보건교육 인력

1) 보건교육 인력의 역할

보건교육 인력은 개인이나 인구집단의 건강행동을 변화시키기 위하여 교육적 활동을 수행

7) 건강관리교육(heath care education)은 검사 또는 임상치료 과정에서 보건의료인이 실시하는 교육으로 치료과정과 별개로 실시되는 보건교육과 구분하기 위하여 저자가 사용한 용어이다. 위장병을 치료받고 있는 환자에게 의사가 음식을 싱겁게 먹거나 규칙적인 식사를 권유하는 경우, 간호사가 병실에 입원한 환자에게 가벼운 스트레칭을 하도록 유도하는 경우, 약국에서 약사가 약복용을 설명하는 과정에서 지켜야 할 건강생활습관을 설명하는 경우, 치과의사가 치료과정에서 구강건강관리 방법을 설명하는 경우 등이다.

하는 사람을 말한다. 다양한 분야에서 보건교육 인력들이 활동하고 있다. 보건교육 인력의 역할은 시대에 따라 변화되었다. 19세기 후반에는 강의준비, 전시회 개최, 팜플렛 배포 등이 주요 역할이었고, 20세기 초에 들어와서는 학습자를 교육과정에 참여시키는 보건교육을 담당하였다. 1960년대 이후부터는 정책개발, 프로그램 기획, 행정 및 감독, 상담, 교육훈련, 연구 및 평가 등의 업무를 담당하고 있다.

우리나라에서는 1965년부터 가족계획사업에 보건교육 인력이 배치되기 시작했으며, 그 이후 보건소에서 실시하는 대부분 보건사업의 핵심 수단으로 보건교육이 활용되면서 보건소에 근무하는 보건의료인들이 주로 보건교육을 담당하게 되었다. 2010년부터 보건교육사 국가자격증을 소지한 보건교육 전문인력이 배출되기 시작하였다. 보건교육사는 보건교육학적 이론에 근거하여 요구조사에서부터 보건교육프로그램 개발, 실행, 평가를 체계적이고 전문적으로 수행할 수 있는 직무능력을 갖추고 있다. 한편, 임상치료와 관련되어 교육적 활동을 수행하는 인력은 의사, 치과의사, 한의사, 약사, 간호사 등 보건의료기관에 근무하는 보건의료인뿐만 아니라 학교 보건실의 보건교사, 산업장 의무실의 산업보건간호사 등이 있다. 이들은 임상치료와 연계된 교육적 활동도 하지만, 때로는 임상치료와 별개로 일반 보건교육을 담당하기도 한다.

[표 1-2] 보건교육 인력의 역할

구분	주요 내용	
보건교육	전문 보건교육	보건교육사 자격증 소지자가 수행하는 교육적 활동
	일반 보건교육	건강관리 담당자가 금연, 영양, 신체활동 등 건강생활습관과 관련하여 수행하는 교육적 활동
건강관리교육	의사, 약사, 간호사 등이 임상치료와 관련하여 수행하는 교육적 활동	

2) 보건교육사

(1) 보건교육사의 개념

만성질환이 증가하면서 질병예방 및 건강증진 방법에 대한 관심이 증가하고 있다. 건강생활을 실천하여 질병을 예방하고 건강을 증진시키는 것이 국가 전체의 의료비용을 절감할 수 있는 가장 효율적이고 확실한 방법으로 간주되고 있다. 건강증진과 보건교육 활동의 중요성이 부각되면서 새로운 직종으로 보건교육사(health education specialist)가 탄생하였다. 보건의료 분야의 대부분 면허증과 국가자격증이 질병치료와 관련되는데, 보건교육사 국가자격증은 질병예방 및 건강증진 활동과 관련된다. 미국과 일본에서는 보건교육사가 오래 전에 전문인력으로 자리 매김하였으나, 우리나라에서는 1999년부터 민간자격증으로 운영되다가 2003년 9월에 개정된 국민건강증진법 제12조의2(보건교육사자격증의 교부 등)로 법적 근거를 마련하였으며, 2010년 3월 27일 제1회 보건교육사 국가자격증 시험이 실시되었다.

건강분야의 필요성에 따라 새로운 직종이 탄생하였지만 보건교육사의 개념에 대해서는 다양한 해석이 존재한다. 보건교육사의 개념이 중요한 이유는 그 역할과 관련되기 때문이다. 특히, 우리나라의 경우 보건교육사의 개념은 향후 보건교육사의 진로를 결정하는데 지침이 될 수 있기 때문에 중요하다. 그 동안 제시된 보건교육사의 개념은 아래와 같은데, 보건교육사는 개인 또는 인구집단을 대상으로 보건교육을 실시할 뿐만 아니라 지역사회의 건강역량을 향상시키는 건강증진 활동을 담당하는 전문가이다.

- **미국의 전문용어위원회(2001)** : 지역사회의 건강증진을 위한 중재프로그램, 정책, 시스템이나 여러 과정에서 필요한 교육적인 전략 및 보건교육과 관련된 다양한 역할을 할 수 있는 전문가
- **국민건강증진법 제12조(2003)** : 국민건강증진 및 보건교육에 관한 전문지식을 가진 자
- **한국직업능력개발원(2004)** : 대상자들에게 건강생활에 대한 이해를 증진시키고, 필요한 지식과 기능을 습득하여 태도 및 습관을 바람직한 방향으로 변화시켜 자기건강관리 능력을 갖추도록 계획된 교육적 활동을 수행하는 인력
- **한국보건교육건강증진학회(2008)** : 국민의 건강증진과 삶의 질 향상을 위해 개인과 지역사회가 건강생활실천 능력을 함양할 수 있도록 교육하고, 환경을 조성할 수 있는 전문지식과 기술을 가진 자
- **보건교육사자격관리사무국(2010)** : 체계적이고 과학적인 보건교육을 통해 국민이 자발적으로 건강한 생활습관을 실천할 수 있도록 유도하며, 건강한 환경조성을 돕는 보건교육전문가

(2) 우리나라 보건교육사의 발전 과정

보건교육사는 1999년부터 민간자격증으로 시작하여 2003년 국민건강증진법에 근거가 마련되었다. 보건교육사의 시작에서부터 법적 근거가 마련될 때까지 관련 단체와 학회가 주도적 역할을 담당하였다. 주무 부서인 보건복지부는 2007년부터 업무를 담당하였으며, 약 3년간의 준비과정을 거쳐 2010년부터 국가자격증 시험이 실시되었다. 우리나라 보건교육사의 발전과정은 민간자격증 시기와 국가자격증 시기로 구분할 수 있다.

① 민간자격증 시기

우리나라에서 보건교육사는 1999년 한국보건교육학회와 전국보건관리학교육협의회가 공동으로 교육과정을 운영하면서 시작되었다. 2001년에는 한국보건교육협의회가 설립되어 보건교육사 교육과정을 담당하였으며, 2007년에 대한보건협회로 업무가 이관되었다. 교육과정은 이론 80시간, 현장실습 40시간으로 이루어졌으며, 이론 관련 내용은 건강증진사업의 이해, 보건교육의 기획, 보건교육프로그램, 보건교육 방법 및 정보관리, 보건교육 평가 등 크게 5개 영역으로 구성되었다. 현장 실습은 보건소 및 민간단체의 보건교육 활동에 직접 참여하였다. 한편, 2004년 국제절제협회 한국총본부에서 보건교육사를 양성하기 시작하였는데, 교육과정은 이론 45시간, 현장실습 1개월로 구성되었다. 2006년에는 대한간호협회에서 사이버 과정으로 보건교육사를 양성하기 시작하였다. 교육과정은 이론 53시간, 현장실습 47시간으로 구성되었다.

② 국기자격증 시기

2003년 9월에 개정된 국민건강증진법 제12조의2(보건교육사자격증의 교부 등)는 보건교육사 1,2,3급을 2009년부터 운영한다고 포괄적으로 언급하였을 뿐 구체적인 자격기준 및 자격증의 교부절차 등에 관한 사항은 시행령에 위임하였다. 이에 따라 2007년 4월 보건복지부 보건정책팀(현재의 건강정책과)은 2009년 보건교육사 국가자격증 실시를 준비하기 위하여 보건교육사제도화 TF팀을 구성하였다. TF팀은 국민건강증진법 시행령 및 시행규칙 개정에 필요한 제도설계 업무를 담당하였다. 핵심 업무는 보건교육사 등급별 자격기준과 보건교육사 교과목을 개발하는 것이었다. 2008년 2월 TF팀의 보고서가 완성되었고, 이를 근거로 보건복지부는 내부 검토과정과 전문가 의견을 수렴하여 보건교육사 관련 시행령 및 시행규칙 개정(안)을 마련하고, 2008년 6월 공청회를 개최하였다. 보건복지부는 공청회에서 제시된 여러 의견을 반영하여 보건교육사 교과목과 각 급수별 시험과목을 결정하여, 2008년 9월에 보건교육사 관련 시행령 및 시행규칙 개정(안)을 입법예고하고, 12월에 최종 공포하였다.

보건교육사 국가자격증의 기본 틀은 TF팀에서 만들었으며, 세부내용은 관련 정부 부서 및 전문가들의 의견을 반영하여 보완되었다. 이러한 준비 과정을 거쳐서 2010년 3월 27일 한국보건의료인국가시험원이 주관하는 제1회 보건교육사 국가자격증 시험이 실시되었다. 한편, 보건교육사 시험은 매년 12월에 실시되고 있는데, 2012년에는 민간자격증 소지자 및 실무 경력자들이 시험에 응시할 수 있는 마지막 기간이어서 3회와 4회 시험이 두 번 실시되었다. 2021년까지 1급 33명, 2급 333명, 3급 14,069명 총 14,435명이 국가자격 시험에 합격하였다.

[표 1-3] 우리나라 보건교육사 국가자격증 발전 과정

시 기	내 용
1999. 8	보건교육사 민간자격증 시작
2003. 9	보건교육사 국가자격증 관련 국민건강증진법 개정
2007. 4	보건복지부 보건교육사제도화 TF팀[8] 구성
2008. 12	보건교육사 관련 시행령 및 시행규칙 일부개정령 공포
2009. 3	보건교육사 교과목 개요 및 세부 영역 확정
2009. 4	한국보건의료인국가시험원 제1기 보건교육사 시험위원회[9] 구성
2010. 3. 27	제1회 보건교육사 국가자격증 시험 실시(총 2,264명 합격)

(3) 보건교육사 시험제도

① 우리나라 보건교육사

㉠ 응시자격

보건교육사 응시자격 기준은 2급을 중심으로 구성되어 있다. 2급에는 보건교육사 관련 교과목을 이수한 자가 응시할 수 있으며, 2급 자격증 취득 후에 3년 이상의 보건교육 업무에 종사하면 1급 시험에 응시할 수 있다. 한편, 대학원 과정에서 관련 교과목을 이수하고 2년 이상의 보건교육 업무에 종사하면 2급을 거치지 않고 바로 1급 시험에 응시할 수 있다. 3급은 경력자, 민간자격증 소지자, 관련 학과 졸업생으로 응시자격을 세분화 하였다. 3급 자격증을 취득한 후 3년 이상 보건교육 업무에 종사하면, 추가 시험 없이 자격심의를 거쳐서 2급을 받을 수 있다.

㉡ 보건교육사 교과목

보건교육사 교과목은 국민건강증진법 시행규칙 제7조의2에 명시되어 있는데, 9개 필수과목과 22개 선택과목을 제시하고 있다. 자격취득을 위한 최소 이수과목 및 학점은 1급과 2급은 필수과목은 총 9과목 및 총 22학점이며, 선택과목은 총 4과목 및 총 10

8) 보건복지부 보건교육사제도화 TF팀은 이주열 남서울대 교수(위원장), 이명선 이화여대 교수, 유혜라 아주대 교수, 조준완 변호사, 류근혁 보건정책팀장, 주수영 사무관으로 구성되었다.

9) 제1기 시험위원회는 김명 교수(위원장), 이주열 교수(간사), 고승덕 교수, 김춘배 교수, 남용옥 교수, 박혜련 교수, 안양옥 교수, 윤태영 교수, 정인숙 교수로 구성되었다.

[표 1-4] 보건교육사 응시자격

등급	응시자격
1급	1. 보건교육사 2급 자격을 취득한 자로서 시험일 현재 보건복지부장관이 정하여 고시하는 보건교육 업무에 3년 이상 종사한 자 2. 「고등교육법」에 따른 대학원 또는 이와 동등 이상의 교육과정에서 보건복지부령으로 정하는 보건교육 관련 과목을 이수하고 석사 또는 박사학위를 취득한 자로서 시험일 현재 보건복지부장관이 정하여 고시하는 보건교육 업무에 2년 이상 종사한 자
2급	「고등교육법」 제2조에 따른 학교 또는 이와 동등 이상의 교육과정에서 보건복지부령으로 정하는 보건교육 관련 과목을 이수하고 전문학사 학위 이상을 취득한 자
3급	1. 시험일 현재 보건복지부장관이 정하여 고시하는 보건교육 업무에 3년 이상 종사한 자 2. 2009년 1월 1일 이전에 보건복지부장관이 정하여 고시하는 민간단체의 보건교육사 양성과정을 이수한 자 3. 「고등교육법」 제2조에 따른 학교 또는 이와 동등 이상의 교육과정에서 보건복지부령으로 정하는 보건교육 관련 과목 중 필수과목 5과목 이상, 선택과목 2과목 이상을 이수하고 전문학사 학위 이상을 취득한 자 ※ 보건교육사 3급 시험 응시자격과 관련, 제1호 및 제2호는 2012년 12월 31일까지 효력이 유지됨

출처: 국민건강증진법 시행령 제18조의3제1항

학점이다. 이수과목 수와 함께 이수 학점을 명시한 것은 교육기관에 따라 과목의 시간을 탄력적으로 운영할 수 있도록 한 것이다. 이와 달리 3급은 필수과목 총 5과목, 선택과목 총 2과목 이상을 이수하여야 한다.

[표 1-5] 보건교육사 교과목

구분	과목명	최소 이수과목 및 학점	
		1급, 2급	3급
필수	보건교육학, 보건학, 보건프로그램 개발 및 평가, 보건교육방법론, 보건교육실습, 조사방법론, 보건사업관리, 보건의사소통, 보건의료법규	총 9과목 및 총 22학점 이수	총 5과목
선택	해부생리, 보건통계, 보건정보, 인간발달론, 사회심리학, 보건윤리, 환경보건, 역학, 질병관리, 안전교육, 생식보건, 재활보건, 식품위생, 정신보건, 보건영양, 건강과 운동, 구강보건, 아동보건, 노인보건, 학교보건, 산업보건, 지역사회보건	총 4과목 및 총 10학점 이수	총 2과목

비고: 과목의 명칭이 동일하지 아니하더라도 보건복지부장관 또는 보건복지부장관이 정하여 고시하는 보건교육 관련 법인 · 단체가 교과의 내용이 동일한지 여부를 심사하여 동일하다고 인정하는 경우에는 동일 과목으로 본다.

㉢ 시험과목

시험과목은 보건교육실습을 제외한 필수과목만으로 구성되어 있으며, 1급 3과목, 2급 8과목, 3급 4과목이다. 2급에 모든 과목을 배정하였기 때문에 일부 과목의 경우 1급 및 3급에서 중복된다. 1급은 실무능력을 확인하는 3개 과목, 3급은 기본 지식을 확인하는 4개 과목으로 구성되었다. 한편, 시험은 객관식 필답고사(1급 60문항, 2급 180문항, 3급 110문항)로 진행되며, 각 과목 4할 이상, 전체 과목 총점의 6할 이상을 득점하여야 합격한다.

[표 1-6] 보건교육사 시험과목별 출제 문항수

구분	시험과목
1급(60문항)	보건프로그램 개발 및 평가(20), 보건교육방법론(20), 보건사업관리(20)
2급(180문항)	보건프로그램 개발 및 평가(25), 보건교육방법론(20), 보건사업관리(20), 조사방법론(25), 보건의사소통(25), 보건교육학(25), 보건학(20), 보건의료법규(20)
3급(110문항)	보건프로그램 개발 및 평가(30), 보건교육학(30), 보건학(30), 보건의료법규(20)

② 미국 보건교육사[10)]

미국 보건교육사는 비영리기구인 NCHEC(National Commission for Health Education Credentialing)에서 주관하고 있는데, CHES[11)]와 MCHES[12)]으로 구분된다. 보건교육사 자격증은 2008년 미국자격심의위원회(The National Commission of Certifying Agencies)로부터 공인자격으로 인정받았다. CHES와 MCHES 시험은 매년 4월과 10월에 총 2회 미국 내 120개 장소에서 실시되며, 선다형 150 문항 필기시험으로 진행된다. 필기시험을 통해 보건교육사 자격을 취득한 후에는 매년 회비를 납부하여 자격을 유지하고, 5년마다 75시간의 보수교육을 충족해야 자격 갱신이 가능하다. 75시간의 보수교육 중 45시간은 NCHEC에서 지정한 교육을 이수해야 하며, 보수교육 시간을 충족하지 못하면 자격을 상실하게 된다. 다만, 질병이나 해외체류 등 특수한 경우에 보수교육 충족 시한을 1년 연장할 수는 있다.

10) 이주열, 김영복(2017), 보건교육사 국가자격제도 발전방안 연구(한국건강증진개발원)에서 인용하였음

11) Certified Health Education Specialists

12) Master Certified Health Education Specialists

㉠ CHES

CHES는 1989년부터 시작되었으며, 시험은 보건교육 전문가 책무영역의 초급 역량을 다루고 있다. CHES 시험에 응시할 수 있는 요건은 첫째, 공인된 고등교육기관에서 보건교육 관련 전공(지역사회 보건교육, 학교 보건교육 등)으로 학사학위 이상을 취득하거나, 둘째, 학기제 학교의 경우 보건교육 전문가의 7개 책무영역에 해당하는 과목을 25학점, 쿼디제 학교의 경우 37학점 이상 이수하고 평점이 C학점 이상인 재학생이어야 한다.

㉡ MCHES

MCHES 시험은 2009년 NCHEC 이사회가 초급과 고급 자격을 분리해서 실시하기로 결정함에 따라 2011년 10월부터 시행되었다. MCHES 시험에 응시하기 위해서는 첫째, CHES 보유자로서 최소 연속 5년 간 CHES 자격을 유효하게 유지한 사람, 둘째, CHES 미보유자 또는 CHES 보유자 중 경력·유효기간이 5년 미만인 경우에는 보건교육, 학교 보건교육, 지역사회 보건교육 등 관련분야 석사학위 이상 소지자이거나 보건교육 전문가 7개 책무영역에 해당하는 석사과정 이상의 과목을 학기제의 경우 25학점, 쿼터제의 경우 37학점 이상 이수하여야 한다.

㉢ CHES와 MCHES 책무영역 비교

보건교육 전문가 책무영역 중 세부 내용을 비교해보면, CHES는 33개 역량, 162개 세

[표 1-7] CHES와 MCHES의 책무영역 비교

책무영역		역량		세부항목	
		CHES	MCHES	CHES	MCHES
1	보건교육 요구, 자산, 역량 진단	공통 7영역		34개 항목	40개 항목
2	보건교육 기획	공통 5영역		21개 항목	29개 항목
3	보건교육 실행	공통 3영역		15개 항목	20개 항목
4	보건교육 관련 평가와 연구 실행	공통 5영역		25개 항목	34개 항목
5	보건교육 운영과 관리	4영역	5영역	19개 항목	37개 항목
6	보건교육 인적자원의 역할	공통 3영역		12개 항목	23개 항목
7	건강과 보건교육에 대한 의사소통과 옹호	공통 6영역		36개 항목	40개 항목
총 항목		33영역	34영역	162개 항목	223개 항목

출처 : 김명, 이주열 외(2013), 보건교육사 국가시험과목 타당성 연구, 한국보건의료인국가시험원

부항목, MCHES는 34개 역량, 223개 세부항목으로 구성되어 있다. MCHES는 모든 책무영역에서 CHES에 비해 해당하는 세부항목의 수가 많은데, 특히 보건교육의 운영과 관리 영역에서 CHES에 비해 역량 영역이 1개 더 추가되고 세부항목도 2배에 해당한다. 이는 MCHES에는 CHES보다 더 많은 책무항목이 해당되며, 특히 보건교육의 운영과 관리 측면의 역량과 책무가 상대적으로 더 요구된다.

③ 일본 건강교육사[13)]

일본의 건강교육사는 민간자격증으로 2003년 9월 발족한 비영리기구인 '일본 건강교육사 양성기관'에서 배출된다. 건강교육사는 실천건강교육사와 전문건강교육사로 구분된다. 건강교육사 자격시험에 응시할 수 있는 요건은 첫째, 일본건강교육학회 소속, 둘째, 학교교육법에 의한 대학교 또는 동등 이상의 학력 소지, 셋째, 학교, 직장, 지역, 의료, 복지 등 분야에서 건강교육에 대한 실무 경험, 넷째, 기타 인정위원회에서 해당사항이 있다고 인정되는 경우 등이다.

실천건강교육사는 학교, 직장, 지역, 의료, 복지 등의 현장에서 건강교육 활동을 담당하고, 전문건강교육사는 건강교육의 연구 분야에 참여한다. 건강교육사자격은 5년마다 갱신해야 하는데, 자격증 갱신을 위해서는 필요한 연수점수(연수강좌 수강, 학회 출석, 논문발표 등)를 취득해야 한다.

㉠ 실천건강교육사

실천건강교육사 자격을 취득하기 하기 위해서는 일본건강교육사 양성기관이 실시하는 연수회 또는 대학 등의 지정연수기관에서 12단위(필수6, 선택6)를 이수하여야 한다. 12단위 이수는 졸업 전에 양성을 위한 인정코스 기관(또는 대학)에서 8단위를 취득하고 나머지 4단위는 졸업 후에 일본건강교육사 양성기관에서 주최하는 강습회에서 4단위를 취득하여야 한다. 아울러 12단위 취득 후 5년 이내에 1년 이상의 건강교육의 실천활동을 실시하여야 시험에 응시할 수 있다. 졸업 전 인정코스의 기관지정을 받기 위해서는 일본건강교육사 양성기관에서 제시한 실천건강교육사 과목에 대한 내용을 제출하고, 인정위원회의 승인을 받아야 한다. 양성기관에는 건강교육사가 근무하고 있어야 한다. 한편, 연수비용은 각 단위별로 부과되며 개인별로 부담하여야 한다. 일본건강교육학회 회원으로 필요한 단위를 모두 취득하면, 일본건강교육사 양성기관 인정위원시

13) 이주열, 김영복(2017), 보건교육사 국가자격제도 발전방안 연구(한국건강증진개발원)에서 인용하였음

험을 볼 수 있는 자격이 주어진다.

㉡ 전문건강교육사

전문건강교육사를 희망할 경우 일본건강교육학회 회원으로 대학원 등의 지정연수기관에서 필드워크(필수 4단위)를 중심으로 하는 모든 과목을 이수하면 시험에 응시할 수 있다. 전문건강교육사가 되기 위해서는 지정건강교육자(대학원 지도교수) 지도를 받으면서 연구를 수행해야 한다.

(4) 보건교육사의 윤리적 책임

① 윤리적 접근

보건학은 인구집단의 건강에 관심을 갖는다. 그런데 인구집단은 개인으로 구성되기 때문에 집단의 건강을 보호하는 과정에서 개인의 권리와 자율성을 침해하는 경우가 발생하게 된다. 보건교육 분야에서 윤리적 관심은 보건교육사의 이중적 의무와 관련이 있다. 보건교육사는 인구집단의 건강을 보호하고 증진시키기 위하여 과학적 지식(근거 중심 접근)을 이용하고, 한편으로는 자율성에 대한 개인의 권리를 존중해야 하기 때문이다.

보건교육사는 개인의 건강문제 보다는 집단이나 지역사회의 건강이나 안녕에 더 관심을 갖게 된다. 보건교육 분야의 윤리학은 개인의 관점에서 접근하는 것이 아니라 인구집단, 즉 지역사회 구성원 전체의 삶에 어느 정도 기여할 수 있느냐로 접근하게 된다. 이와 같이 건강관리서비스 전달, 보건의료인의 직업윤리 등 건강관리와 관련해서 일어나는 모든 윤리적인 문제를 다루는 분야가 건강관리 윤리학(health care ethics)이다.

② 근거 중심 접근

과학은 증거에 입각한 주장이다. 그러므로 어떤 이론이나 주장을 실제를 가지고 증거의 증명으로 합리적으로 주장한다면 과학적인 주장이다. 과학적 방법론에 의하여 인정받지 못한 주장을 사실, 진실이라고 주장하는 것은 오류이다. 우리가 어떤 의사결정을 할 때에 불확실성을 줄이기 위해서는 근거가 필요하다. 근거는 무엇이 진리이고, 무엇이 사실이 아닌지에 관한 실제를 나타낸다. 과학적 측면에서의 근거 발견은 실제적인 경험적 사실과 부합되는지에 대한 검증을 거쳐야만 인정을 받게 된다. 따라서 근거 중심의 보건교육프로그램은 과학적으로 효과성이 입증된 프로그램을 의미한다. 여기서 효과성이란 대상집단의 건강요구를 충족시켜 주고, 건강상태의 향상을 가져올 수 있는 보건교육프로그램의 성능을 의미한다.

근거 중심의 보건교육 활동은 최신의 과학적 근거를 공정하게 사용하여 합리적인 의사결정을 하는 것이다. 체계적으로 자료를 사용하거나 과학적 추론의 원칙을 적용하여 효과적인 프로그램이나 정책을 개발, 실행, 평가하는 것이다. 근거중심의 보건교육 활동의 목표는 바람직한 의사결정이며, 필요한 근거는 명백한 자료를 통하여 얻어야 한다. 보건교육의 중요성이 커지는 것과 달리 다수의 보건교육 활동은 계량화된 효과와 과학적 근거를 제시하지 못하고 있다. 과학적 근거를 기반으로 새로운 보건교육 활동을 개발하기 보다는 많은 경우에 개인적인 경험에 의존하고 있다. 이런 이유로 효과적인 사업에 대한 실증적인 연구가 부족하고 단순 반복적으로 보건교육 활동이 진행되고 있다. 근거 중심의 접근법은 실험적 방법, 양적 자료수집과 분석, 원인적 연관성 확인을 강조한다. 따라서 보건교육사는 과학적 근거를 확보하기 위해 평가와 연구를 수행할 능력을 갖추는 것이 필요하고, 보건교육프로그램을 개발할 때에 확보된 근거를 적절히 활용할 수 있어야 한다. 근거 중심의 보건교육 활동과 관련된 보건교육사의 역할은 다음과 같다.

첫째, 우선적으로 건강문제에 대한 현황을 파악하고 구체적으로 기록해야 한다. 건강문제가 명확히 정의되면 해당 보건교육 활동의 구체적인 방향이 결정될 수 있다.

둘째, 문제를 계량화 한다. 기존의 자료를 수집하고 분석한다. 표본을 활용한 단면적인 조사의 결과를 분석하는 과정도 포함된다.

셋째, 파악된 건강문제와 관련되는 배경적인 정보를 분석한다. 연구논문뿐만 아니라 회의자료도 적극적으로 활용한다.

넷째, 근거를 종합하고 요약정리한다. 지역주민의 의견을 반영하거나 이해관계자의 의견을 수렴한다. 정리된 정보를 근거로 보건교육 활동의 우선순위를 결정한다.

다섯째, 결정된 보건교육 활동의 목표를 세우고 세부적인 운영방법을 개발한다.

여섯째, 보건교육 활동이 목적과 목표를 달성했는지를 평가한다. 변화를 제대로 측정할 수 있는 평가방법을 선택하는 것이 중요하다. 효과적인 보건교육 활동은 확산시키도록 한다.

(5) 보건교육사의 핵심 역량[14)]

보건교육사의 직무(한국보건의료인국가시험원, 2009)는 주요 수행능력을 기준으로 11개 임

14) 저자는 보건교육사의 핵심 직무역량으로 건강사례관리와 건강상담을 제안해 왔다. 건강사례관리와 관련된 내용은 제11장 영역별 보건교육(지역사회 보건교육), 건강상담은 제7장 보건교육방법(건강상담 방법)에서 자세히 다루었다.

무로 구성되는데, 보건교육 요구도 진단, 보건교육프로그램 기획, 보건교육방법 및 자료개발, 보건교육프로그램 수행, 보건교육프로그램 평가, 보건교육프로그램 관리, 건강증진 환경조성, 보건의사소통, 보건교육 정보관리, 연구수행, 전문성 향상이다. 이 임무를 수행하는데 가장 필요한 직무 역량은 건강사례관리와 건강상담이라고 할 수 있다.

① 건강사례관리

건강사례관리(health case management)는 기존 사례관리의 원리를 건강관리에 적용한 새로운 개념이다. 건강사례관리는 분절된 단일서비스 제공의 한계를 극복하고 포괄적인 건강서비스 연계에 초점을 두는 활동이다. 보건교육사는 건강인을 대상으로 건강생활 전반에 대한 평가를 실시하여 문제를 해결할 수 있는 전문 영역으로 연결시키는 역할(건강코디네이터)을 담당한다. 건강사례관리를 수행하기 위해서 필요한 능력은 클라이언트의 건강문제를 정확히 평가하는 방법과 파악된 문제를 해결할 수 있는 건강자원을 연결시켜 주는 방법이다.

사례관리자(case manager)는 사례관리 방법에 대한 전문적인 지식과 기술을 갖고 클라이언트의 요구와 문제를 해결하기 위해 클라이언트와 지역사회 자원을 연계하고 조정한다. 일반적으로 문제를 직접 해결해 주는 것이 사례관리자의 역할은 아니지만, 때로는 사례관리자가 필요한 서비스를 직접 제공하기도 한다. 이와 같이 직접적인 서비스와 간접적인 서비스를 병행하는 것은 클라이언트에게 필요한 도움을 주는 자원을 연결시킨다는 목적을 달성하기 위한 것이다. 사례관리자로서의 역할은 클라이언트가 스스로 도움을 찾고 그 도움을 효과적으로 사용할 수 있는 방법을 알려주는 것이다.

② 건강상담

건강상담(health counseling)은 보건교육의 한 형태로 개인의 건강상태와 기능을 향상시키는 것뿐만 아니라 질병과정의 진행을 예방하거나 줄이도록 돕는 방법이다. 개인의 자기건강관리를 돕는 것이다. 건강상담은 일상의 기능을 향상시키는데 중점을 두고 진행되기 때문에 보건교육사는 스트레스 관리, 영양, 운동, 금연, 음주량 조절 등 건강생활과 관련된 충분한 지식과 함께 기술을 반드시 습득하고 있어야 한다. 보건교육사가 제공하는 건강상담서비스는 건강생활과 관련된 기본적이고 포괄적인 내용으로 구성된다. 보건교육사는 환자상담과 건강증진상담을 주로 담당한다.

㉠ 환자상담

환자상담은 계획적인 변화뿐만 아니라 환자 행동의 긍정적인 변화를 가져올 정보를 공유하고 교육시키는 활동이다. 의사, 간호사, 보건교육사가 팀을 이루어 담당하며, 보건교육사는 의사의 지시에 따라 구체적인 사안을 담당한다. 환자상담의 목적은 치료과정에서 환자가 지켜야 할 건강생활과 건강정보를 제공하는 것이다. 이런 활동을 통하여 환자 스스로가 건강을 위협하는 요인이나 건강을 향상시킬 수 있는 방법을 찾을 수 있도록 지원한다. 예를 들어, 당뇨병을 진단 받은 환자에 대해서 진단 내용, 약물치료 과정, 혈당검사 방법에 대해서 설명하는 것이 여기에 해당된다.

㉡ 건강증진상담

건강증진상담은 생활양식과 건강행동을 향상시키기 위한 활동이다. 건강행동 변화를 위해서는 개인의 대처 기술이 매우 중요하기 때문에 건강증진상담에서는 기술획득을 목표로 하는 교육방법과 평가를 사용한다. 때로는 자기효능감과 통제에 대한 지각을 증가시킬 수 있는 프로그램을 활용한다. 임상전문가와 달리 보건교육사는 일반적으로 건강-위험 평가도구를 사용하여 선별평가를 실시한다. 이렇게 할 경우 평가를 받는 클라이언트는 자신을 환자로 인식하지 않게 된다.

6. 보건교육과 헬스리터러시

1) 헬스리터러시의 정의

헬스리터러시(health literacy)는 보건교육이 달성해야 할 바람직한 결과라고 할 수 있다. 세계보건기구(1998)는 건강증진 용어집에서 헬스리터러시를 개인이 좋은 건강상태를 유지하고 증진하기 위하여 정보를 얻고, 이해하고, 사용할 수 있는 동기와 능력을 결정하는 인지적, 사회적 기술이라고 하였다. 미국 의학협회(1999)는 환자 중심으로 접근하여 헬스리터러시를 의료 환경에 적응하는데 필요한 기초 읽기 및 수리 능력이라고 하였다. 이와 달리 호주 통계청(2008)은 헬스리터러시를 약물 및 알코올, 질병예방 및 치료, 안전 및 사고예방, 응급처치, 응급의료, 건강유지와 같은 건강이슈와 관련된 정보를 이해하고 사용하는 데 필요한 지식과 기술로 정의하였다. 한편, 소렌센 등(Kristine Sørensen, 2012)은 헬스리터러시를 건강과 관련된 결정을 할 때 필요한 건강정보를 확인, 판단, 활용할 수 있는 개인의 지식, 동기부여 및 역량이라고 하였다. 이상의 내용을 종합해 보면, 헬스리터러시는 개인이 건강 향상과 관련된 의사결정을 하는데 필요한 건강정보를 얻고, 이해하고, 판단하고, 활용할 수 있는 능력이라고 할 수 있다.

2) 발전 과정

헬스리터러시 용어는 1974년 사이몬(Scott K. Simonds)이 보건교육 세부목표로 처음 사용하였으며, 세계보건기구(1998)가 건강증진 핵심전략으로 제안하였다. 2006년 미국에서 성인 대상 헬스리터러시 조사가 실시되었고, 캐나다 공중보건협회(2008)[15]는 국가 차원의 헬스리터러시 비전과 전략을 수립하였다. 미국[16]의 Healthy People 2010, Healthy People 2020 및 2030의 세부목표로 제시되었으며, 2015년부터 오스트리아, 불가리아, 독일, 그리스, 아일랜드, 네덜란드, 폴란드, 스페인 등 유럽지역 8개 나라가 국가 차원의 헬스리터러시 조사를 정기적으로 실시하고 있다. 세계보건기구 동남아시아 지역사무소(2015)는 헬스리터러시가 건강수준 및 건강형평성 향상에 효과적인 수단이라고 하였으며, 제9차 국제건강증진회의(2016)에서 채택한 상하이 선언문에서도 헬스리터러시를 건강증진 수단으로 강조하였다.

미국은 의료분야를 중심으로 환자의 언어능력에 관심을 두고 있으며, 유럽 지역 국가들은 인구집단의 건강관리와 관련된 헬스리터러시에 관심을 두고 있다. 최근에는 유럽 지역의 영향을 받은 아시아 지역 국가들이 헬스리터러시에 관심을 기울이고 있다. 2019년 아시아 헬스리터러시 연맹이 아시아 지역의 특성에 적합한 헬스리터러시 측정도구를 개발하여 인도네시아, 카자흐스탄, 말레이시아, 미얀마, 태국, 베트남 등 6개국이 조사를 실시하였다.

우리나라에서는 2005년 헬스리터러시 개념이 처음 소개되어 다양한 보건의료 분야에서 헬스리터러시 관련 연구가 진행 중이다. 아직은 대부분 연구에서 외국에서 개발된 헬스리터러시 측정도구를 그대로 사용하고 있으며, 각 연구자들 간의 헬스리터러시에 대한 한국어 번역 용어도 통일되지 않은 상태이다. 현재 국내에서는 헬스리터러시가 건강정보 이해능력, 의료정보 이해능력, 헬스리터러시, 건강정보 활용능력, 건강 문해력, 건강정보 문해력, 의료정보 문해력

15) 캐나다 공중보건협회(2008)는 헬스리터러시를 일생 동안 다양한 환경에서 건강을 증진, 유지 및 향상시킬 수 있는 정보에 접근하고, 이해하고, 평가하고, 소통할 수 있는 능력으로 정의하였다.

16) 미국 보건복지부(2000)는 헬스리터러시를 건강과 관련된 적절한 결정을 할 때 필요한 기본적인 건강 정보와 서비스를 얻고, 처리하고 이해할 수 있는 개인의 능력 수준으로 정의하였다.

등 다양하게 번역되고 있다. 그러나 2021년 보건복지부가 발표한 제5차 국민건강증진종합계획 2030에는 헬스리터러시가 '건강정보 이해력'으로 번역되어 관련된 세부목표가 포함되었다.

3) 헬스리터러시의 의미

우리는 건강정보 홍수시대에 살고 있지만 여전히 많은 사람들은 자신들의 건강관리에 필요한 정보를 이해하고 행동하는데 어려움을 경험하고 있다. 수많은 건강정보 중에서 본인에게 적합하고 신뢰할 수 있는 건강정보를 선별하고, 전문용어를 이해하며, 본인의 건강상태와 생활양식에 맞도록 정보를 활용하는 것은 쉽지 않다. 이러한 문제를 해결할 수 있는 방법으로 헬스리터러시가 고려되고 있다. 최근에는 건강증진에서 인구집단의 건강관리 질 및 형평성 향상을 위한 중요한 수단으로 강조되고 있다. 헬스리터러시는 건강관리에 필수적인 건강정보와 건강서비스에 대한 접근을 향상시켜서 자기건강관리에 기여할 수 있다.

헬스리터러시 접근방법은 수요자 요구를 좀 더 체계적이고 세부적으로 분석할 수 있도록 하며, 이를 근거로 수요자 요구에 적합한 문제 해결방법을 찾을 수 있도록 한다. 헬스리터러시 활성화는 건강서비스에 대한 접근성을 높일 수 있을 뿐만 아니라 이용하는 서비스의 질을 향상시키며, 궁극적으로는 건강형평성과 건강관리에 대한 자기결정권을 향상시킬 수 있다. 헬스리터러시와 관련된 지식과 기술은 개인이 건강과 관련된 의사결정을 할 때 더 큰 자율성과 권한을 갖도록 도와준다. 이러한 점에서 헬스리터러시는 건강증진이 추구하는 철학적 가치를 실현하는데 매우 중요한 수단이 될 수 있다.

4) 디지털 헬스리터러시

(1) 디지털 헬스케어 개념

디지털 기술의 발달로 건강과 의료정보에 대한 접근성이 증가했으며, 전자의무기록 사용이 증가하고, 웨어러블 디바이스를 이용하여 건강생활실천과 건강상태를 실시간으로 모니터링을 할 수 있게 되었다. 시간과 공간을 초월하여 이용할 수 있는 디지털 기술은 보건의료서비스 접근성을 높이고, 개인 맞춤형 서비스를 제공할 수 있으며, 환자-의료진 간 의사소통에도 큰 도움을 준다. 헬스케어 패러다임이 치료중심에서 4P(Preventive: 예방, Predictive: 예측 Personalized: 개인 맞춤, Participatory: 참여) 중심으로 변화되면서 디지털 헬스케어에 대한 관심이 증가하고 있다.

디지털 헬스케어는 인터넷을 통해 연결되고, 인공지능을 통해 지능화(smart) 되는 데이터로 연결된 지능 기반의 건강관리이다. 디지털 헬스케어는 보건의료와 디지털 기술이 융합한 것을 의미한다. 디지털 헬스케어는 원격의료, 모바일헬스, 보건의료분석학, 디지털화된 보건의료시스템으로 분류할 수 있으며 상호 긴밀한 연관성을 가지고 있다. 원격의료(Telehealthcare)는 환자와 의사 간 임상적 데이터를 원격으로 교환하고, ICT를 이용하여 먼 거리에서도 의료서비스 제공을 지원하거나 보조한다. 모바일헬스(mHealth)는 건강 또는 웰빙에 관련된 모바일 애플리케이션(applications, apps)을 비롯하여 웨어러블 기기와 연결된 모바일 애플리케이션을 일컫는다. 보건의료분석학(Health analytics)은 소프트웨어 솔루션 및 빅데이터를 이해하는데 필요한 분석적 역량을 말한다. 디지털화된 보건의료시스템(Digitised health systems)은 디지털 건강정보 저장 및 디지털화된 환자 의료 기록 교환을 말한다.

(2) 디지털 헬스리터러시

디지털 헬스리터러시는 디지털화된 보건의료 환경에서 개인이 건강관리를 할 수 있도록 하는 역량이다. 디지털 헬스리터러시는 소셜미디어 또는 온라인에서 올바른 건강정보를 찾고, 이해하고 평가하여 선택할 수 능력이다. 디지털화된 환경을 이용한다는 점에서 기존의 헬스리터러시와 구분된다. 스마트기기나 웨어러블 등을 포함하는 디지털화된 솔루션은 헬스리터러시 수준을 높이지만, 원활하게 사용하지 못하는 사람에게는 불편을 초래할 수 있다. 디지털 헬스리터러시 수준이 높으면 환자가 스스로 건강정보를 탐색하고 신뢰할 수 있는 정보를 수집할 수 있다. 디지털 헬스리터러시의 이해도가 충분한 보건의료서비스 공급자는 환자의 요구에 맞는 서비스를 제공할 뿐만 아니라 환자와 함께 필요한 보건의료서비스를 생산할 수 있다. 디지털 환경의 발전으로 인해 온라인 건강정보와 서비스 제공이 보편화됨에 따라 건강정보와 서비스를 접할 기회가 확대되고 있으나, 취약계층은 인터넷을 포함한 디지털 기술의 접근성이 낮다. 이러한 디지털 정보와 기술에 대한 접근 및 활용의 격차는 건강불평등을 초래하는 요인이 된다.

7. 건강증진시대의 보건교육 방향

1) 보건교육과 건강증진

건강증진은 보건교육의 궁극적인 목적이고, 보건교육은 건강증진을 수행하기 위한 교육적 수단으로 상호보완적 관계를 맺고 있다. 보건교육은 대상이 사람이며, 그 사람에게 어떤 영향을 주어 그의 지식, 태도, 행동, 생활습관을 건강한 방향으로 변화시키고자 한다. 이와 달리 건강증진은 사람뿐만 아니라 사람을 둘러싼 환경에도 변화를 주고자 한다. 건강증진은 보건교육뿐만 아니라 환경적, 정책적 변화를 포함하는 보건교육의 외형적 확장이라고 할 수 있다. 보건교육은 여러 건강증진의 활동영역 중에서 행동변화 유도(개인의 건강생활습관을 개선할 수 있는 능력 개발)를 담당하는데, 건강증진의 가장 핵심역이라고 할 수 있다.

2) 보건교육의 방향

오늘날은 건강증진을 추구하는 시대라고 할 수 있다. 보건교육이 건강증진을 구체화 또는 현실화하는 기본 수단이 되기 위해서는 전통적 보건교육을 벗어나야 한다. 건강증진시대에 요구되는 보건교육 방향은 다음과 같다.

첫째, 보건교육 내용이 질병중심에서 건강중심으로 변화되어야 한다. 기존의 보건교육이 질병예방 및 치료와 관련된 지식 중심으로 이루어졌다면, 건강증진시대의 보건교육 내용은 일상생활에서 건강을 증진할 수 있는 구체적 방법을 제공하여야 한다. 자기건강관리 능력을 키울 수 있도록 건강정보의 취득방법, 건강 관련 생활기술의 실천방법 등에 대한 훈련이 포함되어야 한다.

둘째, 건강에 대한 사회·생태학적 접근이 필요하다. 건강과 관련된 개인의 행동을 변화시키기 위해서는 대상자에 대한 포괄적 접근이 필요하다. 기존의 보건교육은 대상자 개인에 초점을 두고 진행되어 개인을 둘러싼 환경에 대해서 포괄적으로 접근하지 못한다. 보건교육은 건강과 관련된 생활기술 능력을 높이는 것뿐만 아니라 건강지원환경을 구축하는 것에도 관심을 기울여야 한다.

셋째, 학습자 또는 소비자 중심의 교육이 되어야 한다. 기존의 보건교육은 제공자 또는 전문가 중심으로 교육내용 및 방법을 결정하고, 교육대상자는 제공자의 지시를 받는 수동적 위치에 있었다. 건강증진시대의 보건교육은 교육대상자의 요구가 출발점이 되어야 한다. 보건교육과정을 개발할 때 대상자의 신체적, 정서적, 사회적, 지식적인 요구와 흥미도 그리고 성장발달단계를 고려해야 한다.

넷째, 근거 중심의 보건교육 활동이어야 한다. 효과성이 입증된 보건교육프로그램을 활용해야 한다. 근거 중심의 보건교육 활동은 가장 좋은 최신의 근거를 공정하고 명백하게 사용하여 합리적인 의사결정을 하는 것이다. 체계적으로 자료를 사용하거나 과학적 추론의 원칙을 적용하여 효과적인 프로그램이나 정책을 개발, 실행, 평가해야 한다.

제 2 장

건강증진의 이해

1. 건강증진의 등장 배경
   1) 건강위험요인의 변화
   2) 세계보건기구의 건강달성 전략 변화

2. 건강에 영향을 미치는 요인
   1) 건강결정요인
   2) 건강위험요인

3. 건강증진의 개념
   1) 학자들의 정의
   2) 제1차 국제건강증진회의; 오타와 헌장
   3) 보건교육과 건강증진의 차이
   4) 공중보건과 건강증진의 관계
   5) 다 부문 및 부문 간 접근

4. 건강증진의 변천 과정
   1) 세계보건기구의 국제건강증진회의
   2) 우리나라의 건강증진 발전 과정

HEALTH EDUCATION

1. 건강증진의 등장 배경

1) 건강위험요인의 변화

19세기까지 주요 사망원인은 결핵, 천연두, 장티푸스 등 감염성질환이 대부분이었다. 20세기에 들어서 환경위생이 개선되고 의학의 발전으로 감염성질환은 감소되었으나 산업사회로 발전하면서 인구의 고령화와 함께 생활양식 및 환경의 변화로 암, 심뇌혈관질환, 당뇨병 등 만성질환이 꾸준히 증가하였다. 만성질환의 발생에는 식습관, 운동부족, 흡연, 음주, 스트레스 등 나쁜 생활습관이 관련되어 있다. 만성질환은 여러 가지 복합적인 요인에 의하여 발생하고, 한 번 발생하면 완치가 어렵기 때문에 질병 발생 이전에 건강위험요인을 효과적으로 관리해야 한다. 따라서 과거 치료중심의 건강관리 방식으로는 만성질환에 대응하기 어렵다. 이와 같이 건강문제 해결에 대한 새로운 접근의 필요성으로 건강증진(health promotion) 개념이 등장하게 되었다.

1974년 캐나다 보건성은 캐나다 국민들의 조기사망 원인을 밝히기 위한 연구를 수행하여 라론드 보고서(A new perspective on the health of Canadians, Lalonde report)를 발간하였다. 이 보고서는 캐나다가 15년간 국민건강보험을 실시하여 보건의료서비스의 접근성이 크게 개선되었음에도 불구하고, 사망률이나 질병이환율은 변화하지 않았다고 결론을 내렸다. 사망 및 질병이환을 감소시키고 국민의 건강을 향상시키기 위해서는 환경요인이나 생활양식과 같은 의료 외적인 요인들을 우선적으로 개선해야 한다고 제안하였다. 이 보고서에는 건강결정요인으로 생활습관, 환경, 생물학적 특성, 보건의료체계의 4가지를 제시하였으며, 이것이 건강증진 접근의 출발점이 되었다. 제너(Edward Jenner, 1796)가 예방접종 백신을 발명한 이후부터 20세기 초반까지를 예방의학 시대라고 한다면, 20세기 후반 이후 질병양상과 사망원인의 변화와 삶의 질 향상에 대한 관심과 건강정책 활동이 증가된 오늘날을 건강증진 시대라고 할 수 있다.

2) 세계보건기구의 건강달성 전략 변화

그 동안 세계보건기구는 창립 선언문에 명시된 건강을 달성할 수 있는 방법을 다양하게 모색하였다. 1970년대 초반까지는 전문가들이 제공하는 기초보건의료서비스(basic health services)에 쉽게 접근하도록 하는 것이 건강문제를 해결할 수 있다고 생각하였으나, 만족할 만한 성과를 얻지 못하고 1978년 알마아타 선언을 통하여 새로운 전략으로 일차보건의료(primary health care)를 제안하였다. 일차보건의료는 전문가 중심으로 보건의료서비스를 창출하는 것이 아니라 지역사회의 일반인이 참여하여 중심 역할을 하게 된다. 알마아타 선언 이후 세계보건기구는 각 회원국들과 함께 일차보건의료의 개념과 전략을 생활현장에서 실현하기 위하여 노력하였으나 여전히 부족한 전략으로 평가되었다. 왜냐하면 보건의료서비스에 대한 개인의 책임성과 접근성을 높이는 것만으로는 건강의 잠재력을 최대한 높일 수 없기 때문이다. 개인의 건강은 그 개인의 행동과 개인을 둘러싸고 있는 환경이 서로 영향을 주고받으면서 그 상태가 결정되기 때문이다.

따라서 개인의 책임과 노력뿐만 아니라 각 개인들이 생활하는 물리적·경제적·사회적·문화적·정치적 환경이 건강에 도움이 되는 환경(healthy environments)으로 변화되어야 한다. 또한, 건강은 건강이 악화된 이후 또는 건강에 해를 주는 어떤 위험요인에 폭로된 다음에 조치하는 것보다는 건강할 때 또는 건강위험요인에 폭로되기 전에 관리하는 것이 경제적·사회적으로 그 효과가 훨씬 크다. 세계보건기구는 일차보건의료 접근의 한계점을 극복하기 위하여 1986년에 건강증진이란 새로운 개념을 제시하고, 그 동안 9차례 국제회의를 개최하여 건강증진을 보건의료와 건강수준 발전을 위한 사회적 실천 차원으로 확대[1]시키고 있다. 세계보건기구는 건강증진을 신공중보건(new public health)으로 표현하여 회원국들에게 새로운 건강문제를 해결할 수 있는 대안으로 제안하고 있다.

[표 2-1] 세계보건기구의 건강달성 전략 변화

시기	건강달성 전략	비고
1948년 – 1970년 초	기초보건의료서비스	–
1978년 이후	일차보건의료	알마아타 선언
1986년 이후	건강증진	오타와 선언

1) 세계보건기구는 1986년 11월 제1차 국제건강증진회의를 캐나다 오타와(오타와 헌장)에서 개최한 이후에 1988년 호주의 아데레이드, 1991년 스웨덴의 선즈볼, 1997년 인도네시아의 자카르타(자카르타 선언문), 2000년 멕시코의 멕시코시(멕시코 성명서), 2005년 태국의 방콕(방콕 헌장), 2009년 케냐의 나이로비, 2013년 핀란드의 헬싱키, 2016년 중국의 상하이, 2021년 온라인(스위스 제네바) 국제건강증진회의를 개최하여 구체적인 건강증진 전략을 제안하였다.

2. 건강에 영향을 미치는 요인

건강의 개념은 추상적인 건강의 범위와 내용이 무엇이라는 것은 알려주지만, 건강상태가 어떻게 결정되는지를 명확히 설명하지는 못한다. 건강에 영향을 미치는 요인이 중요한 이유는 건강관리 방법과 관련되기 때문이다. 건강과 관련된 요인들을 효과적으로 관리하면 건강을 향상시키고 질병을 예방할 수 있기 때문이다. 건강에 영향을 미치는 요인을 설명할 때 건강결정요인(determinants of health)과 건강위험요인(health risk factor) 개념이 활용된다.

1) 건강결정요인

(1) 개념

건강결정요인은 개인이나 집단의 건강상태에 영향을 미치는 모든 요소를 총칭한다. 건강결정요인은 개인과 인구집단의 건강상태의 변화를 설명하고 예측하는데 도움을 주고, 어떤 개인이나 집단이 건강하거나 혹은 건강하지 못한 이유를 설명하는데 도움을 준다. 건강결정요인은 건강에 긍정적 또는 부정적 영향을 미치며, 대부분의 요인들은 그 연관되는 효과가 전적으로 있거나 전혀 없는 것(all or nothing)이 아니라 폭로되는 시간에 따라 점진적으로 증가 또는 감소한다.

역사적으로 공중보건학의 발전과정에서도 건강결정요인에 대한 내용을 찾아볼 수 있다. 그리스의 히포크라테스(Hippocrates)는 인간의 건강은 생활양식, 기후, 지형, 공기상태, 음식 등 포괄적인 환경요인에 영향을 받는다고 생각하였다. 그러다가 1860년 프랑스의 파스퇴르(Pasteur)가 질병은 미생물에 기인한다고 주장하고, 독일의 코흐(Köch)가 병인학(etiology)의 개념을 도입하면서 건강결정요인의 관심은 환경에서 생물학적 요인으로 변화되어 치료의학이 발전되기 시작하였다. 건강에 대한 치료의학의 영향에 대해서 의문이 제기되고, 매큐언[2]과 로

2) Thomas Mckeown은 Medical Issues in historical demography에서 1800년대 중반 이후 영국에서 있었던 인구의 급격한 성장과 건강상태의 개선을 예를 들면서 이 과정에서 의료가 기여한 부분을 평가하였다. Mckeown은 이 당시 인구의 급성장에 기여한 긍정적 요인들을 몇 가지 열거하였다. 그에 의하면 첫째, 생활수준의 향상 특히 개선된 식이가 가장 중요한 몫을 하였으며, 둘째, 위생상의 변화 특히 개선된 식수의 공급과 쓰레기 처리, 셋째, 감염인자와 인간숙주간의 관계가 바람직한 경향 등을 들었다. 그러나 개인에 있어서 질병의 예방이나 치료는 천연두(smallpox)에 국한되었을 뿐 사망률의 전반적 감소에는 기여한 바가 거의 없었다고 주창하였다.

우(McKeown & Lowe, 1974)[3]가 인류의 사망률 감소에는 위생 및 영양 개선 등과 같은 사회적 발전이 중요한 역할을 하였고, 의료의 역할은 매우 제한적이었다는 결과를 발표하면서 건강결정요인의 범위가 확대되기 시작하였다.

(2) 건강결정요인에 대한 다양한 접근

전통적으로 신체적 건강은 생물학적, 환경적 요인으로 결정된다고 생각하였는데, 최근에는 사회적, 행동적 요인으로 건강결정요인의 범위가 넓어지고 있다. 특히 치료중심의 건강관리에서 예방중심의 건강관리로 변화되면서 건강의 사회적 결정요인(social determinants)에 관심이 증가하고 있다. 이러한 건강결정요인의 변화에 결정적으로 기여한 것이 1974년 캐나다에서 발간된 라론드 보고서(Lalonde report)[4]이다. 라론드 보고서에서는 건강에 영향을 미치는 요인을 건강장(health field)이라는 용어로 설명하는데, 건강결정요인을 생활습관(life style), 환경(environment), 생물학적 특성(human biology), 보건의료체계(health care system)로 구분하였다.

건강장 이론의 핵심은 건강에 대해서 질병과 보건의료서비스만의 관계로 바라보던 시각을 질병의 발생에 관여하는 다양한 요인들의 상호관계 속에서 건강을 이해하도록 변화시켰다. 라론드 보고서는 건강결정요인을 확대하여 의료에 대한 의존을 감소시키고, 건강에 대한 자기책임감의 중요성을 강조하였을 뿐만 아니라 복합적이고 포괄적인 보건정책의 필요성을 강조하였다. 그러나, 건강장으로 4가지 요인을 제시하였지만 생활습관의 중요성을 지나치게 강조하고, 제시된 요인 간의 관계를 충분히 설명하지 못했다는 비판도 받고 있다.

세계보건기구(2010)[5]는 건강을 결정하는 사회적 요인의 범위를 보건뿐만 아니라 사회경제 분야로 확대하였다. 사회적 결정요인(social determinants)은 건강에 영향을 미치는 사회적 환경과 제도를 의미하며, 주거, 소득, 고용, 교육 등과 같은 사회경제적 상태, 사회적 형평성, 물리적 및 사회적 환경, 네트워크와 사회적 지지 등을 포함한다. 세계보건기구는 건강결정요인

---

3) McKeown, Thomas & Lowe, Charles Ronald, Introduction to social medicine, Blackwell Scientific Publications, Oxford, 1974.

4) 라론드 보고서(A new perspective on the health of Canadians, Lalonde report)는 캐나다의 보건성 장관이었던 Marc Lalonde의 이름으로 1974년 발간되었다. 캐나다 국민들의 조기사망 원인을 밝히기 위한 연구이며, 건강결정요인의 다차원성을 최초로 제시하여 건강증진(health promotion) 개념의 출발점이 되었다.

5) WHO(2010) Adelaide Statement on Health in All Policies : moving towards a shared governance for health and well-being, International Meeting on Health in All Policies, Adelaide 2010.

을 사회경제적 환경, 물리적 환경, 개인적 특성과 행동 등으로 크게 구분하였다.

에반과 스토다트(Evan & Stoddart, 1990)의 건강결정요인 모형은 라론드의 건강장 개념이후에 개인의 행동과 생물학적 특성에 영향을 미치는 사회적 환경[6], 물리적 환경[7]의 영역을 추가하고, 건강의 사회경제적 요인을 포괄적으로 설명하였다.

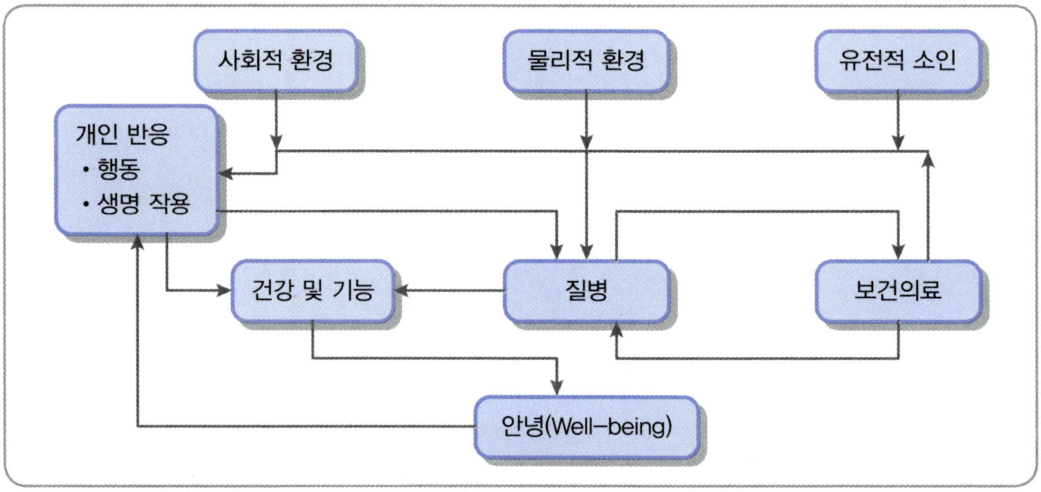

[그림 2-1] 에반과 스토다트의 건강결정요인 모형

출처: Alberta Health Services(2011)

한편, 빌리(Birley, 2011)는 건강결정요인을 개인 및 가족요인, 물리적 및 사회적 환경요인, 제도적 요인 등으로 구분하고, 아래 [표 2-2]와 같이 각 내용을 세분화하였다.

(3) 건강결정요인의 상호 관련성

다양한 건강결정요인의 상호 관련성을 하나의 틀로 제시한 대표적인 모형은 달그렌과 화이트헤드(Dahlgren & Whitehead, 1991)가 제시한 것이다. 그들은 건강결정요인을 연령, 성 및 유전적 요인(age, sex & hereditary factors), 개인 생활양식 요인(individual lifestyle factors), 사회적 및 지역사회 네트워크(social & community networks), 생활 및 작업조건 (living & working conditions), 일반적인 사회경제적, 문화적, 환경적 조건(general socio-

6) 사회적 환경에는 문화, 동료관계, 차별, 사회적 지지와 공동체, 문화적 참여 등이 포함된다.

7) 물리적 환경에는 대기, 수질, 주거 조건, 근로 조건, 소음, 악취, 공공 안전, 교통체계, 에너지, 폐기물 처리 등이 포함된다.

[표 2-2] 빌리의 건강결정요인 분류

구분	특정 건강결정요인	
	세부 분류	사례
개인/가족	생물적	유전, 연령, 특수한 감각, 성, 면역, 영양상태 등
	행동/생활양식	위험 인식, 행동, 직업, 교육 등
	정신건강	자아존중감, 주관적 규범, 정신 질환 등
	가족 환경	가난, 권한, 가족 구조
환경	물리적	대기, 수질, 토질, 환경변화, 소음, 기반시설, 해충, 주거 공간, 에너지, 토지 사용, 오염, 농작물, 음식, 교통, 녹지, 기후 등
	사회적	지역사회구조, 가족구조, 문화, 범죄, 차별, 사회적 응집성, 성별 등
	경제적/재정적	실업률, 투자율, 금리, 인플레이션 비율, 환경 통제의 비용 등
제도	보건의료제도	일차의료, 병원서비스, 접근성, 약품의 이용 가능성, 의료의 질 등
	기타 제도	화재 예방, 구급차, 민간단체, 시민단체, 복지서비스, 응급서비스, 교통량 규제, 범죄에 대한 두려움 감소 등
	정책	규제관련 법제도(금연구역, 금연빌딩, 학교주변 식품안전구역 등), 주택 공급, 쓰레기 처리, 교육, 지역사회 동기부여

출처: Martin Birley(2011) Health Impact Assessment: principles and practice, Earthscan, New York, USA.
재인용: 최은진 외(2012).

economic, cultural, and environmental conditions)과 같이 5개 군으로 분류하였다.

건강결정요인의 핵은 개인의 생물학적 요인인 성, 연령, 유전적 특성이다. 개인의 생물학적 요인에 가장 근접하여 있으면서 직접적으로 영향을 미치는 요인으로는 개인의 생활양식과 관련되는 요인들이다. 이러한 개인의 생활양식과 관련되는 요인에 영향을 미치는 요인으로는 사회적 영향요인, 지역사회 영향요인이 있다. 사회적 및 지역사회 네트워크는 생활조건과 작업조건 등으로부터 영향을 받는다. 이들 개인과 지역사회에 전체적으로 영향을 미치는 영향요인으로 사회경제적, 문화적, 환경적 조건들이 존재하고 있음을 보여준다.

건강결정요인에 대한 다양한 접근이 의미하는 것은 건강은 보건부문만의 노력으로 달성될 수 있는 것이 아니라 모든 부문의 정책에 건강을 고려하는 접근(health in all policies)이 필요하다는 점이다. 따라서 건강정책은 보건부문뿐만 아니라 사회의 모든 부문이 파트너십(partnership)을 형성하는 통합적 접근으로 진행되어야 한다.

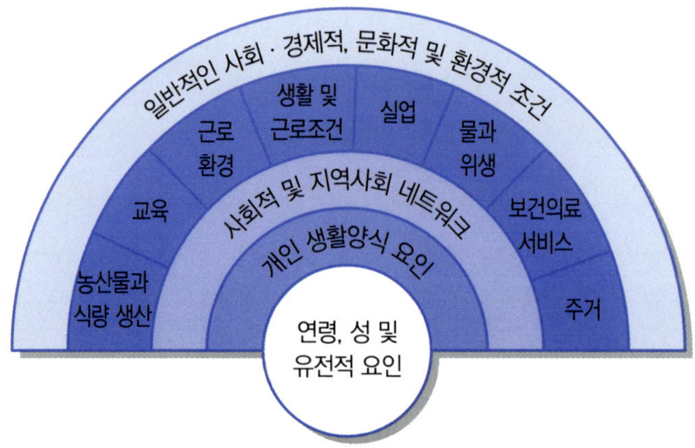

[그림 2-2] 달그렌과 화이트헤드의 건강결정요인 모형

출처: Dahlgren G and Whitehead. M(1991). Policies and Strategies to Promote Social Equity in Health. Stockholm: Institue for Future Studies. 27(1), 4-41

2) 건강위험요인

건강결정요인은 포괄적인 개념이라고 할 수 있는데, 특정 질병과 관련된 개념으로 건강위험요인이 있다. 건강위험요인은 건강을 해치거나 위협하는 요인으로 특정 질병이나 사망의 원인이 되는 위험요인(risk factor)을 말한다. 흡연, 과다 음주, 스트레스, 운동부족, 비만 등은 생활습관과 관련된 건강위험요인이며, 빈곤, 실직 등은 사회경제적 건강위험요인이다.

주요 건강위험요인은 영양실조, 위생불량, 실내 공기오염, 수질 및 하수오염 등에서 흡연, 과다 음주, 잘못된 식습관 등으로 변화되고 있다. 건강위험요인은 시대적으로 변화되었을 뿐만 아니라 사회·경제적 수준에 따라서도 차이를 보인다. 개발국에서는 주요 건강위험요인이 만성질환 및 생활습관 중심으로 변화되었으나, 저개발 국가에서는 여전히 빈곤이 주된 병인으로 영양실조와 비위생적 성생활, 위생불량 등의 문제가 발생하고 있다. 10대 주요 사망원인이 저개발 국가에서는 저체중아, 고혈압, 비위생적 성생활, 수질 및 하수오염, 비위생 문제 등이었으며, 개발 국가에서는 흡연, 고혈압, 체중과다 및 비만, 신체활동 부족 등으로 위험요인에 차이가 있다. 그런데, 이러한 건강위험요인의 차이는 국가 간 뿐만 아니라 국가 내에서도 사회·경제적 수준에 따라 차이를 보인다.

[표 2-3] 국가 경제수준별 10대 사망원인

	저개발 국가	개발도상 국가	개발 국가
1	저체중아	고혈압	흡연
2	고혈압	흡연	고혈압
3	비위생적 성생활	혈당	체중과다, 비만
4	수질, 하수오염, 비위생	신체활동 부족	신체활동 부족
5	고혈당	체중과다, 비만	혈당
6	실내오염(연탄 등)	고콜레스테롤	고콜레스테롤
7	흡연	비위생적 성생활	과일, 채소 섭취 부족
8	신체활동 부족	음주	도시 대기오염
9	부적절 수유	저체중아	음주
10	고콜레스테롤	실내오염(연탄 등)	산업장 직업병

출처: Colin Mathers et al. (2009). Global Health Risks. (Geneva : WHO). p11.

3. 건강증진의 개념

1) 학자들의 정의

(1) 그린

그린(Lawrence W. Green, 1979)은 1979년 발표된 국제보건교육학술지 논문에서 건강증진은 건강에 유익한 행동과 환경변화를 촉진하기 위한 보건교육과 관련 조직, 정치적·경제적인 프로그램의 조합이라고 제시하였다. 1982년 저서 『Community Health』에서는 건강행동을 강조하여, 건강증진을 건강에 유익한 행동을 유도하기 위한 보건교육적·사회적·환경적 지원의 조합으로 설명하였다. 1991년 크로이터(Marshall W. Kreuter)와 공동 출간한 『Health Promotion Planning: An Educational and Environmental Approach』에서 건강증진은 건강한 행동이나 생활상태를 가질 수 있도록 교육적·환경적인 지원의 조합이라고 하였다. 공동 저서에서 행동의 주체는 건강결정요인에 영향을 주거나 통제하는 개인, 집단, 지역사회, 정책결정자, 사업주, 교사 등을 포괄하는 것으로 설명하고 있다.

(2) 브레슬로우

브레슬로우(Lester Breslow, 1983)는 건강증진은 질적, 양적으로 충분한 삶의 가능성을 향상시키기 위한 모든 수단들로서 신체적·정신적 기능을 유지·증진시키고, 건강에 해로운 요인에 대한 저항력을 기르기 위한 수단으로 예방적 수단, 환경적 수단, 행동적 수단을 제시하였다.

[표 2-4] 건강증진에 대한 3가지 접근방식

건강문제	예방적 수단	환경적 수단	행동적 수단
고 혈 압	조기발견 · 치료	식품의 지방 및 염분 감소	과체중의 염분에 대한 인식고조, 저지방 · 저염분 식사
폐　암	조기발견 · 치료	담배광고 억제, 발암물질에 대한 직업적 노출 감소	금연 권장
치아상실	충치치료 · 치석제거	수돗물의 불소화, 설탕 생산 및 광고 억제	칫솔질 권장, 당분 줄이기

출처: Breslow, Lester(1983). The potential of health promotion, handbook of health, health care and the health professions, New York, The Free Press

(3) 테너힐

테너힐(Andrew Tannahill, 1985)은 건강증진을 보건교육, 예방, 건강보호의 3요소가 중첩되는 활동영역이라고 하였다. 그는 3개 요소가 서로 중첩되어 만들어지는 7개의 활동영역을 구체적으로 설명하였다.

① 예방

이 영역은 예방(prevention, 영역 1)으로 1차 예방과 2차 예방이 해당된다. 예방접종, 운동, 영양 등의 1차 예방과 자궁경부암 조기검사, 고혈압 환자 발견사업 등의 2차 예방이 포함된다.

② 예방적인 보건교육

이 영역은 예방적인 보건교육(lifestyle, 영역 2)으로 건강문제를 예방하기 위한 생활습관의 교정, 예방적 서비스의 이해를 장려하기 위한 교육적 노력 등이 포함된다.

③ 예방적인 건강보호

이 영역은 예방적인 건강보호(preventive policies, 영역 3)로 수돗물의 불소화와 음식점

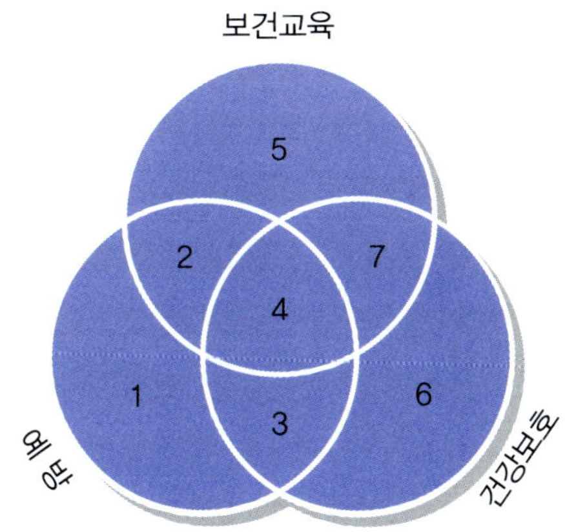

[그림 2-3] 건강증진의 3요소

출처: Downie, R.S. Fyfe, Carol. and Tannahill, Andrew(1990). Health Promotion: Models and Values, Oxford University Press

의 위생삼시 등이 포함된다. 이 부분은 영역 1에 설명되어 있는 것들과 같은 예방사업의 대비를 위한 정책의 일환으로 볼 수 있다.

④ 예방적인 건강보호를 위한 보건교육

이 영역은 예방적인 건강보호를 위한 보건교육(policy maker education, 영역 4)으로 정책 집행자들을 교육시키는 것이다. 공사 현장에서 안전모 착용 의무화 입법을 추진시키기 위해서 관련 국회의원들과 세미나를 개최하는 활동이 여기에 해당된다. 예방적 건강보호대책을 요구하거나 수용하는 사회적 분위기를 만드는 노력도 이 영역에 포함된다고 볼 수 있다.

⑤ 보건교육

이 영역은 긍정적인 보건교육(health education, 영역 5)의 전체를 포함한다. 개인, 그룹, 집단이 긍성적 건강 특성(건강기술 습득, 자아존중감)을 갖도록 도와, 건강행동에 영향을 미치는 보건교육을 말한다.

⑥ 건강보호

이 영역은 건강보호(health protection, 영역 6)로 직장에서의 금연, 안전한 노보와 사전거 길을 제공하기 위한 공공 펀드 조성 등의 정책 실행을 포함한다.

⑦ 긍정적 건강보호에 목적을 둔 보건교육

이 영역은 긍정적 건강보호에 목적을 둔 보건교육(policy support, 영역 7)으로 대중과 정책 집행자들의 긍정적 건강 예방대책에 대한 인식을 높이고, 지원을 확고하게 하는 것을 포함한다. 긍정적 건강을 위한 정책 착수도 포함한다.

2) 제1차 국제건강증진회의; 오타와 헌장

(1) 건강증진의 의미

1986년 캐나다 오타와에서 개최된 세계보건기구의 제1차 국제건강증진회의에서는 2000년까지 모든 사람들에 대한 건강달성을 위한 방법으로 건강증진을 제안하고, 오타와 헌장(Ottawa Charter)을 채택하였다. 오타와 헌장은 "건강증진은 사람들이 자기의 건강에 대한 관리를 증가시켜 건강을 개선할 수 있도록 하는 과정이다(health promotion is the process of enabling people to increase control over, and to improve their health)"라고 정의하였다. 오타와 헌장은 건강증진의 목적을 건강에 있어서 국가 간 그리고 국내에서는 계층 간의 형평성을 성취하는 데 있다고 밝혔다. 건강증진 활동의 목적은 건강상태의 격차를 줄이고, 모든 사람들이 자신의 건강잠재력을 최대한 달성할 수 있도록 모든 사람들에게 동일한 기회와 자원을 제공하는 데 있다고 선언하였다.

건강증진의 목표는 주민 생활환경을 건강친화적으로 조성하고, 건강정보 및 생활 기술, 기회 등을 형평성 있게 제도화하는 것을 포함한다. 이러한 목표를 달성하기 위하여 주민 스스로 건강증진과 잠재기능을 최대한 활성화할 수 있도록 보장되어야 하고, 그 실현을 위해 필요한 건강자원과 건강친화적 환경의 활용에 대한 주민 간의 격차를 해소하고, 성별 간의 차별 문제도 해소되어야 한다.

오타와 헌장에서 제시한 건강증진은 1948년 세계보건기구가 제시한 건강, 즉 질병의 부재가 아닌 안녕(well-being)이라는 관점에 근거하고 있다. 이러한 건강을 달성하기 위해서는 건강증진은 보건부문(health sector)을 뛰어넘어 폭 넓은 영역을 다루게 된다. 세계보건기구[8]는 사회적, 경제적, 정치적 환경과 자연환경, 문화 및 생활습관, 생물학적 요인 등이 모두 건강에 영향을 미칠 수 있기 때문에 건강증진은 모든 건강결정요인을 건강 친화적 환경으로 변화시키는 포괄적 접근으로 본다.

---

8) WHO (2009) Milestones in Health Promotions : Statements for Global Conferences, (Geneva : WHO/NMH/CHP/09-01), p.3.

(2) 활동 영역

오타와 헌장에서는 건강증진의 활동영역으로 건강 지향적 공공정책의 수립(build healthy public policy), 지원적 환경 조성(create supportive environments), 지역사회 활동 강화(strengthen community action), 개인기술의 개발(develop personal skills), 보건의료서비스의 재정립(reorient health services)을 제시하였다. 구체적인 내용은 다음과 같다.

① 건강 지향적 공공정책의 수립

법이나 정책은 건강행동을 변화시키거나 건강한 환경을 조성하는데 큰 영향력을 갖는다. 따라서 공공정책 입안자들이나 의사결정자들이 그들이 만드는 공공정책(법률, 조세, 조직 변화 등)이 사람들의 건강에 미치는 영향을 깨닫게 하고, 국민들의 건강에 미친 결과에 대하여 책임을 지게 하여야 한다. 아울러 건강문제가 영향력 있는 정책결정자들의 의제(agenda)가 될 수 있도록 노력해야 한다. 국민건강증진법을 제정하여 국가 차원의 건강증진사업이 추진되도록 하거나 지방자치단체장을 설득하여 건강도시 정책을 추진하도록 하는 것은 대표적인 사례가 된다.

② 지원적 환경 조성

건강은 사회의 다른 부문들과 관련되어 있으므로 건강에 대한 사회·생태학적 접근이 필요하다. 따라서 지원적 환경 조성은 건강에 영향을 미치는 주변 환경을 건강에 유리하도록 환경 조건을 개선하거나 새롭게 개발하는 것이다. 여기서 환경은 단순히 자연적·물리적 환경만을 말하는 것이 아니라 사회적·경제적·정치적·문화적 환경까지 포괄한다. 건강에 도움이 되는 환경을 만드는 활동에는 금연구역 설정, 운동과 여가시설 확대, 안전시설 설치 등이 포함된다. 환경의 급격한 변화가 건강에 미칠 영향을 사전에 확인하는 건강영향평가(health impact assessment)는 중요한 건강증진 전략으로 고려된다.

③ 지역사회 활동 강화

지역사회에서 건강 관련 활동을 강화하는 것이다. 지역사회 활동은 건강결정요인에 대한 지역사회의 통제를 강화하기 위한 집단적 노력을 의미한다. 이를 위하여 일상생활에서 건강의 우선순위를 높이고 건강문제를 해결하기 위한 의사결정에 주민들의 참여를 유도하고, 지역사회를 조직화하여 건강 관련 활동을 활성화하게 된다. 지역사회 활동을 강화하기 위해서는 지역사회의 인적·물적 자원을 적극적으로 활용하고, 일반대중의 참여를 확대 강화해야 한다. 보건의료인은 지역사회 내에서 촉매제 역할을 담당한다. 이를 위해서는 지역사회 주민들이 필요한 정보에 지속적으로 접근할 수 있도록 하고, 건강에 대한 학습기회를 최대한 제공하며, 지역사회 활동을 위한 예산이 지원되어야 한다.

④ 개인기술의 개발

개인기술은 일상생활에서 직면하게 되는 여러 문제를 효과적으로 처리할 수 있는 능력을 말한다. 건강관리에 필요한 정보를 제공하거나 교육을 통하여 개인의 건강관리 능력을 높이게 된다. 그런데, 개인기술에는 직접적인 건강관리 능력뿐만 아니라 삶의 기술(life skills)이라고 할 수 있는 의사결정, 의사소통 기술, 대인관계 기술, 감정 대처와 스트레스 관리 등도 포함된다. 건강증진은 개인기술을 향상시켜 사람들이 자신의 건강과 환경에 더 많은 영향력을 행사하고 건강에 유리한 선택을 할 수 있도록 도와준다. 개인기술의 향상을 위해서는 가정, 학교, 직장, 지역사회 등에서 사람들에게 건강관리와 관련된 교육 기회를 지속적으로 제공해야 한다.

⑤ 보건의료서비스의 재정립

보건의료서비스의 재정립은 보건의료체계의 조직과 재원조달이 집단의 건강수준에 대해 더 높은 관심을 가지도록 방향을 다시 설정하는 것이다(WHO, 1998). 보건부문은 전통적인 임상적 치료서비스를 제공하는 수준의 책임을 훨씬 뛰어넘어 사람들의 건강을 증진하는 방향으로 역할을 확대하여야 한다. 의료전문가 중심의 치료서비스만으로는 인구집단의 건강수준을 향상시키기 어렵고 개인, 지역사회의 여러 단체, 보건의료 전문인력, 보건의료기관, 정부 등이 함께 협력할 때에 가능하다. 따라서 각 분야가 함께 협력하는 방법을 익혀야 하며, 병원을 포함하는 보건의료기관들이 치료의 영역을 넘어 건강증진에 관심을 갖도록 해야 한다.

[표 2-5] 건강증진 활동 영역별 실행 사례

활동 영역	실행 사례
건강 지향적 공공정책의 수립	금연조례 제정, 식품표시제도, 안전기준 강화
지원적 환경 조성	금연구역 지정, 운동과 여가시설 확대, 안전시설 설치
지역사회 활동 강화	주민 참여 활동 체계 구축, 건강동아리 모임, 소비자 활동
개인기술의 개발	금연교육, 당뇨교실, 스트레스관리 교육
보건의료서비스의 재정립	의료인 교육과정 개선, 건강정보 제공, 건강증진병원

(3) 전략

오타와 헌장(1986)은 건강증진을 통하여 모든 사람들의 건강평등 실현에 초점을 두어 현재의 건강 불평등을 줄이고 모든 사람들이 건강 잠재력을 최대한 발휘할 수 있도록 동등한 기회와 자원을 확보하는데 목적을 두고 있다. 오타와 헌장에는 각 국가가 국민들의 건강증진을 성취하기 위하여 건강증진을 위한 활동가들이 자신의 역할을 통하여 건강을 증진시킬 수 있는 기본 접근 전략으로 지원(enable), 중재(mediate), 옹호(advocate)를 제시하였다. 구체적인 내용은 다음과 같다.

① 지원

지원(enable)은 개인이나 집단이 역량을 강화할 수 있도록 도와주는 것이다. 건강증진은 모든 사람들이 자신의 건강잠재력을 최대한 달성할 수 있도록 현재의 건강수준의 차이를 줄이려고 노력하고, 이를 위한 동등한 기회와 자원의 활성화가 이루어져야 한다. 즉 지원 환경의 조성, 건강정보 접근성 향상, 기술개발 지원, 건강정책 형성과정에 개입 등을 통해서 가능하게 한다.

② 중재

중재(mediate)는 여러 분야의 다양한 이해를 조정하는 것이다. 건강증진 과정에서 기존의 건강습관이나 생활환경과 갈등이 발생할 수 있다. 보건인력 및 관련 전문 집단은 서로 다른 집단 간의 이해를 건강을 향상시키는 방향으로 조정하여야 할 책임이 있다. 또한, 서로 다른 사회문화 및 생태적 환경을 고려하여 건강증진 프로그램이나 접근전략을 각 나라 및 지역사회의 요구에 적합하도록 조절하여야 한다.

③ 옹호

옹호(advocate)는 건강에 대한 대중의 관심을 불러일으키고 보건의료의 수요를 충족시킬 수 있는 건강한 보건정책을 수립하도록 강력히 촉구하는 것이다. 건강은 개인 및 사회, 경제 개발의 중요한 자원이며, 행동 요인 및 신체적 요인과 사회, 경제, 문화 및 기타 환경적 요인들이 건강에 긍정적 또는 부정적인 영향을 미친다는 점을 인식해야 한다. 따라서 건강의 중요성을 알리고 특정 보건프로그램이나 목표를 달성하고자 정치적, 사회적 또는 조직적 지지를 얻기 위한 개인과 단체들의 복합적인 활동을 건강 지향적으로 만들어야 한다.

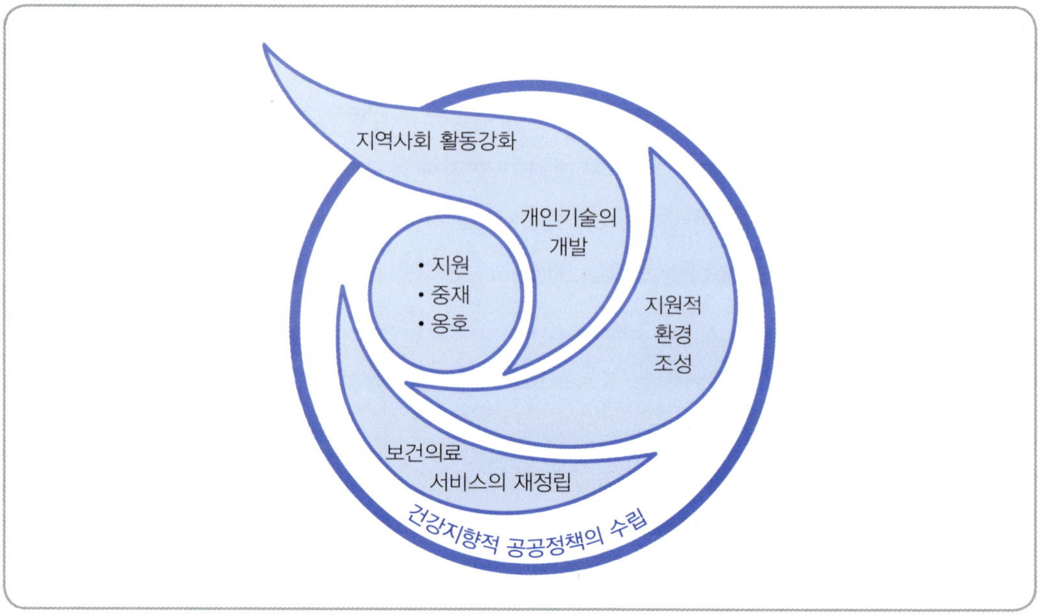

[그림 2-4] 오타와 헌장에서 제시한 건강증진의 활동 영역과 기본 전략

3) 보건교육과 건강증진의 차이

건강증진(health promotion)은 보건교육(health education)보다 늦게 사용된 용어이다. 건강증진은 보건교육의 궁극적인 목적이고, 보건교육은 건강증진을 수행하기 위한 교육적 수단으로 상호보완적 관계를 맺고 있다. 그린(Green, 1991)은 건강증진모형에서 보건교육을 건강에 도움이 되는 자발적인 행동을 유발하도록 고안된 학습경험의 조합으로 규정하였다. 보건교육은 건강에 도움이 되는 행동을 자발적으로 실천할 수 있도록 계획적으로 제공되는 모든 학습 활동으로 볼 수 있다. 보건교육은 개인 또는 지역사회의 건강행동 변화를 유도하는 과정에서 환경적 접근보다는 사회·심리적 접근에 더 관심을 갖는다. 이와 달리 건강증진은 개인 또는 지역사회뿐만 아니라 그를 둘러싼 환경에도 변화를 주고자 한다.

그러나 보건교육은 오래 전부터 교육적 전략 이상의 방법을 사용하였기 때문에 단순히 개념적으로 구분하는 것은 보건교육의 범위를 지나치게 좁게 생각하는 것이다. 건강증진은 건강과 관련된 사회적 요인의 변화에 더 많은 관심을 두지만, 여전히 보건교육을 중요한 수단으로 활용하기 때문에 보건교육의 외형적 확장 또는 발전으로도 볼 수 있을 것이다. 그런데 건강증진을 보건교육 중심으로만 이해하게 되면, 건강결정요인을 지나치게 개인의 생활양식으로 축소할 수 있다. 이렇게 되면 건강문제는 국가나 지역사회의 개입보다는 개인적으로 해결해야 되는 측면[9]이 강조된다. 결과적으로 건강을 바라보는 관점이 과거의 의학적 접근과 차이가 없으며, 개인의 건강행동 문제를 의료서비스로 해결하려고 시도하게 된다. 대표적인 사례로 병원에서 각종 임상검사와 연계시켜 비만관리, 금연상담, 운동처방 등의 건강관리서비스를 운영하는 것이다. 건강증진의 잘못된 해석은 오히려 의료분야의 범위를 확대하고 국민의료비를 증가시킬 수 있게 된다. 건강증진은 인구집단의 건강수준을 향상시키려는 노력이다. 개인이 가지고 있는 건강문제를 치료한다고 인구집단의 건강상태가 개선되는 것이 아니기 때문에 개인적 위험요인으로만 접근하는 것은 올바른 건강증진 전략이 될 수 없다. 건강증진은 개인 및 지역사회가 가지고 있는 건강잠재력을 최대한 이끌어 내는 것을 목표로 하기 때문에 건강증진의 활동영역은 행동변화 유도와 이를 지원할 수 있는 종합적인 건강환경조성으로 볼 수 있다. 구체적으로 행동변화는 보건교육과 정보제공 등을 통하여 유도되고, 건강환경조성은 건강과 관련된 사회, 경제, 문화적 요인에 대한 개선으로 관련 법과 제도의 정비, 재정지원, 건강증진서비스 등이 포함된다.

4) 공중보건과 건강증진의 관계

공중보건(public health)[10]과 건강증진은 어떤 관계가 있을까? 공중보건은 모든 사람들이 건강과 장수를 누릴 수 있도록 건강과 관련된 모든 요소들을 효과적으로 관리하는 기술이며 과학으로 정의된다. 공중보건이 다루는 세부 영역은 위생문제, 감염병관리, 만성질환관리, 보건의료제도, 사회보장제도, 보건의료서비스 전달체계, 환경보건 등 매우 다양하다. 따라서 건강증진은

---

9) 개인의 건강행동이 사회문화적으로 형성된다는 점을 간과하고, 단지 개인적인 노력으로 건강행동을 변화시킬 수 있다고 본다. 개인의 건강행동 변화를 유도하는 방법으로 개인의 실천을 유도하는 상담 및 교육에 중점을 둔다.

10) 공중보건의 정의에 대해서는 1920년 윈슬로(Winslow)가 제시한 내용이 보편적으로 받아들여지고 있다. 그는 "공중보건은 조직된 지역사회의 노력을 통해 질병을 예방하고 생명을 연장시키며 신체적·정신적 효율을 증진시키는 기술이며 과학이다(public health is art and science of preventing disease, prolonging life and promoting physical and mental efficiency through organized community effort)"라고 하였다. 윈슬로는 지역사회의 노력으로 ① 환경위생(the sanitation of the environment), ② 감염병 관리(the control of communicable infections), ③ 개인위생에 대한 보건교육(the education of the individual in personal hygiene), ④ 질병의 조기진단 및 예방 치료를 할 수 있는 의료 및 간호서비스의 조직화(the organization of medical and nursing services for early diagnosis and preventive treatment of disease), ⑤ 자신의 건강을 유지하는데 적절한 생활수준을 보장받을 수 있는 사회적 기전의 발달(the development of the social machinery to insure everyone a standard of living adequate for the maintenance of health) 등을 구체적으로 제시하였다(이주열, 2013).

보건교육과 함께 공중보건의 대상이 되는 세부 영역의 하나라고 할 수 있다. 공중보건, 건강증진, 보건교육의 관계를 수학의 포함 기호로 표시하면, 공중보건 〉 건강증진 〉 보건교육이 된다.

5) 다 부문 및 부문 간 접근

건강결정요인이 의미하는 것은 건강은 보건부문만의 노력으로 달성될 수 있는 것이 아니라 모든 부문의 정책에 건강을 고려하는 접근(health in all policies)이 필요하다는 점이다. 따라서 건강정책은 보건부문뿐만 아니라 사회의 모든 부문이 파트너십(partnership)을 형성하는 통합적 접근으로 진행되어야 한다.

다 부문(multisectoral)적 연계와 협력은 전체적인 문제를 해결해 줄 수 있다는 점에서 부문 간 협력(intersectoral collaboration)과는 다를 수 있다. 다 부문과 부문 간 접근의 공통점은 모두 최소한 2개 이상의 부문의 연합에 의해서 이루어진다는 것이다. 단독적으로 한 부문이 어떠한 문제를 해결하기 어렵다고 생각했을 때에 문제해결을 위해서 다 부문 및 부문 간 접근이 필수적으로 고려될 수 있다.

부문 간 접근은 좀 더 자세하고 구체적이며, 처음부터 공통적인 목적을 향하여 형성된다. 이와 달리 다 부문 접근은 수평적인 관계 속에서 각각의 부문이 그 부문만의 이익을 도모하며, 불이익을 최소한으로 하여 협력을 도모하고 공통적인 문제를 해결하려고 한다. 따라서 다 부문 접근은 각각의 부문들이 동일한 자원과 정보를 사용하지만, 약간의 손실이 발생될 수 있고 간접적으로 공통적인 목표에 도달하는 것을 의미한다. 다 부문 접근과 관련한 접근방법은 좀 더 많은 시간, 노력 그리고 전문성이 요구된다. 이와 달리 부문 간 접근은 각각의 부문이 처음부터 동일한 문제해결을 목표로 하여 협력하며 서로의 결과물이 호환될 수 있는 접근방법이다.

예를 들어, 담배규제 정책과 관련해서 다 부문의 의미를 찾는다면, 이것은 큰 틀 속의 포괄적인 보건부문과 다른 다 부문 간의 협력이며 목표가 궁극적으로는 담배규제를 위하는 것이다. 각각의 다른 부문들이 내부적으로는 그들만의 이익을 창출해 낼 수 있고 동시에 손해도 감수할 수 있어야 한다. 왜냐하면, 궁극적으로는 담배규제를 추구하기 때문이다.

부문 간 접근은 보건부문과 다 부문적인 협력과 연계를 바탕으로 형성되지만, 이것은 좀 더 직접적이며 구체적인 방법으로 담배규제를 제1의 목표로 한다. 예를 들어, 담배규제정책의 하나인 금연구역 설정이라는 규제가 있다면, 금연구역 설정으로 인해 흡연율이 낮아지고 간접흡연을 예방하는 데에 큰 의미가 있다. 그런데 이것은 단순히 흡연억제만을 목표로 하는 것이 아니다. 이것이 순차적으로 다른 질병들에도 영향을 미칠 수 있는 요인이 된다면, 이것은 보건부문과 법률부문 간의 혹은 내부 보건부문의 한 영역 간의 부문 간 관계 및 협력으로 만들어진 정책이다. 반면, 담배면세금지라는 규제정책은 다 부문 협력으로 만들어진 정책일 수 있다. 이유는 경제적인 측면에서 보았을 때에 담배면세금지가 주는 금전적이며 재정적인 손해가 있을 수 있음에도 불구하고, 장기적으로 보았을 때 담배 공급의 감소가 가져다주는 건강학적 가치 또한 발생할 수 있기 때문에 경제·보건·법률 부문의 연계들을 통한 다양한 분야와 시각에서의 협력이라고 할 수 있다.

4. 건강증진의 변천 과정

1) 세계보건기구의 국제건강증진회의

세계보건기구는 건강증진은 단순히 개인의 일상 생활습관을 개선하는데 필요한 건강증진프로그램을 제공하는 것뿐만 아니라, 제공되는 프로그램의 효과를 높일 수 있도록 환경적 여건을 제공하여야 한다고 강조한다. 이를 위하여 건강도시 및 건강생활공간 등과 같은 건강 지원적 환경을 조성하여 개인의 건강습관을 지원할 것을 제안하고 있다. 특히 건강증진프로그램은 지역 여건을 고려하여 지역사회 주민의 자발적 참여와 파트너십(partnership)을 공유하여야 한다. 개인의 건강증진 실현을 위한 생활공간(setting)은 가정뿐만 아니라 직장, 학교, 놀이터 등 다양하며, 그 다양한 생활공간이 건강 지원적 여건을 갖추고 있어야 한다. 이와 같은 세계보건기구의 건강증진 개념과 추진 전략은 국제건강증진회의를 통하여 발전되어 왔는데, 건강증진의 변천 과정을 국제건강증진회의의 결과를 중심으로 살펴보면 다음과 같다.

(1) 건강결정요인의 확대와 관리

세계보건기구는 1986년 제1차 국제건강증진회의에서 건강증진을 선언한 이후에 여러 국제회의에서 건강을 위협하는 요인들을 논의하면서 환경적 문제는 절박하며, 내서 방안을 강구하지 않으면 인류의 건강을 보장하기는 어렵다는 결론을 내렸다. 제3차 선즈볼 대회(1991년)에서는 건강증진을 위해서는 건강에 위협이 되거나 건강저하를 초래하는 환경을 개선하여 건강 지원적 환경으로 바꾸어야 한다고 주장하였다. 건강 지원적 환경에는 물리적 자연환경뿐 아니라 사회적·경제적·정치적 환경 등이 총체적으로 포함된다.

건강결정요인에 대해서 최초로 언급한 국제건강증진회의는 제4차 자카르타 회의(1997년)이다. 자카르타 선언은 건강결정요인에 새로운 도전들이라는 부제를 달았다. 제6차 방콕회의(2005년)에서는 자카르타 선언에서 한 걸음 더 나아가서 오타와 헌장의 건강증진 정의에 건강결정요인에 대한 관리라는 내용을 추가하여 건강결정요인과 건강증진의 개념 간에 관계를 더욱 명확하게 하였다. 방콕 헌장은 세계가 지금보다 더 나은 건강수준을 달성하기 위해서는 강력한 정치적 행동, 광범위한 참여, 지속적인 옹호가 필요하다고 제안하였다.

자카르타 선언이나 방콕 헌장에서 언급한 건강결정요인은 어휘의 표현과 제시하는 순서에 차이가 있을 뿐이지 의미는 차이가 없다. 건강증진에서는 이들 건강결정요인들이 중요한 의미를 갖기 때문에 건강에 이롭게 관리하는 것이 무엇보다 우선되어야 한다. 왜냐하면, 건강결정요인들에 의해 사람들의 가치관과 일생 동안의 생활양식 및 생활조건들이 만들어져 사람들의 건강에 긍정적 또는 부정적으로 영향을 미쳐서 특정한 시점의 건강상태를 결정하기 때문이다. 한편, 오타와 헌장은 건강증진 활동을 다섯 가지 주요 활동으로 설명하고 있으나, 자카르타 선언에서는 이들 5대 활동을 건강증진의 5대 전략이라고 재해석하였다. 자카르타 선언은 5대 전략은 건강증진을 성공시키기 위해서는 필수적이라고 강조하였다. 자카르타 회의에서는 21세기 건강증진 실천모형을 제시하고, 공공부문과 민간부문의 파트너십(partnership) 관계를 강조하였다.

(2) 건강 지원적 환경조성

자카르타 회의에서 제안한 건강증진 실천모형은 노인분야에 먼저 적용되었다. 유엔(UN)은 제2차 세계노년회의(2002)를 마드리드에서 개최하고, 노인건강증진을 위한 국제 활동계획을 모든 유엔(UN) 회원국들이 준수할 것을 선언[11]하였다. 세계보건기구에서는 마드리드 선언을 실천하기 위하여 건강증진과 건강 지원적 환경 개념을 적용하여 건강도시(health city)와 건강생활공간(healthy settings)을 소개하였다. 건강증진은 개인의 습관변화만으로는 그 증진효과에 한계가 있거나 제한적이기 때문에 환경적 여건이 건강 지원적으로 동시에 작용하여야 한다. 예를 들어, 경제적 빈곤문제가 심각한 지역에서는 건강증진의 문제가 영양실조와 빈곤지역의 위생불량과 감염 등으로 인한 질병문제이기 때문에 경제문제에 부합된 건강증진프로그램이 실행되어야 하고, 그것을 개선을 하려면 경제지원과 더불어 영양관리, 위생관리 등이 이루어져야 하기 때문에 건강 지원적 환경이 건강증진사업에 포함되어야 한다.

유엔(UN)에서는 건강증진문제 해결을 위하여 지역 환경을 건강 지원적으로 조성할 것을 강

11) United Nations (2002), Political Declaration and Madrid International Plan of Action on Ageing, 2nd World Assembly on Ageing, Madrid, Spain, 8–12 April 2002, (New York : U.N)

조하였고, 각 지역별 자연환경과 사회적, 경제적, 정치적 환경이 다르기 때문에 건강결정의 사회적 요인을 다원화 하였다. 건강증진을 실행하려면 복합적인 건강위험요인을 총체적, 다면적으로 접근하고, 매일 일상생활 중에서 건강습관을 실천할 수 있는 건강생활공간을 갖추어 주는 환경이 마련되어야 한다. 건강생활공간의 대표적인 사업이 건강도시이다. 1991년 세계보건기구 총회에서 건강도시를 도시의 건강문제를 해결할 수 있는 수단으로 강조하였고, 1996년에는 세계보건의 날 주제로 건강도시를 선정하였다. 건강도시는 건강증진 실현을 위한 우선적으로 권장되는 모형이다. 지역사회에서 주민 전체가 함께 건강해지려면, 환경 자체가 건강 지원적이어야 하고 모든 주민들에게 필요한 보건의료서비스를 제공하여 그 접근성을 보장하되 취약 및 빈곤계층에게는 우선적으로 보호와 지원이 제공되어야 한다.

건강도시형 건강증진 모형의 확산과 동시에 1990년대부터 건강생활공간, 즉 학교, 사업장, 병원, 시장·상가, 마을·지역 등 각 기초 단위별로 건강증진프로그램 구축이 확산되었다. 학교, 사업장 등의 기초단위에서 건강증진프로그램을 구축해 나가면 지역사회가 건강도시로 발전되는 것이다. 건강생활공간은 건강도시의 구성요소가 되며, 건강도시를 총괄적으로 수행하기 곤란한 여건에서는 각 단위별로 건강생활공간으로 진행할 수 있다.

(3) 건강격차 해소 및 형평성 보장

2009년 세계보건기구 회의에서 건강증진에 대한 정의를 건강격차 해소로 확대하고, 목표를 주민들에게 건강자원 접근성을 동등하게 보장하여서 건강격차 감소와 잠재적 건강기능 최대화로 제안하였다[12]. 건강증진사업은 주민 생활환경을 건강 지원적으로 조성하고, 건강정보 및 생활의 기술, 기회 등을 형평성 있게 제도화하는 것을 포함한다. 격차 해소 이슈는 아델라이드 선언(2010)[13]으로 모든 유엔(UN)회원국들에게 보건뿐만 아니라 사회경제 분야의 모든 정책으로 확대되었다. 건강격차를 해소하려면 평화, 안식처, 교육, 식품, 수입, 안정된 생태계, 자원 자립, 사회 정의와 형평성 등을 전제 요건으로 갖추어야 하기 때문에 모든 사회경제 정책이 건강 지원적이 되어야 한다.

세계보건기구는 리오 선언(2011년)[14]에서 전 인류의 건강(health for all)과 전 인류의 형평

12) WHO (2009) Milestones in Health Promotions : Statements for Global Conferences, (Geneva : WHO/NMH/CHP/09-01), p.3.

13) WHO(2010) Adelaide Statement on Health in All Policies : moving towards a shared governance for health and well-being, International Meeting on Health in All Policies, Adelaide 2010.

14) WHO (2011) Rio Political Declaration on Social Determinants of Health, World Conference

성(all for equity)을 주창하였다. 그리고 사회경제적 환경과 빈곤, 불평등 문제 등 복잡한 사회적 결정요인(social determinants)이 건강과 안녕에 영향을 미치기 때문에 건강증진사업은 보건뿐만 아니라 사회 전반에 걸친 포괄적 접근과 부처 간 협력 및 협업이 중요하다는 것을 강조하였다. 정부는 모든 인류가 인종, 종교, 정치 신념, 경제사회 요건 등으로 차별을 받지 않고 누구에게나 건강권을 보장하여야 하고, 정치, 사회, 경제적 요건으로 인하여 건강불평등이 발생하거나 부당하게 취급되어서는 안 되고, 건강형평성 증진(promotion of health equity)은 전 인류의 삶의 질 향상과 안녕, 평화와 안전 도모에 기여한다. 건강증진은 사회형평성 보장에 기여하며, 일상 요건, 힘, 재원 분배의 형평성, 건강증진사업에 대한 요구 파악, 그리고 영향평가 등을 건강에 영향을 미치는 사회적 요인으로 측정할 수 있어야 한다. 건강불평등은 생활환경, 성장과정, 작업환경, 연령 등 건강의 사회적 요인으로 결정되고, 사회적 결정요인에는 성장기 경험, 교육, 경제력, 직업, 주택 및 환경, 질병의 치료 및 예방체계 등이 포함된다. 건강상태가 좋으려면, 질적 건강관리와 광범위한 포괄적 접근으로 관리되어야 하기 때문에 사회의 전반적 분야와 협업이 필요하다. 따라서 정부의 각 부처에서 실시하는 모든 정책에 건강개념을 반영하여 건강증진의 다원화 정책(health in all policies)이 이루어져야 한다.

[표 2-6] 세계보건기구의 국제건강증진회의 개최 현황

연도	개최 지역	주요 내용(statement and actions)
1986년 (1차)	캐나다 오타와	• 오타와 헌장 채택(The Ottawa Charter for health promotion) – 건강 지향적 공공정책의 수립 – 지원적 환경 조성 – 지역사회 활동의 강화 – 개인기술의 개발 – 보건의료서비스의 재정립
1988년 (2차)	호주 아델레이드	• 건강에 중점을 두는 정부정책 권고(adelaide recommendation on health public policy) – 여성건강 강화 – 식량과 영양 – 담배와 음주 – 지지적 환경 조성
1991년 (3차)	스웨덴 선즈볼	• 건강 지원적 환경구축(supportive environment for health) – 지역사회 활동(특히, 여성에 의해 조직된)을 통한 지지 강화 – 교육과 권한강화를 통해 지역사회와 개인이 건강과 환경 관리 – 건강과 환경에 대한 캠페인과 프로그램을 통해 건강과 지지적 환경을 위한 협력 구축 – 건강을 위한 지지적 환경에 대한 동등한 접근성 보장을 위한 사회 이익집단의 중재

on Social Determinants of Health, Rio de Janeiro, Brazil, 21 Oct. 2011

연도	개최 지역	주요 내용(statement and actions)
1997년 (4차)	인도네시아 자카르타	• 21세기를 향한 건강증진(new players for a new era–leading health promotion into the 21st century) – 건강에 대한 사회적 책임 제고 – 건강개발에 대한 투자 확대와 건강결정요인 재검토 – 건강을 위한 파트너십 구축 및 확대 – 지역사회 역량 강화 및 개인 권한 강화 – 건강증진에 대한 인프라 보장
2000년 (5차)	멕시코 멕시코시티	• 건강 격차 감소(bridging the equity gap) – 부문 간 협조, 파트너십 강화와 시민사회의 적극적 참여와 선도적 역할 강조 – 지역, 국가, 국제적 정책과 프로그램의 우선순위로서 건강증진의 위치 확립 – 건강불평등 격차 감소 – 건강증진을 위한 국내 및 국제적 네트워크 수립 또는 강화 – UN 개발 아젠다의 건강영향에 대한 책임성 강조
2005년 (6차)	태국 방콕	• 세계화 시대의 건강증진을 위한 방콕 헌장(The Bangkok Charter for health promotion in a globalized world) – 인권과 연대에 기초하여 건강을 옹호하는 활동 추진 – 건강결정요인으로 제기된 정책, 활동, 기반인프라에 대한 투자 – 정책개발, 건강증진 실행, 지식선달, 연구에 대한 역량 개발 – 건강보호를 위한 규제와 입법 – 파트너십과 연대를 건강증진 전략으로 제시
2009년 (7차)	케냐 나이로비	• 수행 역량 격차 해소를 통한 건강증진과 개발(promoting health and development: closing the implementation gap) – 지역사회 역량 강화 – 건강정보 이해능력과 건강행동 강화 – 보건시스템 강화 – 파트너십 및 부문 간 활동 확대 – 건강증진 역량개발
2013년 (8차)	핀란드 헬싱키	• 모든 정책에서 건강(health in all policies: seizing opportunities, implementing policies) – 모든 정책에서 건강을 위한 효과적인 구조와 기전에 대한 가이드라인 제공 및 기존 경험과 교훈 교환 – 모든 정책에서 건강을 위한 장애의 해결과 역량개발에 대한 접근방법 검토 – 모든 정책에서 건강의 사회적 결정요인 위원회의 권고사항 해결하기 위한 기회 파악 – 모든 정책에서 건강을 위한 경제, 개발, 사회적 사례 확립 – 일차의료의 개혁과 재정립에서 건강증진에 대한 역할 조명 – 오타와 헌장 이후 건강증진에 대한 진척, 성과, 영향 파악
2016년 (9차)	중국 상하이	• UN의 2030년까지 세계의 지속가능성을 위한 과제에서 건강증진의 역할 선언(Shanghai Declaration on promoting health in the 2030 Agenda for Sustainable Development) – 건강을 위협하는 상품에 대한 입법, 규제, 조세 강화 – 보편적 건강보장제도 도입 – 올바른 거버넌스 – 건강한 도시와 공동체 – 헬스리터러시

2021년 (10차)	온라인 (스위스 제네바)	• 제네바 헌장(Geneva Charter) – 지구건강 – 형평적인 경제 – 건강한 공공정책 – 보편적 건강보장 – 디지털 전환의 영향 다루기 – 전 사회적 접근을 통한 웰빙 성취

출처: WHO, http://www.who.int/healthpromotion/conferences/en/

2) 우리나라의 건강증진 발전 과정

(1) 보건소 건강증진사업

① 건강증진사업의 변천 과정

1995년에 국민건강증진법을 제정하고 건강증진기금을 조성하면서 국가 차원의 건강증진사업이 추진될 수 있는 제도적 기틀이 마련되었다. 1986년 이후 세계적으로 보건의료정책의 방향이 건강증진 중심으로 변화되었다는 점을 고려하면, 우리나라 건강증진사업은 출발이 다소 늦었다고 할 수 있다. 보건복지부가 1996년에 국가건강증진 목표와 전략을 발표하고, 1998년 9월부터 전국적으로 18개 건강증진거점보건소 시범사업을 2001년까지 실시하였다. 그 이후 2002년 10월부터 2003년 12월까지 전국 100개 보건소를 시범보건소로 선정하여 기존 보건사업과 차별화되는 사업영역으로 금연, 절주, 운동, 영양 등 4대 건강생활실천사업을 선택적으로 운영하도록 하였다. 2004년부터는 전국 156개 보건소에서 건강증진 필수사업으로 4대 건강생활실천사업을 추진하였으며, 2005년에 전국의 모든 보건소로 건강생활실천사업을 확대하였다.

보건복지부는 2002년 제1차 국민건강증진종합계획2010을 수립한 이후 2020년 제5차 국민건강증진종합계획2030으로 발전시키면서 각 분야별로 다양한 건강증진사업을 추진하고 있다. 보건소는 지방자치단체가 자체적으로 계획한 건강증진사업뿐만 아니라 중앙정부의 건강증진정책을 지역사회에 실현하는 핵심역할을 담당하고 있다. 중앙정부에서 예산을 지원하고 있는 보건소 건강증진사업의 명칭은 2005년 건강생활실천사업으로 시작해서 2008년 지역특화 건강행태개선사업, 2012년 건강생활실천 통합서비스사업으로 변경되었으며, 2013년부터는 지역사회 통합건강증진사업으로 진행되고 있다.

[표 2-7] 보건소 건강증진사업의 변천 과정

시작 시기	사업 명칭	비고
2005	건강생활실천사업	금연, 절주, 운동, 영양을 필수사업으로 추진
2008	지역특화 건강행태개선사업	금연, 절주, 운동, 영양, 비만 중에서 지역 여건에 따라 선택적으로 사업추진
2012	건강생활실천 통합서비스사업	개인별로 통합된 서비스 제공
2013	지역사회 통합건강증진사업	17개 세부사업을 13개 세부분야로 통합하고 8개 필수사업 지정

출처: 이주열(2020). 공중보건학, 계축문화사

② 지역사회 통합건강증진사업

지역사회 통합건강증진사업은 중앙정부에서 17개 개별사업에 지원되던 국고보조방식의 예산을 1개 사업예산으로 통합하여 사업 영역 간 경계를 없애고, 예산을 유연하게 사용할 수 있도록 하였다. 각 사업별로 지원되던 예산을 포괄보조방식으로 지원하여 각 사업 간의 연계와 통합을 유도하려는 것이다. 사업 영역은 음주폐해예방(절주), 신체활동, 영양, 비만예방관리, 구강보건, 심뇌혈관 질환예방관리, 한의약건강증진, 아토피·천식 예방관리, 여성어린이특화, 지역사회중심재활, 금연, 방문건강관리, 치매관리로 구성되었다. 2005년 이후 학계에서는 보건소에서 금연, 절주, 신체활동, 영양 등 건강생활실천사업을 통합적으로 운영해야 한다고 제안하였고, 2012년에 건강생활실천 통합서비스사업이 시작되었다.

2013년부터 시작된 지역사회 통합건강증진사업은 예산구조를 변경시켜서 17개 세부사업을 하나로 묶었기 때문에 건강생활실천 통합서비스사업 보다 더 발전된 방식이라고 할 수 있다. 그런데 필수사업을 제시하여 예산통합에도 불구하고 보건소의 자율성을 크게 제한시켰다. 왜냐하면, 필수사업은 지역사회에서 건강문제 우선순위가 낮거나 주민의 요구가 없더라도 추진해야 하기 때문이다. 2017년도에는 13개 세부사업 중에 8개를 필수사업으로 지정하여 각 세부사업의 개별 운영을 가속화시키고 사업 간의 연계 또는 통합은 더 어려워졌다. 필수사업이 증가할 경우에 포괄적인 건강증진 접근은 감소되고, 각 세부사업별로 추진이 강화될 수밖에 없기 때문이다. 이러한 문제점에도 불구하고, 지역사회 통합건강증진사업이 갖는 장점은 보건소에서 추진하는 건강증진사업을 국민건강증진종합계획 및 지역보건의료계획에 부합하도록 사업을 건강영역별 또는 생애주기별로 통합 구성하였다는 점과 지역사회 건강문제 및 특성에 따라 사업영역 선택의 자율성을 높였다는 점이다.

[표 2-8] 지역사회 통합건강증진사업의 특성

기존 국고보조사업		지역사회 통합건강증진사업
• 사업내용 및 방법 지정 지침	⇨	• 사업범위 및 원칙 중심 지침
• 중앙집중식 · 하향식		• 지방분권식 · 상향식
• 지역여건에 무방한 사업		• 지역여건과 연계된 사업
• 산출중심의 사업평가		• 과정, 성과중심의 평가
• 분절적 사업수행으로 비효율		• 보건소 내외 사업 통합 · 연계 활성화

출처 : 보건복지부(2020). 지역사회 통합건강증진사업 안내

(2) 국민건강증진종합계획

① 추진 과정

국민건강증진종합계획(Health Plan)은 질병예방 및 건강증진을 위한 국가 건강정책의 방향을 제시하는 계획이다. 국민건강증진법(제4조)에 따라 종합계획에는 국민건강증진의 기본목표 및 추진방향, 국민건강증진을 위한 주요 추진과제 및 추진방법, 국민건강증진에 관한 인력의 관리 및 소요재원의 조달방안, 국민건강증진기금의 운용방안, 아동·여성·노인·장애인 등 건강취약 집단이나 계층에 대한 건강증진 지원방안, 국민건강증진 관련 통계 및 정보의 관리 방안, 그 밖에 국민건강증진을 위하여 필요한 사항이 포함되어야 한다.

우리나라에서는 2002년 '국민건강증진종합계획 2010'이 최초로 수립되었다. 그러나 담배가격 인상으로 2005년부터 건강증진부담금이 150원에서 354원으로 인상되고 건강증진에 대한 수요가 증가하여 보건복지부는 발표된 종합계획을 수정·보완하여 2006년에 '새국민건강증진종합계획 2010'을 발표하였다. 제2차 종합계획의 비전은 온 국민이 함께 하는 건강세상이며, 총괄목표는 건강수명의 연장과 건강형평성의 제고였다. 사업과제는 건강생활실천확산, 예방중심 건강관리, 인구집단별 건강관리, 건강환경 조성의 4개 분야로 24개 중점과제를 선정하였다. 2008년 국민건강증진법 개정(제4조)으로 보건복지부장관은 국민건강증진정책심의위원회의 심의를 거쳐 국민건강증진종합계획을 5년마다 수립하여야 한다. 이에 따라 10개년 계획을 수립하고 5년마다 수정계획을 발표하고 있다.

2011년 보건복지부는 세계보건기구의 건강증진 개념, 제2차 종합계획의 평가결과, 건강문제와 관련된 환경변화 등을 반영하여 '제3차 국민건강증진종합계획 2020'을 수립하였다. 제3차 종합계획의 비전과 총괄목표는 '새국민건강증진종합계획 2010'과 동일하고, 사업과제는

건강생활실천, 만성퇴행성질환과 발병위험요인관리, 감염질환관리, 안전·환경보건관리, 인구집단별 건강관리, 사업체계 관리의 6개 분야로 32개 중점과제를 선정하였다. 2015년 '제4차 국민건강증진종합계획 2020'이 수립되었는데, 제4차 종합계획(2016–2020년)은 제3차 종합계획(2011–2015년)에서 수립한 내용의 평가결과와 지난 5년간의 국민건강수준 변화, 사회적·정책적 환경변화 등을 반영하여 6개 분야 27개 중점과제를 선정하고 각 사업별 건강목표 및 전략을 수정하였다. 제4차 종합계획은 제3차 종합계획의 기본 틀을 유지하면서 건강한 생활습관 실천에 초점을 두고 보완되었다.

2020년 보건복지부는 국제연합(UN)의 지속발전계획(SDGs)과 세계보건기구의 건강증진과 건강형평성에 대한 관점을 반영하여 '제5차 국민건강증진종합계획 2030'을 수립하였다. 제5차 종합계획(2021~2030)은 제4차 종합계획의 평가결과를 토대로 6개 분야에 28개 중점과제를 마련하여 400개의 성과지표를 설정하고, 그 중에서 건강수명과 건강형평성에 핵심적으로 기여하는 64개 지표를 대표지표로 선정하였다.

[표 2-9] 국민건강증진종합계획의 주요 내용 비교

구분	Health Plan 2010		Health Plan 2020		Health Plan 2030
	제1차 (2002–2005년)	제2차 (2006–2010년)	제3차 (2011–2020년)	제4차 (2016–2020년)	제5차 (2021–2030년)
비전	75세의 건강장수 실현이 가능한 사회	온 국민이 함께하는 건강세상	온 국민이 함께 만들고 누리는 건강세상		모든 사람이 평생건강을 누리는 사회
총괄 목표	건강수명 연장 (2010년 75.1세)	건강수명 연장 (2010년 72.0세)	건강수명 연장 (2020년 75.0세)		건강수명 연장 (2030년 73.3세)
	–	건강형평성 제고	건강형평성 제고		건강형평성 제고
대표 지표	–	12개	16개	19개	64개
세부 사업	6개 분야 39개 사업	4개 분야 24개 중점과제	6개 분야 32개 중점과제	6개 분야 27개 중점과제	6개 분야 28개 중점과제

출처 : 보건복지부(2021) 자료를 일부 수정하여 구성하였음

② 국민건강증진종합계획 2030

㉠ 비전

'제5차 국민건강증진종합계획 2030'의 비전은 모든 사람이 평생 건강을 누리는 사회이

다. 모든 사람을 대상으로 성·계층·지역 간 건강형평성을 확보하고, 출생부터 노년까지 전 생애주기에 걸쳐 건강권이 보장되는 사회를 구현하겠다는 의미이다.

ⓛ 총괄목표

총괄목표는 건강수명의 연장과 건강형평성 제고이다. 건강수명[15)]은 2030년까지 73.3세(남성 71.4세, 여성 75세) 달성을 목표로 설정하였다. 건강형평성은 건강수명의 소득 간, 지역 간 형평성을 확보하는 것이다. 이를 위해 2030년까지 소득수준 상위 20%와 하위 20%의 건강수명 격차를 7.6세 이하로 낮추고, 지역 간 격차도 2.9세 수준으로 관리함을 목표로 한다. 또한, 평가시점 기준 과거 10년간 상위 20%의 건강수명 증가분을 상회하는 수준으로 하위 20%의 건강수명을 상향시켜 하위 20%의 건강수명 수준 향상과 격차 감소를 동시에 달성하는 것을 목표로 하였다.

ⓒ 기본 원칙

제5차 종합계획에는 기존 종합계획과 다르게 기본 원칙 6개를 설정하였다. 구체적인 내용은 다음과 같다.

첫째, 국가와 지역사회의 모든 정책 수립에 건강을 우선적으로 반영한다. 건강의 사회적 결정요인을 확인하고, 건강증진과 지속가능 발전을 도모하기 위한 다부처·다분야 참여를 추진한다. 모든 정책에 건강(Health in All Policies; HiAP)을 우선적으로 고려하는 제도를 도입한다.

둘째, 보편적인 건강수준 향상과 건강형평성 제고를 함께 추진한다. 중점과제별로 특히 취약한 집단·계층을 확인하고, 이들에게 편익이 돌아갈 수 있도록 정책목표와 우선순위를 설정한다. 세부사업 및 성과지표 선정 시 기본적으로 성별 분리지표를 설정하고, 소득·지역 등 건강의 사회적 결정요인에 따른 격차 감소를 고려한다.

셋째, 모든 생애과정과 생활공간에 적용한다. 영유아·아동·청소년·성인·노인 등 생애주기별 단계와 학교·군대·직장 등 생활공간 내에서 적절한 건강 정책이 투입될 수 있도록 정책을 설계한다.

넷째, 건강친화적인 환경을 구축한다. 모든 사람이 자신의 건강과 안녕(well-being)을

15) 제5차 종합계획부터 건강수명의 자료원을 기존 세계보건기구(WHO)에서 국내 연구결과로 변경하였다. 자료원을 변경한 이유는 세계보건기구가 건강수명을 불명확한 주기로 산출하고, 국내의 소득 간, 지역 간 형평성 측면의 건강수명을 산출하기 위해서는 국내에서 자체적으로 산출하는 것이 필요하였기 때문이다. 이에 따라 2018년 기준 70.4세인 건강수명을 2030년까지 73.3세로 연장하는 것을 목표로 설정하였다.

위한 잠재력을 최대한 발휘할 수 있는 사회적·물리적·경제적 환경을 조성한다.

다섯째, 누구나 참여하여 함께 만들고 누릴 수 있도록 기회를 보장한다. 전문가·공무원뿐만 아니라 일반 국민의 건강정책 의견을 수렴하고 주도적 역할을 부여한다.

여섯째, 관련된 모든 부문이 연계하고 협력한다. 지속발전계획(SDGs) 등 국제 동향과 국내 분야별·지역별 건강정책과의 연계성을 확보하고, 향후 분야별·지역별 신규 계획을 수립할 때에 지침이 되도록 한다.

㉣ 사업 분야

세부과제는 6개 사업 분야로 구성되었다. 건강생활실천, 정신건강 관리, 비감염성 질환 예방관리, 감염 및 기후변화성 질환 예방관리, 인구집단별 건강관리, 건강친화적 환경 구축이다. 제4차 종합계획[16]과 비교하면 세부과제 분야는 크게 변경되었다. 구체적인 내용은 다음과 같다.

ⓐ 건강생활실천

건강생활실천 분야의 중점과제는 금연, 절주, 영양, 신체활동, 구강건강으로 구성되었다. 개인의 금연, 절주 행동변화 및 위해물질에 대한 규제를 강화하고, 취약계층과 생활공간 중심의 영양, 신체활동, 건강생활실천 환경을 조성하는 것을 목표로 한다. 세부 추진내용은 담배 규제 강화 및 청소년·청년 담배사용 적극 차단, 청소년을 포함한 고위험 음주 예방 및 음주 조장환경 개선, 건강한 식생활 실천 및 최적의 영양상태 유지 기반 강화, 활동적인 사람과 지역사회 환경 구축, 예방중심의 필수 구강보건의료 서비스 확대 등이다.

ⓑ 정신건강 관리

정신건강 관리 분야의 중점과제는 자살예방, 치매, 중독, 지역사회 정신건강으로 구성되었다. 자살 고위험군, 치매, 정신질환 조기발견 및 개입 체계를 강화하고 정신건강 서비스 인식개선 및 지역사회 지지체계 확립을 목표로 한다. 세부 추진내용은 자살 고위험군 포괄적 지원 강화 및 생명존중 문화 조성, 치매 조기진단·관리 등 양질의 서비스 제공 및 치매 친화 환경조성, 알코올·약물 등 중독문제 조기 개입 및 치

16) 제4차 종합계획의 세부과제 6개 분야는 건강생활실천, 만성퇴행성질환과 발병위험요인관리, 감염질환관리, 안전·환경보건관리, 인구집단별 건강관리, 사업체계관리였다.

료 격차 해소, 중증·만성 정신질환자를 위한 지역사회 지지체계 확립 등이다.

ⓒ 비감염성 질환 예방관리

비감염성 질환 예방관리 분야의 중점과제는 암, 심뇌혈관 질환, 비만, 손상으로 구성되었다. 취약계층 대상 조기발견·예방 사업 강화 및 위해요인 개선 환경을 조성하고 비감염성 질환 전주기 연속적 관리를 위한 다부처·다기관 협력을 목표로 한다. 세부 추진 내용은 암 검진제도 개선 등 예방 가능한 암 발생률 감소, 심뇌혈관질환 예방부터 재활까지 연속적 관리체계 구축, 비만 예방을 위한 통합 거버넌스 및 환경 구축, 손상으로 인한 사망 및 장애 예방 등이다.

ⓓ 감염 및 기후변화성 질환 예방관리

감염 및 기후변화성 질환 예방관리 분야의 중점과제는 감염병 예방, 감염병 대응, 기후변화성 질환으로 구성되었다. 감염병 조기감지, 신속진단 등 감염병 대응 기술 혁신, 운영인력과 체계 구축 및 감염병으로 인한 취약계층 보호 및 필수의료 공백으로 인한 초과사망 감소를 목표로 한다. 세부 추진 내용은 감염병에 대한 예방 및 관리 강화, 감염병 위기 대비·대응, 기후변화 관련 질환의 건강영향 감시와 평가체계 구축·운영 등이다.

ⓔ 인구집단별 건강관리

인구집단별 건강관리 분야의 중점과제는 영유아, 아동청소년, 여성, 노인, 장애인, 근로자, 군인으로 구성되었다. 영유아, 청소년의 건강한 성장 지원으로 평생건강 토대 마련, 여성·노인·장애인 건강을 위한 환경 구축, 건강을 지킬 수 있는 근로환경 개선과 군 생활 보장을 목표로 한다. 세부 추진 내용은 모든 아이들의 안전한 출생과 정상적 성장·발달 보장, 아동·청소년 질병·사고 예방을 통해 평생건강 기틀 형성, 여성의 생애주기별 맞춤형 건강정책 추진, 건강한 노년의 삶을 누리기 위한 노인 친화적 건강환경 조성, 장애인 건강증진 및 건강불평등 해소를 위한 예방의료 강화, 근로제도 및 환경개선을 통해 근로자 건강보호, 군별·부대별 필수사업과 특성을 고려한 맞춤형 건강증진 등이다.

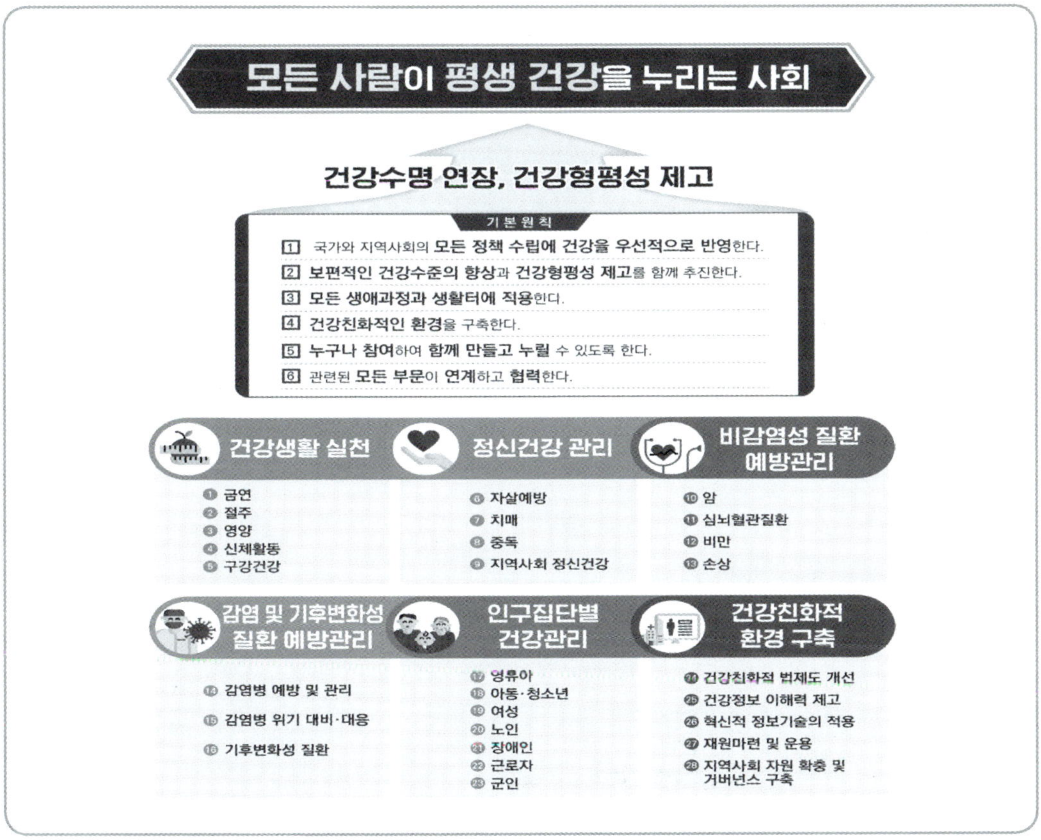

[그림 2-5] 국민건강증진종합계획 2030 기본 틀

출처: 보건복지부(2021)

ⓕ 건강친화적 환경 구축

건강친화적 환경 구축 분야의 중점과제는 건강친화적 법·제도 개선, 건강정보 이해력 제고, 혁신적 정보기술 적용, 재원마련 및 운용, 지역사회 자원 확충 및 거버넌스 구축으로 구성되었다. 모든 정책에 건강을 고려하기 위한 중앙 및 지방정부 거버넌스와 법·제도 개선과 건강형평성 제고 전략으로서 건강정보 이해력과 혁신적 정보기술 활용을 목표로 한다. 세부 내용은 모든 정책에 건강을 실현하기 위한 법·제도 기반 구축, 건강정보 이해 및 활용능력 제고를 통한 건강형평성 제고, 혁신적 정보기술 활용으로 건강관리서비스 접근성 향상, 국민건강증진기금 효율적 운용을 통한 건강투자 확대 기반 마련, 지역사회 자원 확충 및 거버넌스 구축 등이다.

(3) 건강도시

① 개념

세계보건기구는 건강 지원적 환경조성이라는 접근방법으로 건강도시(healthy city)를 제안하였다. 건강도시는 도시의 물리적, 사회적 환경을 지속적으로 개선하고, 시민들이 개인의 잠재능력을 최대한 발휘하여 최상의 삶을 누릴 수 있도록 지역사회 자원을 확장해나가는 도시를 말한다. 건강도시 개념은 도시화에 따른 시민들의 건강문제를 통합적으로 해결하는 방법으로 1986년 유럽 지역을 중심으로 시작되었으며, 건강에 대한 관심을 높이기 위한 노력과 지속발전이 가능한 건강공동체를 건설하는 데 목적을 두고 있다. 건강도시가 지향하는 핵심 가치는 건강증진과 건강형평성이다. 건강증진을 실행하려면 모든 일상생활 환경이 건강 지향적으로 구성되어 건강행동을 실천할 수 있어야 하는데, 이를 실현할 수 있는 정책이 건강도시라고 할 수 있다.

건강도시의 특성은 과정 지향성과 지방정부의 적극적 참여라고 할 수 있다. 건강도시 개념은 특정한 수준의 건강이나 제반 여건을 달성하는 기준이 아니라 건강에 영향을 미치는 지역사회의 다양한 요인들을 건강에 도움이 되는 방향으로 개선해 나가는 활동을 중요시한다. 건강도시의 목표는 지방정부의 모든 정책에 건강의제(HiAp)를 포함시키고, 공공과 민간분야 간에 강력한 파트너십을 형성하여 건강과 관련된 사업을 추진할 때에 시민들의 참여가 쉽도록 하는 것이다. 건강도시는 지방정부가 건강증진사업을 포괄적으로 추진할 수 있는 중요한 방법이라고 할 수 있다.

② 발전 과정

건강도시는 1980년대 초반 캐나다의 토론토가 처음 선언하였으며, 1984년 건강한 토론토 2000(Heathy Toronto 2000) 워크숍에서 한콕(Trevor Hancock)이 처음으로 운영 방안을 제시하였다. 1986년 세계보건기구의 유럽사무국이 건강도시 프로젝트를 제안하여 11개 도시가 참여하면서 본격화 되었으며, 유럽을 시작으로 오스트레일리아, 캐나다, 미국, 서태평양지역 등에서 건강도시 네트워크가 결성되었다. 1991년 세계보건기구 총회에서 건강도시를 도시의 건강문제를 해결할 수 있는 수단으로 강조하였고, 1996년 세계보건의 날의 주제로 더 나은 삶을 위한 건강도시(Healthy cities for better life)가 선정된 이후 전 세계로 확산되고 있다.

서태평양 지역은 1980년대 이후 호주, 일본, 뉴질랜드를 중심으로 건강도시 프로젝트가

100여개 도시에서 도입되었고, 2003년 10월에는 세계보건기구와 협력하고 있는 서태평양 건강도시연맹(Alliance for Healthy Cities; AFHC)이 발족되어 건강도시헌장을 발표하였다. 서태평양 건강도시연맹 총회는 2004년 10월 말레이시아 쿠칭시에서 처음 개최된 이후 2006년에는 중국 소주, 2008년에는 일본 이치가와시, 2012년에는 호주 로건시, 2014년에는 홍콩에서 개최되었고, 2016년에는 대한민국 원주시에서 개최되었다. 서태평양 건강도시연맹(AFHC)에는 2021년 1월 기준으로 11개국 244개 도시 및 기관이 회원이다.

우리나라에서 건강도시는 1996년 과천시 시범사업으로 시작되었고, 2004년 창원시, 서울특별시, 원주시와 부산진구가 서태평양 건강도시연맹에 가입하면서 건강도시사업이 급격히 확산되었다. 2006년 국내 건강도시 네트워크를 위한 대한민국 건강도시협의회를 결성하여, 매년 총회를 개최하고 있다. 2025년 5월 현재 정회원 103개 도시, 준회원 12개 기관이 대한민국 건강도시협의회에 가입되어 있다.

③ 건강도시의 기준

㉠ 건강도시의 충족 기준

세계보건기구는 다음의 기준을 충족해야 건강도시 프로젝트라는 용어를 사용할 수 있다고 하였다. 모든 기준을 건강도시사업 시작 때부터 충족할 수는 없으나, 최대한 2~3년 동안에는 충족시켜야 한다. 건강도시의 충족 기준은 다음과 같다.

- 정치적 지도자는 참여적 기획과정을 통해 건강도시를 만들겠다고 선포해야 한다.
- 건강도시 프로젝트의 목적은 모든 시민의 건강과 삶의 질 향상이다.
- 건강과 환경 분야에 대한 참여적 기획을 조장하기 위한 기전이 개발되어야 한다.
- 실질적인 주민참여가 보장된 여러 팀이 사업 활동의 우선순위를 결정한다.
- 건강도시 네트워크를 통해 다른 도시와 정보를 공유할 것에 동의해야 된다.

㉡ 건강도시의 기본 요건

세계보건기구가 제시한 건강도시의 기본 요건(Hancock 외, 1988)은 다음과 같다.

- 물리적 환경이 깨끗하고 안전하며, 질 높은 도시
- 안정적이면서 장기적으로 지속 가능한 생태계 보존
- 계층 간 부문 간 강한 상호지원 체계를 갖추고 착취하지 않는 지역사회
- 개개인의 삶, 건강 및 복지에 영향을 미치는 문제에 대한 시민의 높은 참여와 통제

- 모든 시민을 위한 기본 욕구(음식, 물, 주거, 소득, 안전, 직장 등)의 충족
- 시민들 간의 다양한 만남, 상호작용 및 의사소통을 가능하게 하는 기회와 자원에 대한 접근성
- 다양하고 활기 넘치며, 혁신적인 도시 경제
- 역사, 문화 및 생물학적 유산 혹은 지역사회 내 모임들과 개인과의 연계를 도모
- 모든 시민에 대한 적절한 공중보건 및 치료서비스의 최적화
- 높은 수준의 건강과 낮은 수준의 질병 발생
- 이상의 요건들이 서로 양립할 뿐만 아니라 더불어 이 요소들을 증진시키는 도시 형태

④ 건강도시 실현방법

㉠ 건강 중심으로 사고

건강에 대한 접근성과 경제적·사회적 형평성은 더 나은 건강상태에 도달하기 위한 필수요건이다. 건강에 대한 지역사회의 인식을 높이고 관련 활동을 강화하기 위해서는 각종 사업에 시민들의 관심과 참여를 높여야 한다. 이를 위해서는 각종 정보에 대한 접근성 보장, 캠페인 강화, 시민 참여 감사제 도입 및 감사결과 공개, 지역사회 조직의 다양한 활동에 대한 재정지원, 대중매체 활용 등을 고려할 수 있다.

㉡ 정치적 의사결정 유도

건강도시를 시작하기 위해서는 전폭적인 정치적 지원이 필요하다. 건강도시사업이 성공하려면 도시행정 전체를 건강 중심으로 추진해야 한다. 지역사회의 주거·환경·교육·교통·복지·사회적 서비스 정책 등은 도시주민의 건강에 중요한 영향을 미치기 때문이다. 정치적 의사결정을 유도하기 위해서는 지방의회와 행정부서가 건강도시사업을 충분히 인식할 수 있도록 사업설명회, 워크숍, 평가결과 발표 등을 고려해야 한다.

㉢ 부문 간 연계활동 강화

건강도시사업은 도시의 각 부문 간 원활한 협력활동이 중요하다. 보건 이외 부문에서의 활동이 건강수준 향상에 좀 더 기여할 수 있도록 부문 간 협조체계를 만들어 내는 것이 필요하다. 부문 간 연계활동을 강화하기 위해서는 운영위원회 활성화, 사업운영

결과 공유, 건강도시 정책에 대한 재정지원 강화 등을 고려해야 한다.

㉣ 지역사회 참여 활성화

건강도시사업은 지역사회 주민의 참여가 특히 중요하다. 건강도시의 기획에서부터 공공서비스의 생산과 소비 및 평가의 모든 영역에 지역사회 참여를 촉진하고 지원하는 방향으로 이루어져야 한다. 지역사회 참여를 활성화하기 위해서는 주민 중심의 운영위원회 구성 및 운영, 정보제공, 지역사회 조직에 대한 실제적 지원, 요구조사, 취약지역의 우선적 개발 등을 고려해야 한다.

㉤ 혁신과정

건강도시사업은 혁신과정을 통해 수행한다. 부문 간 연계활동으로 건강을 증진하고 질병을 예방하기 위해서는 새로운 아이디어와 방법에 대한 끊임없는 탐색이 필요하다. 혁신방법으로는 개방적 태도, 학습을 통한 새로운 정책 및 업무방식 개발, 지역사회 참여 활용, 인센티브 제공, 평가방법 개발 등을 고려할 수 있다.

(4) 건강영향평가

① 건강영향평가의 의미

건강영향평가(Health Impact Assessment; HIA)[17]는 제안된 정책이나 사업이 인구집단의 건강에 어떤 영향을 미칠 것인지를 다양한 측면에서 사전에 평가하는 제도를 말한다. 1990년대 중반부터 유럽국가연합(EU)을 중심으로 실시되기 시작하여 캐나다, 미국, 호주, 뉴질랜드, 태국 등으로 확산되었다. 세계보건기구 유럽지역사무소(1999)는 고센버그 합의서(Gothenburg Consensus Paper)에서 건강영향평가는 정책, 프로그램 또는 프로젝트가 인구집단의 건강에 미치는 잠재적 영향과 그 영향의 인구집단 내에서의 분포를 확인하는 절차, 방법 및 도구의 조합이라고 정의[18]하였다. 그런데 건강영향평가를 평가자체에만 제한해

17) 건강영향사정이 적합한 우리말 번역어인데, 국내에서는 건강영향평가로 번역하고 있다. 사정(assessment)은 의사결정에 필요한 자료를 수집하고 활용하는 과정이며, 평가(evaluation)는 사정을 통하여 양적 또는 질적 자료의 특성을 파악한 후 가치판단을 통하여 미래 방향을 설정하는 것을 말한다.

18) A combination of procedures, methods and tools by which a policy, programme or project may be judged as to its potential effects on the health of a population, and the distribution of those effects within the population.

서 이해하는 것보다는 평가결과를 통한 개선까지 확대하여 이해하는 것이 바람직하다. 건강영향평가는 아직 실행되지 않은 정책이나 사업이 건강에 미치는 영향을 과학적으로 정확하게 확인하고, 그 결과를 근거로 긍정적인 영향은 최대화하며 부정적인 영향은 최소화될 수 있도록 권고조치를 개발하는 방법이라고 할 수 있다. 건강영향평가의 네 가지 구성요소는 정책이나 사업과 건강문제 간의 관련성에 대한 근거, 정책이나 사업으로부터 영향을 받는 주민들의 의견·경험·기대, 의사결정자들과 주민들에게 건강영향에 대하여 충분한 정보 제공, 긍정적 건강영향을 극대화하거나 부정적 건강영향을 극소화할 대안 제시이다. 오늘날 건강영향평가는 건강의 사회적 결정요인과 융합되어 평가방법이 발전되고 있으며, 세계보건기구의 제8차 국제건강증진회의 헬싱키 선언(2013)에서 건강증진의 전략으로 제시한 모든 정책에 건강(Health in All Policies; HiAP) 개념을 실현하는 수단으로 간주되고 있다.

② 건강영향평가의 목적

세계보건기구(1999)는 건강영향평가의 목적은 정책이나 사업이 인구집단의 건강에 미치는 잠재적인 영향을 확인하고, 그 결과를 의사결정자들과 영향을 받는 인구집단에게 알리며, 부정적 영향은 최소화하고 긍정적 영향은 최대화하도록 제안된 정책을 수정하도록 하는 것이라고 하였다. 건강영향평가의 핵심 요소는 건강영향에 대한 예측(prediction), 다양한 이해집단의 참여(participation), 제안된 정책의 수정(informing)이다. 제안된 정책이나 사업에 의해 발생할 것으로 예산되는 건강문제의 크기를 산출하고 예측된 편익을 확대하고 동시에 불이익을 최소화할 수 있는 근거를 작성하여 정책형성과정에 제안하게 된다. 그런데, 건강영향평가는 의사결정자들을 대신하여 의사결정을 하는 것이 아니라 의사결정자들이 제안된 정책이나 사업이 건강에 미치는 잠재적인 영향을 인지하게 만들고, 그들에게 필요한 정확한 정보를 제공하여 의사결정을 돕는데 목적이 있다.

일반적으로 건강영향평가에서는 다양한 건강문제 중에 문제 크기가 증가하거나 사회적 파급효과가 클 것으로 예상되는 문제를 예측하고, 사전 예방의 효과가 큰 사업의 우선순위를 도출하여 건강수명을 향상시키고 동시에 건강격차를 감소시키는 것을 목적으로 한다. 정책이나 사업에 의해 발생하는 건강영향은 집단 특성에 따라 다르며 특히 사회적으로 취약한 집단이 영향을 받기 쉬운 것으로 알려져 있다. 건강영향평가는 인구집단이나 개인에게 어떤 건강영향이 발생하는지를 평가하는 것 이외에도 집단 간 건강격차가 확대되었는지 등에 대한 평가가 무엇보다 중요하다. 사회경제적 여건에 따라 인구집단별로 건강위해요인에 노출되는 정도가 다르기 때문에 집단 간 건강격차의 문제 발생에 대한 건강영향평가가 중요하게 고려되어야 한다. 건강격차의 감소는 건강영향평가에서 추구하는 중요한 목적이다.

③ 건강영향평가의 기본적 가치

건강영향평가는 건강증진이라는 목적을 달성하고 평가하는 과정이다. 그래서 기본적으로 질병예방이나 건강증진이라는 건강정책의 가치를 추구한다. 세계보건기구 유럽사무소(1999)의 고센버그 합의서에 제시된 건강영향평가 틀은 기본적 가치로 민주주의(democracy), 형평성(equity), 지속 가능한 발전(sustainable development), 근거의 윤리적 사용(ethical use of evidence)을 강조하고 있다. 고센버그 합의서에 제시된 건강영향평가의 기본적 가치에 관한 구체적인 내용은 다음과 같다.

㉠ 민주주의

사람들은 누구나 자신들의 삶에 영향을 미치는 정책이 만들어지거나 관련된 의사가 결정될 때에 직접 또는 선출한 대표자를 통하여 참여할 권리를 가지고 있으며, 이 권리는 무엇보다 존중되어야 한다. 정책이나 사업의 영향을 직접적으로 받는 주민의 참여는 적극적으로 보장되어야 하며, 이를 보장할 수 있도록 건강영향평가에서는 제도적 장치를 갖추어야 한다.

㉡ 형평성

건강영향평가는 인구집단의 건강에 대한 잠재적 영향뿐만 아니라 그 영향의 인구집단 내에서의 분포도 확인한다. 인구집단의 성별, 연령, 인종, 사회경제적 수준, 지역적 특성에 따라 건강영향이 불균등하게 발생하는지를 관찰하고 영향이 균등하게 분포되도록 한다. 건강영향평가에서 형평성은 평가의 대상이 되는 인구집단을 형평성과 관련된 기준에 따라 구분하여 평가를 시행하여야 한다는 의미이다.

㉢ 지속 가능한 발전

건강영향평가는 주민의 건강에 대한 영향을 평가할 때에 평가할 당시의 직접적인 영향의 정도를 평가할 뿐만 아니라 장기적 영향까지 고려하여야 한다. 건강위해요인이 장기적으로 미치는 영향 또는 단기적 영향을 고려해야 하며, 건강위해요인에 따른 건강의 지속가능성 평가도 포함해야 한다.

㉣ 근거의 윤리적 사용

건강영향평가가 제시하는 정량적·정성적 근거는 다양한 학문 분야에서 나올 수 있지만, 그 근거는 정밀해야 하고 예상되는 영향을 종합적으로 평가할 수 있는 방법이어야 한다. 근거를 확보하기 위한 계량적 분석은 최대한 객관성을 유지해야 하며, 정성적 분석의 경우에도 연구 절차 또는 결과에서 편향(bias)이 발생하지 않도록 해야 한다. 또한, 개발된 근거는 윤리적으로 엄격하게 활용되어야 한다.

④ 우리나라의 건강영향평가 현황

현재 우리나라에서는 교통영향평가, 인구영향평가, 재해영향평가, 환경영향평가, 성별영향평가 등 5개[19]의 영향평가제가 실시되고 있다. 건강영향평가는 2010년부터 환경보건법[20]에 근거하여 환경영향평가 차원에서 위생 및 공중보건 항목을 중심으로 실시되고 있다. 또한, 환경성 질환 또는 환경유해인자를 대상으로 하여 어린이, 노인, 임산부 등 환경유해인자 노출에 민감한 계층에 대한 역학조사가 수행되고 있다. 이러한 과정은 특정 인구집단이 환경적 위험에 노출되었을 경우 역학적, 독성학적, 임상적, 환경학적으로 건강위해의 범위를 예측하고 평가한다고 볼 수 있다.

2009년 3월 환경보건법이 제정되기 이전에는 산업단지, 폐기물처리 시설 등 개발사업에 환경영향평가를 실시하고 있었으나 건강부문에 대한 고려는 미흡하였다. 특히 사전 환경성검토에서는 건강영향을 검토할 방법이 매우 제한이 되었다. 환경영향평가의 평가항목에 위생 및 공중보건이 포함되어 있었으나 의료 및 상하수도 시설 등 기초현황조사에 불과하였다. 환경보건법 제정 이후에 건강영향평가 내용이 발전되었으나 여전히 환경영향평가의 틀 속에서 물리 환경변화에 대한 일부 건강항목을 대상으로 실시되고 있다. 환경보건법에 따라 시행하는 건강영향평가는 산업입지 및 산업단지의 조성 사업, 에너지 개발 사업, 폐기물처리시설, 분뇨처리 시설, 축산폐수 공공처리시설의 설치 등으로 국한되어 있다. 평가영역도 대기질 및 악취, 수질, 소음·진동 등으로 국한되어 있으며, 평가지표도 위해도 지수나 발암위해도 등으로

19) 교통영향평가, 인구영향평가, 재해영향평가, 환경영향평가는 개별 사업자가 사업승인을 얻기 위해서 해당 사업의 영향에 대해 자비부담으로 평가를 실시한다. 이와 달리 성별영향평가는 여성발전기본법을 근거로 2002년 12월부터 중앙행정기관 및 지방자치단체가 추진하는 각종 정책 및 사업 등에 대해 평가를 실시하고 있다.

20) 제13조에 건강영향평가에 대한 사항을 규정하고 있으며 이에 따라 환경영향평가의 검토항목에 환경유해인자가 건강에 미치는 영향을 포함하도록 되어 있다. 환경보건법 시행령(제12조) 별표1에서는 건강영향 항목의 추가·평가 대상사업으로 ① 산업입지 및 산업단지의 조성, ② 에너지 개발, ③ 폐기물처리시설, 분뇨처리 시설 및 축산폐수공공처리시설의 설치 등을 규정하고 있다.

한정되어 다양한 건강의 측면을 고려하지 못하고 있다. 향후 환경영향평가와는 별개로 건강영향평가를 건강에 이로운 공공정책을 개발하는 수단으로 실시하는 것이 우리나라 건강증진 분야의 중요한 정책과제가 되고 있다. 이러한 노력의 일환으로 한국보건사회연구원은 2008년부터 2019년까지 다양한 영역에 걸쳐 건강영향평가 시범사업을 수행하였다.

Health Education

제 II 부

보건교육에 활용되는 이론

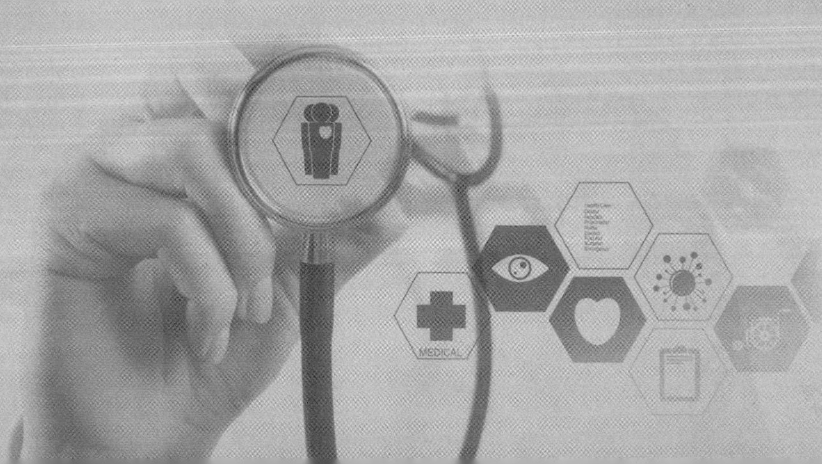
MEDICAL

제3장

건강행동 관련 이론

1. 건강행동이론의 이해
   1) 건강행동이론의 의미
   2) 수준별 주요 건강행동이론

2. 개인 수준의 이론
   1) 합리적 행동이론
   2) 계획된 행동이론
   3) 건강신념모형
   4) 범이론적 모형

3. 개인 상호간 수준의 이론
   1) 사회인지이론
   2) 사회적 관계망과 사회적 지지

4. 조직 및 지역사회 수준의 이론
   1) 조직변화이론
   2) 혁신확산이론

HEALTH EDUCATION

1. 건강행동이론의 이해

1) 건강행동이론의 의미

보건교육은 건강행동(health behavior) 변화를 목표로 하기 때문에 보건교육학의 핵심 주제는 건강행동이라고 할 수 있다. 여기에는 긍정적인 건강행동은 건강을 향상시킨다는 전제가 있다. 그리고 건강행동과 건강상태 간에 높은 연관성이 있다고 본다. 건강행동에 영향을 미치는 요인은 개인 행동적 요인뿐만 아니라 다양한 사회적 요인이 있다. 따라서 보건교육은 건강행동에 변화를 가져올 수 있는 여러 요인들에 대한 개입(intervention)이라고 할 수 있다. 초기 보건교육학은 개인의 행동적 특성에 초점을 두고 건강상태를 설명하려는 경향이 강하였으나 1990년 이후부터는 행동적 요인과 함께 사회적 요인의 중요성이 부각되고 있다. 건강행동에 대한 영향을 미치는 요인을 개인 행동적 요인과 사회적 요인으로 명확히 구분하거나 어느 한 요인만으로 건강행동 변화를 설명하기는 어렵다. 다만, 건강행동을 설명하는 과정에서 그 관심을 어느 쪽에 좀 더 두느냐에 차이가 있을 뿐이다. 보건교육이 개인의 행동요인에 좀 더 관심을 둔다면, 건강증진은 사회적 요인에 좀 더 관심을 두는 접근이라고 할 수 있다.

오늘날 보건교육은 교육, 상담, 홍보 등으로 그 방법이 다양화되고 있다. 지식 또는 정보를 전달하는 방법이 좀 더 효과적이고 발전적으로 진화되는 것이다. 그러나 보건교육 방법이 다양화 되더라도 보건교육을 통하여 달성하고자 하는 목표는 건강행동의 긍정적인 변화라고 할 수 있다. 보건교육 방법이 다양화되는 것은 보건교육의 목표인 건강행동 변화를 유도하려는 노력이라고 할 수 있다. 과거에는 인구집단을 대상으로 단순히 지식 전달 중심으로 보건교육 활동이 이루어졌다면, 최근에는 대상자의 특성에 따라 필요한 정보를 제공하는 맞춤형 보건교육 활동이 진행되고 있다. 그런데 건강행동의 긍정적인 변화를 위해서는 체계적이고 포괄적인 접근이 필요하다. 건강행동 변화는 많은 건강행동결정요인(health behavior determinants)으로부터 영향을 받는다. 개인 수준의 내적인 요인, 개인상호 간의 관계, 조직 및 지역사회와 관련된 요인과 사회의 정치, 경제, 문화 및 물리적 환경 등에 의해 영향을 받는다. 물론 개인이나 집단의 건강행동도 주위 환경 및 생활여건에 영향을 미친다. 한편, 건강행동이론은 건강행동 변화를 위한 보건교육 활동에 이론적 프레임(frame)을 제공한다. 건강행동이론은 건강문제와 관련된 건강행동에 영향을 주는 여러 요인들 간의 상호관련성을 체계적이고 논리적으로 분석하여 개입(보건교육 활동)이 무엇을 표적으로 삼아야 하는지를 안내하는 역할을 한다.

2) 수준별 주요 건강행동이론

그 동안 개발된 건강행동이론들은 교육학, 심리학, 사회학, 인류학, 경제학, 경영학 등 행동과학 및 사회과학 분야의 방법론을 근거로 의학, 간호학, 역학, 통계학 등의 지식을 적용하여 정립되었다. 이와 같이 건강행동이론은 여러 분야의 학문적 토대와 실제 경험으로부터 산출된 지식 등을 토대로 지속적으로 발전해 왔다. 건강행동이론은 처음에는 개인이나 집단 수준의 심리적, 행동적 건강행동결정요인에 관한 행동과학적인 접근이 주로 이루어졌는데, 건강증진의 개념이 정립되고 세계적으로 건강증진사업이 활발히 전개되면서 건강과 환경과의 상호 연관성을 새롭게 규명하고, 건강과 행동에 영향을 미치는 여러 수준의 요인으로 관심을 넓히면서 생태학적 접근이 이루어졌다. 이에 따라 소직 및 지역사회 차원의 새로운 접근이 시도되었다. 그런데, 어느 이론도 건강문제와 관련된 개인이나 집단의 건강행동 결정과정을 완벽하게 설명하지는 못한다. 따라서 보건교육을 계획하거나 평가를 할 때에는 필요에 따라 각 이론이나 모형의 전체 또는 일부분을 적절하게 활용해야 한다.

(1) 개인 수준의 이론

이 이론은 건강문제 및 건강행동과 관련된 개인의 지식, 믿음, 가치, 태도, 의견, 자기효능감 등의 내적 요인을 다룬다. 개인 수준의 내적 요인과 건강행동 간의 관련성 및 건강행동결정요인 상호 간의 관련성을 중심으로 해서 건강행동을 설명한다. 합리적 행동이론(Theory of Reasoned Action; TRA), 계획된 행동이론(Theory of Planned Behavior; TPB), 건강신념모형(Health Belief Model; HBM), 범이론적 모형(Transtheoretical Model; TTM) 등이 대표적이다.

(2) 개인 상호 간의 이론

이 이론은 개인 상호 간의 요인들의 영향 및 상호 관련성을 다룬다. 사람은 타인과의 교류를 통해서 자신의 존재감이나 자신감을 느끼는 사회적 존재이다. 따라서 주위 사람들과의 관계나 주위 사람들에 의해 형성되는 분위기 및 환경으로부터 개인의 행동이 긍정적 또는 부정적으로 영향을 받게 된다. 이러한 기전에 의해 개인 상호 간의 요인들은 개인의 건강행동 및 건강문제에 영향을 주어 궁극적으로는 건강에 영향을 미치게 된다. 사회인지이론(Social

Cognitive Theory; SCT)이 대표적이다.

(3) 조직 및 지역사회 수준의 이론

이 이론은 개인이 속한 조직 및 지역사회가 개인의 건강행동에 미치는 영향을 다룬다. 개인은 자신이 속해 있는 조직 및 지역사회의 규범, 분위기, 생활양식 등으로부터 많은 영향을 받는다. 따라서 개인의 건강행동을 변화시키기 위해서는 조직 및 지역사회를 개발하는 노력이 필요하다. 조직변화이론(Theories of Organizational Change), 혁신확산이론(Diffusion of Innovations) 등이 대표적이다.

[표 3-1] 수준별 주요 건강행동이론

수준	주요 건강행동이론
개인 수준	합리적 행동이론(Theory of Reasoned Action; TRA)
	계획된 행동이론(Theory of Planned Behavior; TPB)
	건강신념모형(Health Belief Model; HBM)
	범이론적 모형(Transtheoretical Model; TTM)
개인 상호간 수준	사회인지이론(Social Cognitive Theory; SCT)
	사회적 관계망과 사회적 지지 이론(Social Network and Social Support)
조직 및 지역사회 수준	조직변화이론(Theories of Organizational Change)
	혁신확산이론(Diffusion of Innovations)

2. 개인 수준의 이론

1) 합리적 행동이론

(1) 이론 내용

지식(knowledge)-태도(attitude)-행동(practice) 모형(KAP Model)에서는 지식, 태도, 실천이 순차적으로 영향을 미친다고 가정한다. 태도가 행동을 예측할 수 있다는 생각에서 태도를 측정하여 행동을 예측하려고 시도하였다. 이런 이유로 태도를 계량화하려는 노력이 여러 학문 분야에서 시도되었다. 그런데 많은 연구에서 태도와 행동 간에 관련성이 낮은 것으로 밝혀져, 일부 학자들은 행동에 영향을 주는 요인에서 태도를 제외하자고 제안하기도 하였다.

그러나 피시바인(Fishbein, 1967)은 태도와 행동 간의 관계를 설명하기 위하여 이론 모형을 제시하였다. 그는 태도를 대상에 대한 태도와 그 대상에 관한 행동에 대한 태도로 구별하였다. 피시바인은 어떤 행동에 대한 태도가 그 행동이 지향하는 목표에 대한 태도보다 그 행동에 대한 더 나은 예측지표가 된다고 생각했다. 예를 들어, 위암이라는 대상에 대한 태도와 위암 내시경 검사를 받으려는 행동에 대한 태도로 나누어서 설명하였다. 위암 내시경 검사의 실천을 예측하기 위해서는 위암에 대한 태도보다는 위암 내시경 검사에 대한 태도를 조사해야 한다고 본 것이다.

한편, 피시바인과 아젠(Fishbein & Ajzen, 1975)은 기존의 피시바인의 모형을 확장시켜서 합리적 행동이론(Theory of Reasoned Action; TRA)으로 발전시켰다. 합리적 행동이론은 사람들이 특정 행동에 대해 긍정적인 태도를 가지고 있고, 자신에게 중요한 주변 사람들에게 그 행동이 허용될 수 있을 때(주관적 규범), 행동의도(동기)가 높아진다고 본다. 합리적 행동이론을 방정식으로 표현하면, BI=(AB)W1+(SN)W2 인데, 여기서 BI는 행동의도(Behavior Intention), AB는 행동에 대한 태도(Attitude toward Behavior), SN은 주관적 규범(Subjective Norm), W1, W2는 각각 개인이 태도와 주관적 규범에 대해 부여하는 상대적 가중치를 의미한다. 상대적 가중치는 행동 유형이나 개인에 따라 달라지기 때문에 각 상황별로 결정되어야 한다.

합리적 행동이론은 행동을 수행하려는 의지를 측정하면 행동을 가장 잘 예측할 수 있다고 가정하여, 행동의도를 측정하고자 한다. 개인이 주어진 상황에서 어떤 행동을 수행하려는 의도(BI)는 그러한 행동에 대한 자신의 태도(AB)와 남들이 자신의 행동에 대해서 기대하는 것에 대한 부응(SN)이라는 2개 요소의 함수 관계로 설명한다.

앞에서 설명한 내용을 정리하면, 합리적 행동이론은 개인이 어떤 행동을 할 때 그 행동의 직접적인 결정요인은 개인의 의도(intention)이며, 이 의도는 개인의 태도와 준거집단의 태도를 고려하여 결정된다고 본다. 인간의 행동은 그 행동을 수행하려는 의도에 의해 결정되고, 의도는 그 행동에 대한 개인의 태도와 주관적 규범에 따라 결정된다. 그러므로 행동을 예측하기 위해서는 의도를 파악해야 한다.

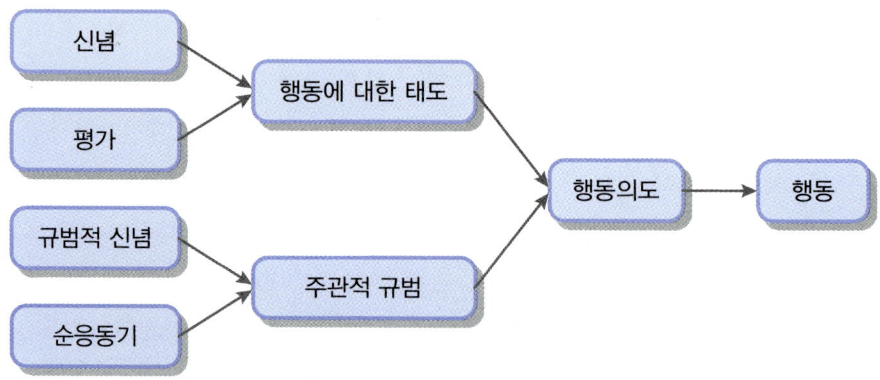

[그림 3-1] 합리적 행동이론

출처: Fishbein,M., & Ajzen,I.(1975). *Belief, attitude, intention, and behavior : An introduction to theory and research. Reading*, MA: Addison-Wesley.

(2) 구성요소

① 행동의도

의도(intention)는 어떤 사람이 특정 행동을 수행하기에 준비되어 있거나 동기부여(motivation)가 되어 있는 정도를 말한다. 행동의도(behavior intention)는 행동을 수행하려는 의지를 말한다. 합리적 행동이론에서는 의도를 행동을 결정하는 가장 직접적인 요인으로 간주하며, 이는 행동에 대한 태도와 주관적 규범이 상호작용하여 형성된다.

② 행동에 대한 태도

행동에 대한 태도(attitude toward the behavior)는 행동에 대한 신념과 행동결과의 평가(outcome evaluation)에 의해서 결정된다. 다시 말하면, 행동에 대한 태도는 그 행동이 특정한 결과를 가져올 것이라는 개인의 믿음(행동에 대한 신념)과 그 행동수행의 결과가 얼마나 좋을 것인지에 대한 개인의 부정적 또는 긍정적 평가(행동에 대한 평가)에 의해서 결정된다. 특정 행동을 수행했을 때에 긍정적인 결과를 가져올 것으로 믿는 행동에 대해서는 긍정적인 태도를 가지게 되고, 부정적인 결과를 가져올 것으로 믿는 행동에 대해서는 부정적인 태도가 형성된다. 예를 들어, 손 씻기가 감기예방에 도움이 된다고 믿으면 손 씻기에 대해서 긍정적인 태도를 가지게 된다.

③ 주관적 규범

주관적 규범(subjective norm)은 개인에게 중요한 의미를 갖는 가족, 친구, 동료 등의 준거집단의 의견을 개인이 어떻게 지각 하는지를 의미한다. 이러한 주관적 규범은 사회적 영향력 또는 사회적 압력이라고도 한다. 예를 들어, 신입사원이 금주하기로 결심하더라도 부서 회식이나 각종 모임에서 음주분위기가 조성되면 금주를 실천하기가 쉽지 않게 된다. 주관적 규범은 개인의 행동 결정과정에 주변 사람들의 영향력이 미친다는 것을 의미한다.

그런데 주관적 규범은 중요한 주변 사람들이 어떤 행동에 대해 기대하는 것에 대한 개인의 판단과 기대에 부응하려는 동기로 형성되며, 규범적 신념(normative belief)과 순응동기(motivation to comply)로 구성된다. 규범적 신념은 준거집단이 기대할 것으로 생각하는 개인의 신념(예: 우리 가족은 내가 금연하기를 기대한다)이며, 순응동기는 각 개인이 준거집단의 말에 순응하려는 정도를 말한다. 준거집단이 어떤 행동하기를 바란다고 믿는 사람은 준거집단의 기대를 충족시키기 위해서 긍정적인 주관적 규범을 가지게 되고, 반대로 준거집단이 어떤 행동을 하지 말아야 한다고 믿는 사람은 부정적인 주관적 규범을 가지게 된다. 한편, 준거집단의 의견을 따르려는 동기가 낮은 사람은 중립적인 주관적 규범을 갖게 된다.

(3) 제한점

합리적 행동이론은 개인 또는 집단과 관련된 신념들을 파악하고 측정하여, 이를 결합함으로써 개인의 행동을 예측할 수 있는 기본 틀을 제공한다. 그러나 합리적 행동이론은 주관적 규범과 태도 사이의 관계를 명확하게 설명하지 못하는 한계를 갖고 있다. 행동에 영향을 미치는 두 가지 요인인 태도와 규범이 상호 배타적인 개념이 아니라 태도가 규범에 의해 구성되거나 혹은 규범이 태도에 의해 구성될 수 있다는 것이다. 나아가 합리적 행동이론에서는 행동의도가 형성되면 다른 요인의 영향 없이 행동의도가 곧 행동으로 연결된다고 본다. 그런데 행동의도를 행동으로 전환시키기 위해서는 여러 상황 맥락적인 제약의 문제를 해결해야 하는 측면이 있다.

합리적 행동이론은 개인의 자유의사로 행동의도나 행동을 통제할 수 있다고 가정을 하지만, 실제 많은 행동은 개인의 통제를 벗어나는 외부적인 상황에 의해 영향을 받게 되어 자기통제가 어렵게 된다. 따라서 이 이론은 개인이 스스로 선택하는 의도적 행동에는 적합하지만, 의도로 선택하는 행동이 아닌 경우에는 적절하지 않다는 단점이 있다. 예를 들어, 금연을 하고 싶은 의도가 높고 동기부여가 충분하다고 해서 금연에 쉽게 성공할 수 있는 것은 아니다. 왜냐하면, 금연에 성공하기 위해서는 흡연자의 행동의도뿐만 아니라 금단증상에 대한 대처 기술, 동료들이 같이 피우자고 할 때 거절하는 사회적 기술 등이 갖추어져야 하기 때문이다. 결국 합리적 행동이론은 인간행동을 설명하고 예측하는 능력이 떨어진다는 지적을 받게 되었다.

2) 계획된 행동이론

(1) 이론 내용

합리적 행동이론은 개인이 행동이나 행동의도를 통제할 수 있다고 가정한다. 그러나 많은 행동은 개인의 통제를 벗어나는 요인에 영향을 받는다. 행동하려는 동기부여가 높은 사람도 환경적 조건 때문에 행동을 실행하지 못하는 경우가 있다. 그래서 아젠(Ajzen, 1985)은 사람들이 완전한 자발적 통제를 갖지 못하는 행동을 예측해 보려고, 개인의 통제 밖에 있으면서 행동과 행동의도에 영향을 미치는 요인을 설정하여 계획된 행동이론(Theory of Planned Behavior; TPB)을 제안하였다. 계획된 행동이론은 행동의도로 온전히 행동을 예측할 수 없다는 합리적 행동이론의 한계를 수정하고 보완한 모형이라고 할 수 있다. 아젠(Ajzen)은 행동의도를 행동과 주관적 규범으로 설명했던 기존의 합리적 행동이론에 인지된 행동통제(perceived behavioral control)라는 새로운 요인을 추가해서 태도와 행동의 관계를 좀 더 정확히 예측하려고 하였다.

계획된 행동이론에 따르면 행동을 예측하는 행동의도는 행동에 대한 태도, 주관적 규범, 인지된 행동통제로 구성되는데, 이를 방정식으로 표현하면 BI=f[w AB+w SN+w PBC]이다. 여기서 BI는 행동의도(behavior intention), w는 가중치, AB는 행동에 대한 태도(attitude toward behavior), SN은 주관적 규범(subjective norm), PBC는 인지된 행동통제를 의미한다.

인지된 행동통제는 행동에 직접적으로 영향을 미치거나 행동의도에 영향을 미쳐서 간접적으로 행동에 영향을 미치게 된다. 그런데, 개인이 통제할 수 있는 행동의 경우는 행동의도가 행동통제 보다 더 큰 영향력을 갖지만 개인의 자유의사에 의한 결정력이 약한 행동의 경우는 행동통제가 중요한 영향력을 갖는다. 행동의도와 행동통제 중에서 어느 쪽이 행동에 더 큰 영향력을 미치는지는 행동의 성격이나 개인의 특성에 따라 결정된다.

(2) 구성요소

계획된 행동이론에서 핵심은 인지된 행동통제라고 할 수 있다. 인지된 행동통제는 자신이

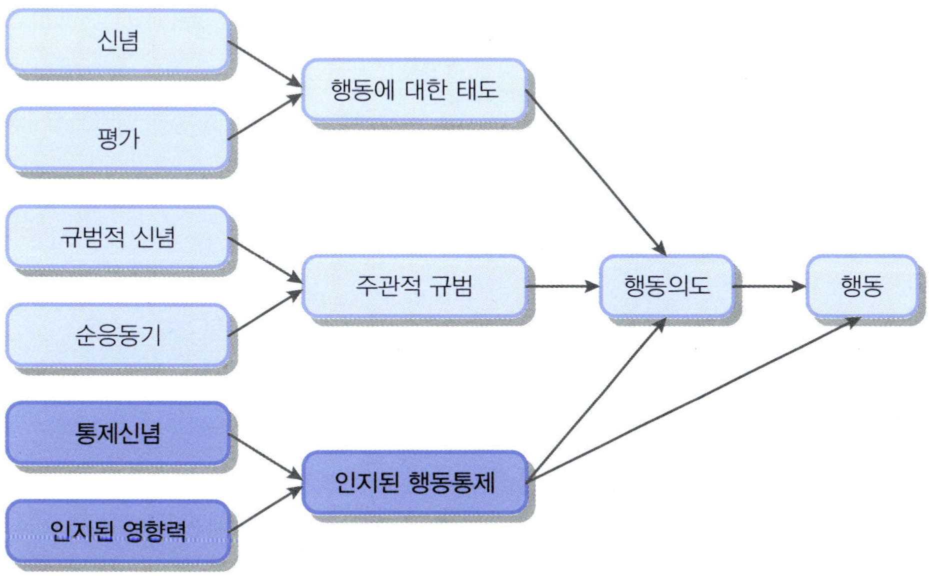

[그림 3-2] 계획된 행동이론

출처: Ajzen, I.(1991). The theory of planned behavior. *Organizational behavior and human decision processes, 50*(2), 179~211.

대상 행동을 실제로 얼마나 잘 수행하고 통제할 수 있는지에 대한 주관적 평가로서 상황적인 제약 등에 의해 행동의도가 행동을 온전히 설명할 수 없다는 한계를 극복하기 위한 것이다. 행동하고자 하는 의도를 실제 행동으로 옮기기 위해서는 동기적 요소뿐 아니라 행동을 하기 위한 기회나 자원(시간, 돈, 타인과 협동 등 외적 요소)과 자신감(confidence, 내적 요소)이 중요한 영향을 미치게 된다. 따라서 행동이 수행되려면 행동을 하고자 하는 동기(행위의도)뿐 아니라 실제 행동을 할 수 있는 능력과 자신감이 필요하다. 이를 계획된 행동이론에서는 인지된 행동통제라고 하였다.

인지된 행동통제 개념은 사회학습이론(social learning theory)[1)]에서 반두라(Albert Bandura, 1977)가 제시한 인지된 자기효능감(perceived self-efficacy)과 유사한 의미이다.

1) 반두라는 1977년 자신의 경험뿐만 아니라 관찰학습(observational learning)을 통해서도 학습이 이루어진다는 사회학습이론을 개발하였다. 인간행동 결정에 있어서 자기효능감이 중요하다고 주장하였으며, 인지 심리학의 여러 개념을 도입하여 반두라는 1986년에 사회학습이론을 사회인지이론으로 명칭을 변경하였다.

아젠(Ajzen, 2006)은 인지된 행동통제는 자기효능감[2]과 통제력(controllability)으로 구성되어 있다고 주장하였다. 예를 들어, 행동을 촉진시키는 요인이 있다고 강하게 믿는 개인은 자신이 행동을 통제할 수 있다는 인식(인지된 행동통제)이 강할 것이고, 그 결과로 행동의도가 높고 행동 실천이 잘 이루어질 것이다. 이와 반대로 행동을 방해하는 요소가 있다고 강하게 믿는 개인은 자신이 행동을 통제할 수 없다는 인식이 강화되고, 그 결과로 행동의도가 약해지고 행동 수행이 어렵게 될 것이다.

(3) 이론의 활용

계획된 행동이론은 합리적 행동이론이 확장된 것으로 아젠(Ajzen)에 의해서 폭 넓은 검증 과정을 거치면서 발전하였다. 합리적 행동이론과 계획된 행동이론은 행동을 결정하는 요인을 개념화하고, 측정하여 행동변화를 유도할 수 있는 중재 방법을 기획하는데 도움을 준다. 두 이론을 통해서 개인의 태도, 주관적 규범, 인지된 행동통제를 결정하는 요인들을 확인할 수 있으며, 행동변화를 위한 개입이 초점을 맞추어야 할 요인들을 파악하고, 이들을 변화시킬 방법을 모색할 수 있게 된다. 합리적 행동이론은 행동의도를 결정하는 인지요인(신념과 가치)에 초점을 두기 때문에 개인의 의지력에 의해서 결정되는 행동을 설명하는 데는 유용하다. 이와 달리 계획된 행동이론은 자발적 통제가 약한 행동을 설명할 때에 적합하다.

그런데, 두 이론의 구성요소들은 특정 상황과 집단에 따라 달라질 수 있기 때문에 상황별로 측정되어야 한다. 이를 위해서는 대상집단과 행동을 구체화하고, 각 구성요소들에 미치는 요인들을 사전 면접조사를 통하여 확인하여야 한다.

3) 건강신념모형

(1) 이론 내용

건강신념모형(Health Belief Model; HBM)은 국내에서 건강믿음모형[3]으로 번역되기도 하는데, 건강행동과 관련해서 가장 많이 사용되고 있는 이론이라고 할 수 있다. 건강신념모형은

---

2) 자기효능감은 지각된 어려움과 행동 수행에 대한 자신감으로 구성된다.

3) Belief의 사전적 의미는 믿음, 신념, 생각, 소신 등인데, 어떻게 번역하느냐에 따라 명칭이 달라진다. 국어사전에서 신념은 '어떤 사상이나 생각을 굳게 믿으며 그것을 실현하려는 의지'로 설명되고, 믿음은 '어떠한 사실이나 사람을 믿는 마음'으로 설명된다. 그런데, 믿음을 철학, 사회, 정치 등의 분야에서는 일반적으로 신념(信念)이라 하며, 종교에서는 신앙(信仰), 신심(信心)으로 불린다. 이 책에서는 사회적으로 통용되는 신념으로 번역하였다.

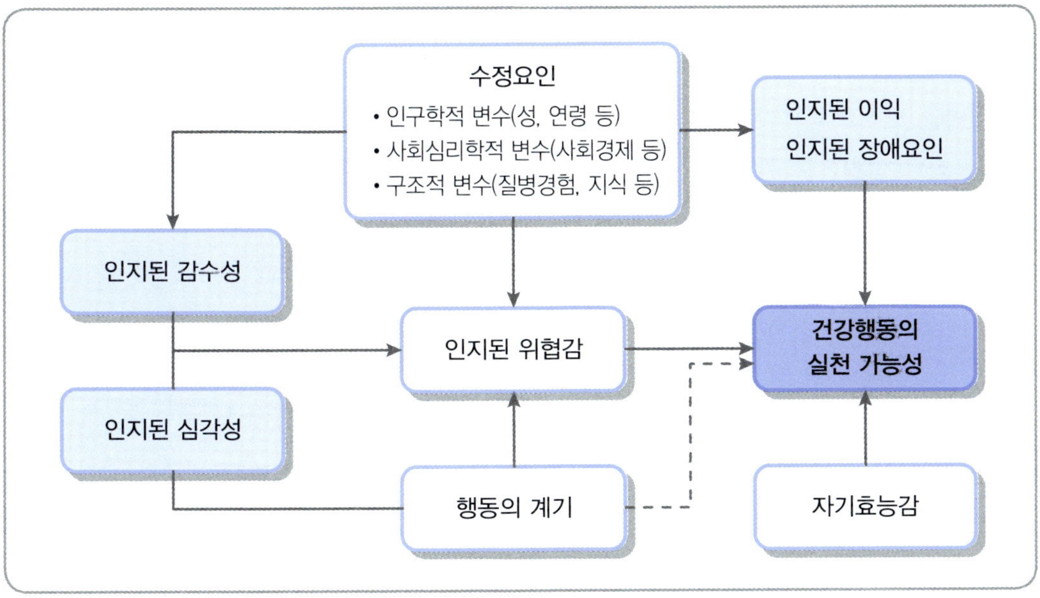

[그림 3-3] 건강신념모형

건강에 대한 주관적 생각이나 믿음이 건강행동에 결정적인 영향을 미친다고 본다. 이 모형은 1950년대에 미국의 공중보건서비스(Public Health Service)가 추진한 여러 프로그램에 사람들이 참여하지 않는 원인을 설명하기 위해서 호크바움(Hochbaum), 케겔스(kegeles), 레벤탈(Leventhal), 로젠스톡(Rosenstock), 베커(Becker) 등 사회심리학자에 의해서 레빈(Kurt Lewin, 1915)의 장이론(field theory)[4]을 근거로 개발되었다. 대표적인 사례는 결핵환자를 조기발견하기 위해서 지역사회에 무료로 엑스레이 결핵검사 프로그램을 제공하였으나, 주민들의 참여가 매우 낮았다. 이 문제를 해결하기 위하여 사회심리학자들이 연구를 시작하여 지역주민들로부터 긍정적인 반응을 불러일으키는 요인과 프로그램 이용을 방해하는 요인을 설명하였다. 그 이후 1974년에 로젠스톡(Rosenstock), 킬크트(Kirscht), 베커(Becker) 등에 의해 초기의 건강신념모형과 관련된 많은 연구들이 진행되어 검사행동뿐만 아니라 예방행동, 질병행

4) 레빈(Lewin, 1890–1947)의 장이론(field theory)은 인간의 행동은 개인과 환경의 상호작용(interaction)에 의하여 결정된다고 주장한다. 이러한 상호작용은 일종의 심리적 경험이며, 이것은 각 개인의 심리적 장(psychological field)에서 이루어진다. 이러한 심리적 장은 개인이 지각하는 외부의 장에 따라 지속적으로 변화하는 역동적 특성을 지니며, 이를 통하여 사물이나 현상에 대한 개인의 인지구조의 성립 및 발전이 이루어지는데 이것을 학습이라고 한다. 따라서 학습은 개인이 가지고 있는 내적인 '심리적 장'과 개인이 지각하는 '외부의 장'의 관계에서 이루어지는 인지구조의 성립 또는 변화인 것이다.

동, 환자역할행동으로 확대 발전되었다.

건강신념모형은 가치-기대(value-expectancy)이론[5]을 건강행동에 재구성했다고 볼 수 있다. 질병을 피하고 나으려는 욕망(가치)과 개인의 특정 건강행동이 질병을 예방하거나 완치시킨다는 신념(기대)으로 설명될 수 있다. 한편, 개인의 기대는 질병의 심각성, 질병에 대한 감수성, 건강행동 변화의 장애와 이득에도 적용할 수 있다. 이 모형은 질병 및 건강행동에 관한 개인의 주관적 생각, 판단, 믿음 등이 개인의 행동변화 가능성에 얼마나 영향을 미치는지를 파악할 수 있도록 한다.

(2) 구성요소

건강신념모형은 사람들은 자신이 어떤 질병에 걸릴 가능성이 높으며 그 결과가 심각하다고 생각할 때(인지된 위협), 건강행동을 실천하면 질병을 예방할 수 있어 건강문제의 발생이나 심각성을 감소시켜 줄 것이라고 생각하였을 때(인지된 이익), 얻게 되는 이익이 장애요인보다 크다고 믿을 때(예상되는 이득), 행동변화를 일으킬 만한 계기가 제공될 때(행동의 계기), 자신이 그 건강행동을 실천할 수 있다고 확신할 때(자기효능감)에 행동을 실천할 가능성이 높다고 설명한다. 이 모형을 구성하는 주요 구성요소는 다음과 같다.

① 인지된 감수성

인지된 감수성(perceived susceptibility)은 건강을 위협하는 위험요인에 대한 개인의 주관적 인식을 말한다. 자신에게 어떤 건강문제가 발생하거나, 질병으로 인하여 장애가 생길 수 있다고 지각하는 것이다. 이 지각의 정도는 개인적 민감성과 관련이 있으며, 예방행동을 실천하는 의지에 중요한 영향을 미친다. 예를 들어, 손 씻기를 하지 않으면 감기에 걸릴 것이라고 생각하는 사람은 훨씬 적극적으로 손 씻기를 실천할 것이다.

인지된 감수성을 고려한 행동변화 전략은 첫째, 고위험 집단에 대한 위험수준 평가, 둘째, 개인의 특성이나 행동을 고려한 위험정보 개발, 셋째, 자신의 위험을 각 개인이 정확히 인식할 수 있도록 지원 등이다.

---

5) 가치-기대이론에서는 행동을 결과에 대한 주관적 가치와 특정 행동이 초래할 결과에 대한 주관적 확률 또는 기대의 함수로 이해한다. 사고, 추론, 가정, 기대와 같은 정신적 과정들은 인식이론의 중요한 구성요소이다. 인식이론에서는 보상이 행동에 직접적인 영향을 주는 것이 아니라 그러한 상황에 대한 기대에 영향을 주어 작용한다고 생각한다.

② 인지된 심각성

인지된 심각성(perceived severity)은 질병에 걸리거나 치료되지 않고 방치되는 것이 얼마나 심각한지에 대한 우려감을 말한다. 여기에는 사망, 장애, 통증 등의 의학적 결과뿐만 아니라 질병에 의한 대인관계 손상, 경제적 어려움 등의 사회적 결과도 포함된다. 예를 들어, 간암을 심각한 질병으로 생각한다면 암 발생의 주요 원인이 되는 과음은 피하게 될 것이다.

인지된 심각성을 고려한 행동변화 전략은 위험상태가 지속될 때 초래할 결과와 권고한 행동변화를 실시했을 때의 결과를 구체적으로 설명하는 것이다. 한편, 인지된 감수성과 인지된 심각성을 함께 가리켜 인지된 위협(perceived threat)이라고 한다. 그런데 인지된 심각성이 충분히 높은 상태가 되어야 인지된 감수성이 특정 건강행동 실천에 영향을 미칠 가능성이 높아진다.

③ 인지된 이익

인지된 이익(perceived benefits)은 건강행동을 실천하였을 때 받을 수 있는 이득을 지각하는 것이다. 제인된 개인의 행동변화가 가져올 수 있는 여러 가지 효과, 즉 질병을 예방하거나 건강문제의 발생이나 심각성을 감소시켜 주는 것에 대한 신념이라고 할 수 있다.

인지된 이익을 고려한 행동변화 전략은 언제, 어디서, 어떻게 행동해야 하는지를 명확히 제시하고, 그 행동이 가져올 긍정적인 효과를 설명한다. 인지된 위협(perceived threat)이 최저 수준에 있는 사람은 어떤 행동이 가져올 긍정적인 효과를 확신해야 건강행동을 실천할 가능성이 증가한다.

④ 인지된 장애요인

인지된 장애요인(perceived barriers)은 특정한 건강행동이 가질 수 있는 부정적인 측면으로 사람들이 건강행동을 실천하는 것을 어렵게 만든다. 장애요인에는 비용, 위험, 불안감, 불편, 시간소비 등 가시적 및 심리적 내용이 모두 포함된다. 사람들은 어떤 행동을 하기 전에 그 행동이 가져올 긍정적인 효과(이익)와 부정적인 측면(장애요인) 간에 비용-편익 분석을 무의식적으로 하면서 행동 실천을 결정하게 된다. 예를 들어, 건강검진이 질병을 조기발견할 수 있지만, 일용직 근로자의 경우는 시간을 내기 어렵고 비용도 부담을 줄 수 있기 때문에 참여가 제한적이다.

인지된 장애요인을 고려한 행동변화 전략은 잘못된 정보를 수정해 주고, 강화 및 시시를 통해서 인지된 장애요인을 줄여준다. 건강행동 변화가 가져올 수 있는 예상되는 이득(장애요인을 초과하는 이익)을 충분히 이해시키고, 장애요인을 충분히 극복할 수 있다는 자신감을 갖도록 도와 주어야 한다.

⑤ 행동의 계기

행동의 계기(cues to action)는 엔진의 점화플러그와 같이 행동을 일으키는 작동 장치에 해당된다. 계기는 외부계기와 내부계기로 구분할 수 있으며, 감정과 연관된 내부계기가 훨씬 강한 동력으로 작용한다. 인지된 위협이나 예상되는 이득에 대한 지각이 있는 상태에서 행동을 촉발할 계기가 제공되면, 행동 실천으로 이어질 가능성이 높아진다. 예를 들어, 금연을 망설이고 있던 흡연자가 폐암으로 사망한 친구의 소식을 듣거나, TV에서 금연 광고를 보고 바로 금연을 실천할 수 있다. 그런데 계기의 개념은 흥미롭지만, 의식적으로 인식하지 못한 상태에서 너무 빨리 지나가버리기 때문에 조사를 통해서 어떤 행동의 계기를 정확히 파악하는 것은 쉽지 않다.

⑥ 자기효능감

자기효능감(self-efficacy)은 결과를 이끌어 내기 위해 필요한 행동을 성공적으로 실천할 수 있다는 자기 확신을 말한다. 이것은 자신 능력에 대한 신뢰, 자신이 할 수 있다는 자신감을 의미한다. 자기효능감은 반두라(Bandura, 1977)가 소개한 개념으로 처음의 건강신념모형에는 없었으나 로젠스톡(Rosenstock, 1988) 등에 의해 나중에 추가되었다. 단순한 일회성 행동을 할 때에는 대부분 높은 자기효능감을 가지고 있기 때문에 문제가 되지 않지만, 생활습관이 고착되어서 행동변화에 장기간의 노력이 필요한 경우에는 생활방식을 바꿀 수 있다는 확신이 매우 중요하다. 특히 생활습관을 장기간에 걸쳐 변경하고 유지해야 할 경우에는 자기효능감이 필수적이다. 자기효능감을 고려한 행동변화 전략은 단기간에 달성할 수 있는 행동목표를 제시하고 쉬운 것부터 하나씩 실천하면서 할 수 있다는 자신감을 갖도록 하는 것이다.

(3) 이론의 활용

건강신념모형은 건강문제 및 질병예방을 위한 건강행동 변화를 위해 개인수준에서 개입할 때 활용할 수 있다. 또한, 특정 집단에서 나타나는 건강행동 실천율 변화에 개인수준의 관련 요인들이 어떤 영향을 미쳤는지를 조사할 때에 활용될 수 있다. 그러나 건강신념모형은 개인수준의 건강행동이론으로 개인의 행태에 영향을 미칠 수 있는 사회적·물리적 여건 등 환경적 측면의 영향요인을 파악하기는 어렵다. 특히 집단의 규모가 크거나 장기간 지속적인 행동변화 유지가 요구되거나 여러 수준의 영향요인이 복합적으로 관련되고, 흡연, 음주 등과 같이 사회적 요인의 영향이 큰 건강행동의 경우에는 이 모형에 근거한 개입만으로는 행동변화에 큰 영향을 미치기 어렵다. 따라서 이러한 경우에는 건강신념모형에 근거한 개입과 함께 다른 이론을 활용해서 환경요인 등 다른 영향요인에 관한 개입을 함께하는 것이 바람직하다.

4) 범이론적 모형

(1) 이론 내용

범이론적 모형(Transtheoretical Model; TTM)은 변화단계 모형(Stage of Change Model)이라고도 하는데, 미국의 심리학 교수인 프로채스카와 디클레멘티(Prochaska & DiClemente, 1983)에 의해서 개발되었다. 이 모형은 개인의 행동변화는 여러 단계를 거쳐서 일어나고 사람마다 변화에 대한 준비 정도나 동기 수준이 다르기 때문에 각 대상자에게 적합한 개입방법을 선택해야 한다고 주장한다. 앞에서 살펴본 이론들이 행동에 영향을 미치는 요인들에 관심을 두었다면, 범이론적 모형은 행동변화 자체에 초점을 두고 시간적 흐름에 따라 변화단계(stage of change)를 설명하고 있다. 이 모형은 기존의 심리치료와 행동변화에 관한 많은 이론들을 체계적으로 통합하고 있기 때문에 범이론(transtheoretical)[6]이라고 불려진다.

(2) 구성요소

범이론적 모형은 변화단계라는 개념을 행동변화의 과정과 원리를 통합적으로 설명하기 위해 제시하고 있으며, 그 외에도 변화과정(process of change), 의사결정균형(decisional balance), 자기효능감(self-efficacy)을 주요 구성요소로 한다. 이 이론에서는 변화단계와 변화과정이 상호 연관적으로 구성되어 있다. 범이론적 모형의 구성요소는 다음과 같다.

① 변화단계

변화단계에서 단계(stage)는 시간적 차원을 나타내고, 변화(change)는 시간의 흐름에 따라 생기는 현상을 말한다. 변화단계는 시간에 따라 행동이 변화되는 일련의 순서로 계획전

6) transtheoretical은 '이론을 모두 아우르는' 또는 '통합이론적'의 의미를 갖는데, 한자어로 범이론으로 하였다.

[표 3-2] 범이론적 모형의 주요 개념

주요 개념	내용
변화단계	
– 계획전단계	향후 6개월 이내 행동할 의도 없음
– 계획단계	향후 6개월 이내 행동할 의도 있음
– 준비단계	향후 30일 이내 행동할 의도 있고, 약간 행동 보임
– 행동단계	행동에 변화가 있은 지 6개월 이내
– 유지단계	행동에 변화가 있은 지 6개월 이상
변화과정	
– 의식 고양	행동변화를 지지하는 새로운 사실과 정보 제공하기
– 극적 완화	부정적 감정 경험을 심리적 안도감으로 변화시키기
– 자기 재평가	문제행동이 자신에 미치는 부정적 영향 깨닫기
– 환경 재평가	문제행동이 사회에 미치는 부정적 영향 깨닫기
– 자기 개방	행동변화 결심하고 자기계획 주변 사람들에게 알리기
– 지원 관계	행동변화 위해 타인의 지지와 도움 받을 관계 형성하기
– 역조건 형성	문제행동 대체할 수 있는 바람직한 행동 학습하기
– 강화 관리	기대되는 행동변화에 즉각적으로 보상하기
– 자극 통제	문제행동 유발 원인 제거하고 행동변화 계기 제공하기
– 사회적 해방	사회적 기회나 대안 확대시켜 주기
의사결정균형	
– 긍정적 측면	변화의 이득
– 부정적 측면	변화의 손실
자기효능감	
– 확신	특정한 행동을 할 수 있다는 자신감
– 유혹	재발에 대한 충동의 강도

단계(precontemplation stage)[7], 계획단계(contemplation stage), 준비단계(preparation stage), 행동단계(action stage), 유지단계(maintenance stage), 종료단계(termination stage)[8]로 구분된다. 그런데 종료단계는 대부분 사람들에게 실현 가능한 현실이 아니기 때

7) precontemplation stage는 심사숙고전단계, 고려 이전단계, 계획전단계, 무관심단계 등으로 번역되고 있는데, contemplation이 심사숙고, 계획 등으로 번역된다는 점을 고려하여 이 책에서는 계획전단계로 하였다.

8) 종료단계(termination stage)는 사람들이 더 이상 재발 유혹에 빠지지 않고 완전한 자기효능감을 갖게 된 상태이다. 확실하게 과거 행동습관으로 되돌아가지 않게 되는 시기를 말한다. 그런데 대부분의 행동변화는 계속해서 발전되어야 하기 때문에 종료단계가 나타나지 않을 수 있다. 이런 이유로 범이론적 모형에서는 6단계로 제시되었지만, 실제 연구에서는 종료단계를 제외하고 나머지 5단계에 관심을 갖는다.

문에 범이론적 모형 연구에서는 다루지 않는다. 이 책에서도 변화단계를 5단계 중심으로 설명하려고 한다.

㉠ 계획전단계

계획전단계(precontemplation stage)는 자신은 어떠한 문제도 없다고 생각하기 때문에 앞으로 6개월 이내에 어떤 행동도 바꾸지 않을 단계이다. 이 단계에 있는 사람들은 자신의 행동이 가져올 결과에 대해서 전혀 모르거나 충분한 정보가 없을 수도 있고, 과거 여러 번 변화를 시도하였으나 매번 실패하여 자신감을 잃을 수도 있다. 여기에 해당되는 사람들은 동기부여가 되지 않았거나 개입을 수용할 준비가 안 된 상태로 접근하기 어려운 대상자이다.

㉡ 계획단계

계획단계(contemplation stage)는 자신의 문제를 인식하고 앞으로 6개월 이내에 행동변화를 시작할 마음이 있는 단계이다. 행동변화를 고려하기 시작하지만 구체적인 준비는 아직 하지 않은 상태이다. 이 단계에 있는 사람들은 변화의 장점을 더 잘 알고 있긴 하지만 단점도 알고 있다. 사람들은 행동변화가 가져오는 이득과 손실 간의 균형 때문에 고민만 하다가 행동 실천을 망설이게 되고, 이 단계에 머무르는 시간이 길어지거나 다음 단계로 이동하기 어려울 수도 있다. 이 단계에 있는 사람들은 스스로 행동변화를 실천하지 못하기 때문에 행동을 결단할 수 있도록 외부에서 자극을 주어야 한다.

㉢ 준비단계

준비단계(preparation stage)는 앞으로 1개월 이내에 행동을 실천하고자 계획하고 심리적으로 준비가 되어 있지만, 아직 본격적으로 행동변화에 들어가지는 못한 단계이다. 이 단계에 있는 사람들은 일반적으로 지난 1년 동안 여러 차례 행동변화를 시도해 본 경험이 있을 뿐만 아니라 보건교육 참가, 정보 수집, 전문가 상담 등 행동변화를 위한 계획을 세운다.

㉣ 행동단계

행동단계(action stage)는 지난 6개월 이내에 자신의 생활방식을 구체적으로 분명히 수정한 단계이다. 이 단계에서는 질병위험을 충분히 감소시킬 수준의 행동변화를 의미하며, 한두 차례 행동변화를 시도(trial)한 수준이 아니다. 예를 들어, 매일 30분 이상 지속적으로 운동한 경우에 신체활동의 행동변화라고 할 수 있다. 이 단계에 있는 사람들은 행동을 실천하고 있지만 아직 안정화된 단계가 아니기 때문에 지속적으로 실천할 수 있도록 기회를 제공하는 것이 필요하다.

ⓜ 유지단계

유지단계(maintenance stage)는 행동단계에서 시작한 실천을 6개월 이상 지속하는 단계이다. 이 단계에서 사람들은 원래 상태로 돌아가고자 하는 유혹은 점점 줄어들고, 변화된 행동을 유지할 수 있다는 자신감은 증가하게 된다. 그러나 유지단계에서 재발(relapse)하는 경우도 발생한다.

② 변화과정

㉠ 변화과정의 주요 구성요소

변화과정(process of change)은 사람들이 변화단계를 앞으로 나아가기 위해서 사용하는 활동을 말한다. 범이론적 모형에서는 모든 행동변화에 적용할 수 있는 공통된 변화과정이 존재한다고 가정한다. 범이론적 모형을 적용한 흡연, 식습관, 마약복용, 운동, 콘돔사용, 자외선 노출행동 등의 연구에서 공통적으로 10가지 변화과정이 발견되었다. 따라서 변화과정은 현재 단계에서 그 다음 단계로 이동시키는 중재프로그램을 개발할 때에 중요한 지침이 된다. 그런데 연구결과로 파악된 변화과정의 구성요소는 변화단계의 구성요소에 비해 일관성이 떨어진다. 어떤 연구에서는 훨씬 적은 수의 변화과정으로 행동이 설명되기도 하고, 어떤 연구에서는 1-2개 과정이 더 추가되기도 하였다. 변화과정의 주요 구성요소는 다음과 같다.

ⓐ 의식 고양

의식 고양(consciousness raising)은 특정 문제행동의 원인, 결과, 해결방법에 관한 의식수준을 높이는 것이다. 행동변화를 지지하는 새로운 사실이나 정보를 제공하여 스스로 문제를 깨닫도록 하는 것이다. 대중캠페인, 대면접촉 등을 통해 개입할 수 있다.

ⓑ 극적 완화

극적 완화(dramatic relief)는 문제행동에 처음에는 부정적 감정(두려움, 걱정)을 경험하지만 차츰 심리적 안도감을 갖게 되는 것을 말한다. 대중캠페인, 심리극, 역할극, 개인 경험 등의 방법을 통하여 먼저 문제행동이 초래할 극단적인 결과를 알려주고, 만약 바람직한 행동으로 변화를 하게 되면 위험 상황에 노출되지 않을 것이라고 알려준다.

ⓒ 자기 재평가

자기 재평가(self-reevaluation)는 문제행동을 할 때와 하지 않을 때 자신의 모습을 인지적, 정서적으로 평가하는 것을 말한다. 예를 들어, 몸에서 담배 냄새가 풍겨서 친구들이 가까이 하기를 꺼려하는 흡연자 이미지와 금연으로 깔끔한 이미지를 대비시켜서 자신의 서로 다른 모습을 스스로 인식하고 느끼도록 한다.

ⓓ 환경 재평가

환경 재평가(environmental reevaluation)는 문제행동이 사회에 미치는 영향을 인지적, 정서적으로 평가하는 것을 말한다. 다큐멘터리, 사진자료, 주변인물 증언, 감정이입 훈련 등을 활용하여 건강하지 못한 행동이 다른 사람들과 주변의 사회적 환경에 어떤 영향을 주는지를 평가할 수 있다.

ⓔ 자기 개방

자기 개방(self-liberation)은 자신의 생각, 감정, 경험 등 개인적 정보를 상대에게 알려주는 것을 말한다. 변화를 결심하고 여러 사람들 앞에서 자기 계획을 알려서 실전 의시를 강화시키는 것이다. 예를 들어, 금연결심을 가족이나 주변 사람들에게 공개적으로 선언하여 의지를 강화시키는 것이다.

ⓕ 지원 관계

지원 관계(helping relationships)는 행동변화를 위해서 다른 사람들로부터 지지와 도움을 받을 수 있는 관계를 형성하는 것이다. 전화상담, 자조모임, 집단상담, 멘토-멘티 맺기 등은 사회적 지지를 강화시킬 수 있다.

ⓖ 역조건 형성

역조건 형성(counterconditioning)은 문제행동을 대체할 수 있는 바람직한 행동을 학습하는 것이다. 문제행동을 줄이기 위해 바람직한 행동을 유발하는 자극과 문제행동을 유발하는 자극을 함께 제시하여 점차적으로 문제행동을 줄이는 것이다. 예를 들어, 흡연 습관을 버리고 규칙적으로 운동을 실천하도록 유도하는 것이다.

ⓗ 강화 관리

강화 관리(reinforcement management)는 기대되는 행동으로 변화할 경우에 즉각적으로 보상하는 것을 말한다. 조건부 계약, 인센티브, 집단의 인정 등이 강화를 증가시키고, 그에 따라 행동변화 할 가능성을 증가시킨다.

ⓘ 자극 통제

자극 통제(stimulus control)는 문제행동을 유발하는 원인은 제거하고, 바람직한 행동을 선택할 수 있는 계기를 제공하는 것이다. 위험요인의 회피, 환경의 변화, 자조집단 등은 행동변화를 지지하고 문제행동의 재발을 줄일 수 있다.

ⓙ 사회적 해방

사회적 해방(social liberation)은 취약하거나 소외된 계층 사람들에게 사회적 기회나 대안을 확대시켜 주는 것을 말한다. 옹호, 적절한 정책 지원 등의 방법을 활용하며, 빈곤층을 대상으로 방문보건사업을 강화하거나 아동들이 많이 이용하는 공원을 금연공원으로 지정하는 것은 사례가 된다.

ⓛ 변화단계와 변화과정의 연관성

범이론적 모형에서는 변화단계와 변화과정이 연관되어 있는데, 변화과정은 특정 변화단계에서 그 다음 단계로 이동하기 위해 실행하는 활동을 의미한다. 다음 단계로 진행을 촉진시키기 위해서는 대상자에게 적절한 개입이 필요하고, 이 방법과 전략에 해당되는 것이 변화과정이다. 행동 변화단계별로 각 단계에서 적절한 중재방법[9]을 살펴보

9) 프로채스카 등(Prochaska, DiClemente & Norcross, 1992)은 10가지 변화과정 중에서 사회적 해방은 변화단계와 불확실한 관계 때문에 생략하였다. 사회적 해방은 모든 변화단계에 필요하다고 보아야 한다.

구분	변화단계				
	계획전단계	계획단계	준비단계	행동단계	유지단계
변화 과정	의식 고양 극적 완화 환경 재평가	자기 재평가	자기 개방	강화 관리 지원 관계 역조건 형성 자극 통제	

[그림 3-4] 변화단계별 필요한 변화과정

면 다음과 같다.

첫째, 계획전단계에서는 문제행동에 대한 인식을 증가시켜야 하고, 이를 위해서 의식 고양, 극적 완화, 환경 재평가가 가능하도록 지원해야 한다.

둘째, 계획단계에서는 동기를 부여하기 위하여 자기 재평가를 지원해야 한다.

셋째, 준비단계에서는 행동계획을 수립할 수 있도록 자기 개방을 지원해야 한다.

넷째, 행동단계에서는 새로운 행동을 강화하여 재발이 일어나지 않도록 하여야 한다. 강화 관리, 지원 관계, 역조건 형성, 자극 통제를 지원해야 한다.

③ 의사결정균형

의사결정균형(decisional balance)은 행동변화에 대한 의사결정은 변화가 가져올 긍정적 측면(이득)과 부정적 측면(손실)을 비교하여 결정된다는 것이다. 이 개념은 재니스와 만(Janis & Mann, 1977)의 의사결정모형에 기초한다. 행동변화의 긍정적 측면에 대한 인식수준이 부정적 측면에 대한 인식수준보다 높으면 행동변화가 촉진되고, 반대의 경우에는 변화의 가능성은 감소하게 된다. 한편, 운동의 행동변화단계와 의사결정균형의 연관성을 살펴보면, [그림 3-5]와 같다. 계획전단계에서는 운동의 부정적 측면이 긍정적 측면보다 훨씬 높지만, 계획단계에서는 긍정적 측면과 부정적 측면이 유사하다. 그 이후에 운동의 긍정적 측

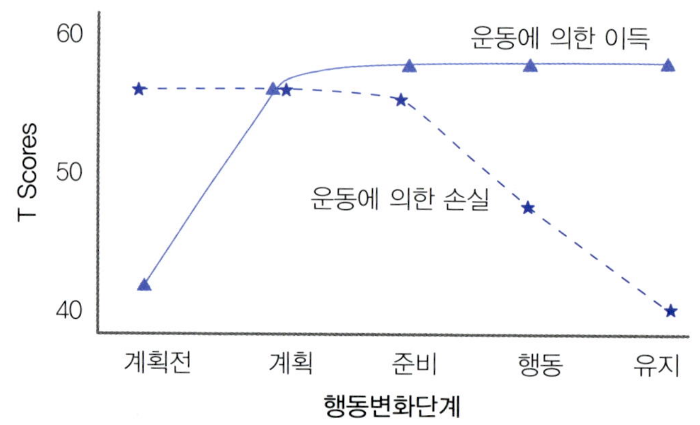

[그림 3-5] 운동의 행동변화단계와 의사결정균형

면이 부정적 측면보다 계속해서 월등히 높게 된다.

④ 자기효능감

자기효능감(self-efficacy)은 건강신념모형에서 설명한 것처럼, 특정한 행동을 성공적으로 실천할 수 있다는 자기 확신 또는 특정한 행동을 지속할 수 있다는 자신감을 의미한다. 자기효능감은 반두라(Bandura, 1977, 1982)의 개념을 도입한 것이다. 자기효능감은 사람들이 도전에 유능하게 대응하는 실제의 힘과 행동 선택에 강한 영향을 미친다. 그런데 자기효능감은 두 가지 방법으로 측정이 가능하다. 자기효능감 자체를 측정하거나 유혹(temptation)의 정도를 측정하는 방법이다. 유혹은 어려운 상황에 처해 있을 때 특정 습관을 보이려고 하는 충동의 강도를 말한다.

행동변화단계와 자기효능감과의 관계에서 준비단계 이후부터는 자기효능감이 크게 증가하는 경향을 보인다. 이것은 행동 실천을 유도하고 유지하기 위해서는 자기효능감을 강화시켜 주는 개입이 필요하다는 것을 의미한다. 아울러 준비단계 이후에 있더라도 자기효능감이 감소하고 유혹이 증가하게 되면, 변화 이전의 행동으로 돌아갈 수 있다는 것을 의미한다. 자기효능감을 측정하면 행동의 재발 가능성을 예측할 수 있게 된다.

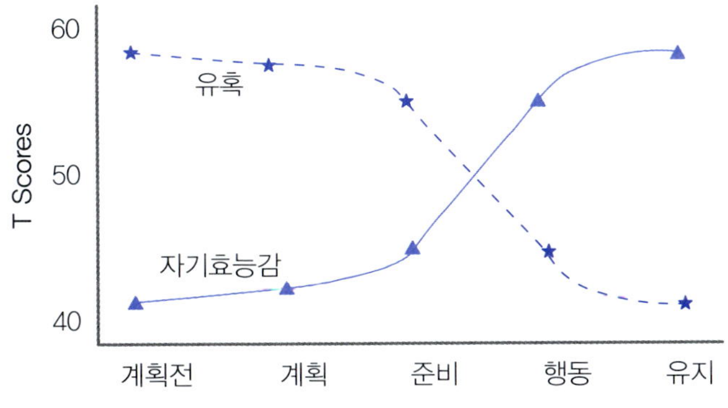

[그림 3-6] 행동변화단계와 자기효능감 관계

(3) 이론의 활용

범이론적 모형은 개인수준에서 대상자가 어떤 단계에 있는지를 사정하고, 그 결과를 근거로 적절한 개입방법을 선정해서 행동변화를 유도한다. 지속적으로 진행과정을 관찰하면서 변화단계 진행에 따라 적절한 개입과정을 모색한다. 개인의 특성이나 처한 상황 또는 건강행동에 따라 행동변화에 대한 준비정도가 다르고 단계에 진행이 차이가 있을 수 있는데, 획일적 개입이 아니라 각 상황이나 요구에 맞추어서 개입할 수 있다. 그런데 변화단계는 시간이 지남에 따라 변화할 수 있으므로 처음 사정 이후에 지속적인 사정이 필요하고 이를 근거로 적절한 개입이 이루어져야 한다.

이 모형은 오래된 생활습관을 변화시키는 데 활용될 수 있다. 흡연, 음주, 운동부족 등은 변화가 쉽지 않고, 개인이 속한 사회문화적 환경의 영향을 받아서 형성된 것인데, 이와 같은 행동변화에 적합하다. 또한, 정기적인 검진을 유도하는 여러 활동을 계획할 때에 활용될 수 있다. 지역사회뿐만 아니라 병원에서도 환자들의 예방 및 건강증진서비스 제공과 상담을 위해서 많이 활용되고 있다.

이 모형에 의거해서 행동변화를 위한 개입 후 인구집단의 단계변화 정도를 측정해서 보건교육의 사업성과를 평가할 수도 있다. 전통적으로 보건사업 평가에서는 특정 행동변화를 결과지표로 선정하여 의도한 행동의 변화를 측정하였는데, 범이론적 모형에서는 단순히 행동의 변화 유무를 측정하는 것이 아니라 행동변화의 단계가 변화하고 있는지를 측정하여 보건사업의 효과를 평가하게 된다.

3. 개인 상호간 수준의 이론

1) 사회인지이론

(1) 이론 내용

사회인지이론(Social Cognitive Theory; SCT)은 사람들이 어떻게 행동을 결정하고 유지하는지를 설명한다. 이 이론은 반두라(Albert Bandura, 1986)의 사회학습이론(social learning theory, 1977)[10]에서 발전된 것으로 기대 및 신념과 같은 개인의 인지적 특성이 환경과 상호작용하면서 행동에 어떻게 영향을 미치는지를 설명해 준다. 사회인지이론은 개인의 행동을 환경적 요인(environmental factors), 행동적 요인(behavioral factors), 인지적 요인(cognitive factors)이 서로 상호간에 영향을 주고받는 3자 관계로 설명한다. 사람들의 행동은 내부의 힘 또는 외부의 자극만으로 결정되는 것이 아니라 환경적 요인, 행동적 요인, 개인의 인지적 요인이 함께 맞물려서 서로 영향을 미친다는 것이다. 반두라는 3가지 요인이 서로 상호작용하여 사람들의 행동이 결정되는 것을 상호결정론(reciprocal determinism, 1978)이라고 하였다. 상호결정 과정은 환경은 개인이 행동하는 상황을 제시하고, 개인은 인지와 지각을 통하여 상황을 분석하고 어떤 행동을 할지 결정하게 되며, 행동은 개인에게 상황분석과 관련된 정보를 제공하고 환경에 영향을 준다.

(2) 구성요소

사회인지이론은 사회학습이론에서 인지적, 정서적 측면을 강조하여 발전된 것으로 전통적인 행동주의 관점에 인지적 접근을 추가한 것이다. 사회인지이론은 사람들이 어떻게 생각하는지, 어떤 요인들이 행동을 결정하는지를 설명해 준다. 이 이론의 구성요소는 다음과 같다.

① 상호결정론

상호결정론(reciprocal causation)은 사회인지이론의 전제가 되는 개념이다. 사회인지이

10) 사회학습이론은 개인의 행동과 개인이 속한 사회의 환경과의 상호작용에 초점을 두었는데, 여기에 개인의 인지적 특성이 환경 및 행동에 미치는 영향과 상호 관련성이 강조되면서 1986년 사회인지이론으로 발전되었다.

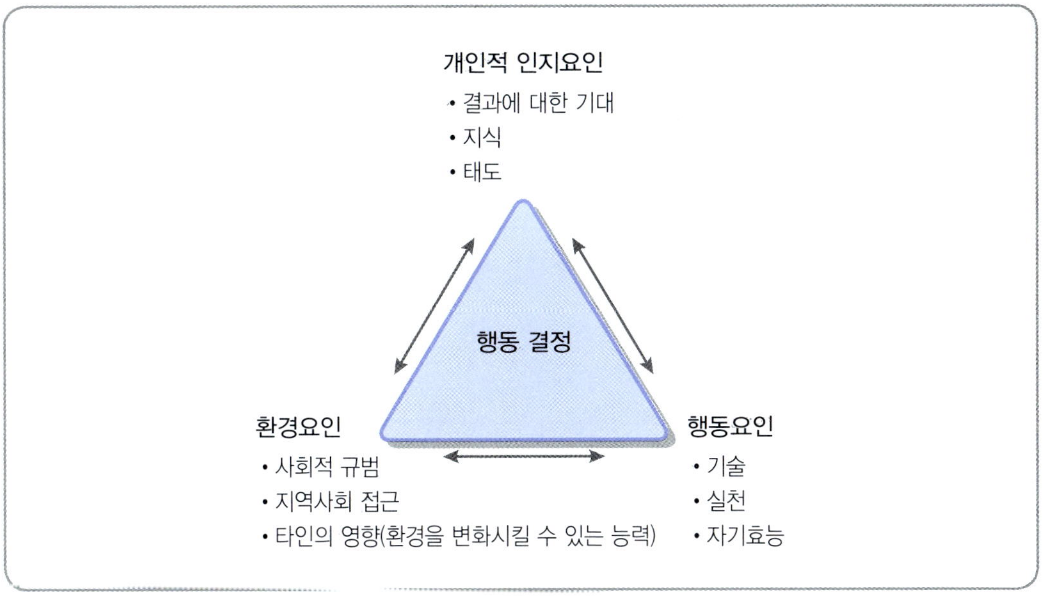

[그림 3-7] 사회인지이론의 상호결정론

론에서 개인의 행동은 개인의 인지적 특성(결과에 대한 기대, 지식, 태도 등)이나 개인을 둘러싼 환경에 의해 영향을 받는다. 아울러 행동변화 역시 환경이나 개인의 인지적 특성에 영향을 준다. 행동, 개인의 특성, 환경은 상호 결정적인 영향을 주고받으며, 이런 과정을 통해 지속성이 있는 건강행동이나 생활양식이 형성된다. 여기서 환경이란 개인이 속한 사회의 환경을 의미하고 사회적, 물리적 환경을 모두 포함한다. 그런데 개인이 주관적으로 받아들이는 환경, 즉 개인이 느끼는 상황이 중요하기 때문에 환경과 함께 상황도 고려해야 한다.

예를 들어, 마트에서 신선한 야채를 찾는 소비자가 증가하면 마트 주인은 다른 상품보다 신선한 야채를 더 많이 준비하게 되고, 이에 따라 공급자는 소비자의 기호에 따라 야채 생산을 증가시켜 공급량을 증가시키려 할 것이며, 시간이 지나면서 소비자들은 신선한 야채 구입이 쉬워지고 식습관이 변화하게 된다. 이와 같이 환경과 사람들의 건강행동, 이와 관련한 사람들의 생각, 기대 등 인지적 특성은 서로 깊은 상호 관련성을 갖고 영향을 미치게 된다.

② 환경과 상황

환경은 개인의 행동에 영향을 미치는 외부적인 조건이나 상태를 말한다. 사회적 환경(social environment)과 물리적 환경(physical environment)으로 구분되는데, 사회적 환경에는 가족, 친구, 직장 동료 등이 포함되며, 물리적 환경에는 거주지 크기, 주위 온도, 특정한 시설이나 물건에 대한 접근성 등이 포함된다. 한편, 상황(situation)은 행동에 영향을 미치는 환경을 개인이 어떻게 인지하느냐, 즉 개인의 인식이다. 사회적 상황과 물리적 상황은 어떤 행동을 채택하는데 중요한 계기를 제공한다. 따라서 개인의 행동을 이해하기 위해서는 환경뿐만 아니라 어떤 상황인지를 알아야 한다. 예를 들어, 금연을 시작한 친구가 금단증상으로 고생하는 것을 보면서, 금단증상은 일시적 현상으로 이것만 극복하면 금연에 성공할 수 있다고 인식하는 흡연자는 금단증상 때문에 금연을 시작하는 것이 어렵다고 인식하는 흡연자보다 금연을 성공할 가능성이 높다.

③ 관찰학습

관찰학습(observational learning)은 다른 사람의 행동과 그 결과를 관찰하면서 학습이 이루어지는 것을 말한다. 이러한 과정을 대리경험 또는 대리보상이라고 한다. 관찰학습은 개인의 어떤 행동을 개별적으로 수정하는 것이 아니라 주변의 모범행동을 보상하여, 그것을 지켜보는 여러 사람들이 모범행동을 학습하도록 한다. 관찰학습 과정을 공동체(예: 가족, 학교, 직장 등)에 적용하면 구성원들이 비슷한 행동 유형을 갖게 된다. 사회인지이론에서는 행동변화와 관련해서 사회적 환경의 영향을 강조한다. 사회적 환경은 개인의 행동변화에 역할모델을 제공하며, 자신이 직접적으로 시행착오 경험을 하지 않고도 다른 사람의 행동을 관찰하면서 학습할 수 있는 기회를 제공한다. 다른 사람들의 행동에 대한 사회적 보상을 관찰하면서 특정한 행동에 대해서 강화가 일어날 수 있다. 예를 들어, 어떤 학생이 교실의 휴지를 주워서 휴지통에 버렸을 때 교사가 칭찬하는 것을 목격한 다른 학생은 교실 청소에 적극적으로 참여할 가능성이 높다.

반두라는 관찰학습을 4단계(주의집중–유지–재생–동기화, 1971) 과정으로 설명하였다. 주의집중(attentional)과정은 관찰학습의 모델이 되는 행동과 그 결과에 주의를 기울이는 것이다. 유지(retention)과정은 관찰학습의 모델이 되는 행동을 돌이켜보기 위해 관찰자가 언어나 이미지로 기억하는 인지적 행동이다. 재생(motor reproduction)과정은 기억되어 있는 모델의 행동을 본인이 직접 재생산하는 것이다. 동기화(motivation)는 실제 행동으로 실현하고자 하는 동기나 욕구의 과정을 말한다.

④ 행동능력

행동능력(behavioral capability)은 무슨 행동을 해야 할지(행동에 관한 지식), 어떻게 해야 하는지(행동 기술)를 아는 것을 말한다. 어떤 행동을 학습했다고 수행(performance)할 수 있는 것은 아니며, 행동능력을 가지고 있어야 행동할 수 있는 것이다. 행동변화를 유도하기 위해서는 행동에 관한 지식뿐만 아니라 기술(skill)을 연습시켜서 행동 방법을 구체적으로 알려주어야 한다. 행동능력은 개인의 지적 능력, 연습, 교육의 결과라고 할 수 있다.

⑤ 강화

강화(reinforcement)는 행동의 반응이나 빈도 및 강도를 유발하고 증가시키는 자극을 말한다. 강화는 적극적 강화와 부정적 강화로 구분할 수 있다. 적극적 강화는 칭찬, 보상 등과 같이 바람직한 행동에 대해 바람직한 결과를 제공하여 행동의 빈도와 강도를 증가시키는 것이고, 부정적 강화[11]는 바람직하지 않은 결과를 회피(avoidance)시켜서 바람직한 행동의 빈도와 강도를 증가시키는 것이다.

사회인지이론에서는 직접강화, 대리강화, 자기강화의 세 종류가 있다. 직접강화(direct reinforcement)는 행동변화에 성공했을 때에 주변 사람들이 칭찬해 주는 것이며, 대리강화(vicarious reinforcement)는 자신이 직접 칭찬을 받지는 않지만 다른 사람이 칭찬받는 모습을 보여주어 학습할 수 있도록 하는 것이다. 자기강화(self reinforcement)는 자신을 위한 행동 기준을 세우고 그 기준에 부합될 때에는 자기 자신에 대한 강화 집행자로서 자기-보상을 하는 것이다. 그런데, 사회인지이론에서는 앞에서 설명한 세 종류의 강화를 다시 외적(external) 강화와 내적(internal) 강화로 구분한다. 외적 강화는 강화를 예측할 수 있는 사건이나 행동이 개인의 외부에서 발생하는 것이고, 내적 강화는 어떤 사건이나 행동이 가치 있다고 느끼는 개인의 인식 또는 경험을 말한다. 예를 들어, 금연을 시작할 경우에 상품권을 제공하는 것은 외적 강화이며, 건강하려고 금연을 시작해야겠다고 생각하는 것은 내적 강화라고 할 수 있다. 외적 강화는 변화를 장기적으로 지속시키지 못하는 한계가 있기 때문에 보건교육은 내적 강화에 관심을 두게 된다.

⑥ 결과기대

결과기대(outcome expectations)는 어떤 행동으로 특정한 결과가 초래될 가능성과 그 결과의 가치에 대한 개인의 믿음을 말한다. 사회인지이론에서는 사람들은 결과기대가 높은 행동을 채택한다고 가정한다. 습관적으로 고착된 행동이 아니라면 사람들은 행동을 하기

11) 예를 들어, 금연을 시작하는 흡연자에게 니코틴 패치를 무료로 제공하여 금단증상, 심리적 불안감 등의 부작용을 제거시켜 주면 흡연자들의 금연 실천은 증가하게 된다.

전에 그들의 행동결과를 예측하게 된다. 이러한 예측 행동은 불안을 감소시키고 상황을 조절할 능력을 증가시킨다.

기대는 4가지 방법을 통해서 배울 수 있다. 첫째, 비슷한 상황에 대한 과거의 경험, 둘째, 비슷한 상황에 있는 다른 사람 관찰, 셋째, 비슷한 상황에 있는 다른 사람으로부터 그 상황을 듣는 것, 넷째, 행동에 대한 감정적 또는 신체적 반응이다.

⑦ 자기효능감

자기효능감(self-efficacy)은 개인이 특정한 행동을 수행할 수 있다는 자신감을 말한다. 이 개념에 대해서는 계획된 행동이론, 건강신념모형, 범이론적 모형에서 자세히 설명하였으니 참고하면 된다. 반두라(Bandura)는 자기효능감을 행동변화의 가장 중요한 필요조건으로 제시하였다. 그 동안 많은 연구에서 행동변화를 성공적으로 수행한 사람들의 자기효능감이 실패한 사람들 보다 높았으며, 이런 이유로 자기효능감 향상이 보건교육 활동의 주요 목표가 되고 있다.

반두라(Bandura, 1997)는 자기효능감 향상 방안으로 다음의 네 가지를 제시하였다. 첫째, 단계적으로 접근하여 성공 경험을 축적하도록 한다. 둘째, 자신과 비슷한 사람들이 해당 행동을 수행할 수 있다는 것을 보여준다. 셋째, 새로운 행동을 시작하기 전에 공포나 불안을 감소시키고 긍정적인 감정을 지니도록 한다. 넷째, 당신은 할 수 있다고 강력하게 격려한다.

⑧ 수행에 대한 자기통제

수행(performance)은 특정한 목표를 달성하기 위한 인간의 행동을 말하며, 자기통제(self-control)는 목표로 삼고 있는 행동을 스스로 규제할 수 있는 것을 의미하며, 건강한 행동을 얼마나 잘 유지해 나가는지를 본인이 계속적으로 감시할 수 있어야 한다. 자기통제의 개념은 자기효능감과 유사한 점이 있다.

반두라(Bandura, 1997)는 자기통제가 형성되는 과정을 자기 모니터링(self monitoring) – 목표설정(goal setting) – 환류(feedback) – 자기 보상(self reward) – 자기 지도(self instruction) – 사회적 지지 획득(enlistment of social support)의 6단계로 설명하였다. 자기통제를 증가시킬 수 있는 방법의 하나는 목표로 하는 행동을 아주 구체적으로 정하는 것이다.

⑨ 감정관리

반두라(Bandura, 1977)는 지나친 감정유발(emotional arousal)은 학습과 실천을 방해한다고 주장하였다. 어떤 자극들은 사람들에게 공포감을 유발시키고, 공포감은 감정을 유발하여 방어행동을 하도록 한다. 방어행동은 효과적으로 자극에 대처하여 공포, 걱정, 적대감, 감정고조를 감소시키게 된다.

무스(Moos, 1976)는 감정관리에 대한 범주를 다음과 같이 제안하였다. 첫째, 부인, 억제, 순화 등과 같은 심리적 방어, 둘째, 문제를 재구성하는 인지적 기술, 셋째, 신상완화, 운동 등과 같은 스트레스 관리 기술, 넷째, 감정유발의 원인을 파악하여 효과적으로 문제를 해결하는 방법이다.

(3) 이론의 활용

사회인지이론은 행동변화를 위한 개입 전략의 방향성을 제시하기 때문에 보건교육과 건강증진프로그램 개발에 유용하게 활용될 수 있다. 특히 개인뿐만 아니라 개인을 둘러싼 환경에 대한 포괄적 접근의 필요성을 제시하기 때문에 개인이 속한 사회 속에서 오랜 시간을 두고 형성된 생활양식 등 여러 수준의 개입이 필요한 행동변화에 적합하다. 이 이론은 건강행동 외에도 일상생활에서 행동변화가 필요한 여러 영역에 활용될 수 있다.

그런데, 사회인지이론은 주요 구성요소는 제시하고 있으나 구체적인 모형을 제시하지 않고 있어서 거의 모든 현상을 설명하려는 경향이 있다. 이런 문제를 해결하기 위해서는 사회인지이론을 적용할 현상의 범위를 구체적으로 결정하고, 개입을 통해 얻고자 하는 구체적 행동변화와 개입의 대상인 영향요인을 분명히 하고 진행하는 것이 필요하다. 앞에서 설명한 다른 이론들을 활용할 때에도 적용되지만, 사회인지이론의 주요 구성요소가 건강과 관련된 행동변화를 예측할 수 있는 범위는 여건에 따라 차이가 발생하기 때문에 관련된 연구결과를 충분히 검토하여야 한다. 명심해야 할 것은 우리가 배우고 있는 이론들은 여전히 미완성이고, 앞으로 발전이 더 필요하다는 점이다.

2) 사회적 관계망과 사회적 지지

(1) 이론 내용

바네스(Barnes, 1954)는 전통적 사회적 단위로는 쉽게 설명할 수 없었던 사회적 관계의 유형을 설명하기 위해서 사회적 관계망(social network)이라는 개념을 처음 사용하였다. 연구결과를 종합해 보면, 관계 밀도가 높은 관계망의 구성원들이 더 친밀하고 도구적인 지지를 교환하며 관계망의 규범에 순응하게 하는 사회적 영향을 구성원들에게 더 많이 미치고 있다. 한편, 사회적 지지에 관한 연구는 카셀(Cassel, 1976)이 처음 시작하였다. 그는 사회적 지지와 같은 심리사회적 요인들이 다양한 건강결과의 발생 및 유행에 영향을 미친다고 주장하였다.

사회적 관계망 및 사회적 지지는 그 자체가 이론을 의미하는 것이 아니며, 사회적 관계의 구조, 과정 및 기능에 관한 개념이다. 사회적 관계와 건강 간의 관련성을 설명하기 위하여 다양한 개념적 모형들이 사용되고 있는데, 사회적 관계망 및 사회적 지지는 대표적인 사례라고 할 수 있다.

(2) 구성요소

① 사회적 관계망

사회적 관계망(social network)은 개인을 둘러싸고 있는 사회적 망(social web)을 가리킨다. 사회적 관계망은 사회적 지지를 제공할 수 있는 사람들과 지지 이외의 기능을 제공할 수 있는 사람들 간의 관계이다. 사회적 관계망 구조는 2자관계 특성으로 표현할 수도 있고, 전체 관계망 특성으로도 표현할 수 있다. 2자관계 특성으로는 상호성, 강도, 복잡성 등이 있으며, 전체 관계망 특성으로는 동질성, 지리적 인접성, 상호작용 등이 있다. 사회적 관계망 구조의 구체적인 내용은 [표 3-3]과 같다.

[표 3-3] 사회적 관계망의 구조와 특성

구조		특성
2자관계	상호성	관계 속에서 자원과 지지를 주고 받는 정도
	강도	사회적 관계가 정서적 친근감을 제공하는 정도
	복잡성	관계가 다양한 기능을 수행하는 정도
전체 관계망	동질성	관계 구성원들이 인구학적, 사회경제적으로 유사한 정도
	지리적 인접성	관계 구성원들이 핵심 인물로부터 가깝게 살고 있는 정도
	상호작용	관계 구성원들이 서로 알고 상호작용하는 정도

② 사회적 지지

사회적 지지는 항상 도움을 주려는 의도를 내포하고 있기 때문에 비판, 비난 등의 의도적인 부정적인 상호작용과는 다르다. 또한 사회적 지지는 주는 사람에 의해서 의식적으로 제공되기 때문에 단순한 관찰을 통해서 전달될 수 있는 사회적 영향(social influence)과도 구분된다. 한편, 하우스(House, 1981)는 사회적 지지를 정서적 지지(emotional support), 도구적 지지(instrumental support), 정보적 지지(informational support), 평가적 지지(appraisal support)로 구분하였다. 4가지 유형의 구체적인 내용은 [표 3-4]와 같다.

[표 3-4] 사회적 지지의 유형과 특성

유형	특성
정서적 지지	공감, 사랑, 신뢰 및 관심 표현
도구적 지지	직접적인 도움과 서비스
정보적 지지	문제해결에 도움 되는 충고, 제안 및 정보
평가적 지지	피드백, 사회적 비교 등 자기평가에 유용한 정보

③ 사회적 관계망 개입 유형

사회적 관계망 개입 유형은 크게 4가지 범주로 구분된다. 기존 사회적 관계망 연결 증진, 새로운 사회적 관계망 개발, 자연적 내부 원조자 활용, 지역사회 역량 강화 및 문제해결을 통한 관계망 증진이며, 다섯 번째 범주로 구분할 수 있는 것은 4가지 범주의 개입을 조합하는 것이다. 사회적 관계망 개입 유형의 구체적인 내용은 다음과 같다.

㉠ 기존 사회적 관계망 연결 증진

기존의 연계를 증진시키기 위한 개입은 지지 받는 사람, 주는 사람 또는 두 사람 모두의 태도와 행동을 변화시킨다. 개입에는 효과적으로 지원을 동원하고 제공하고 받는 기술을 발전시키는 활동을 포함하며, 구체적인 건강문제를 해결하거나 다양한 상황에서 지지를 제공하기 위해 사회적 연결 관계의 질을 향상시키는데 관심을 둔다. 예를 들어, 금연 프로그램이나 체중관리 프로그램에 배우자나 친구를 활용하는 것이 기존 사회적 관계망 연결 증진과 관련된다. 이러한 개입의 어려움은 기존 사회적 관계망에서 헌신적인 지지를 제공할 구성원 찾기가 쉽지 않다는 것이다.

㉡ 새로운 사회적 관계망 개발

새로운 사회적 관계망 개발은 기존의 사회적 관계망이 소규모이고 과부하 되었거나 효과적인 지지를 제공할 수 없을 때 가장 효과적이다. 일반적으로 새로운 연계는 주요 생애 사건이나 구체적인 스트레스 요인에 대한 반응으로서 소개되는 경우가 대부분이다. 대표적으로는 멘토(mentor), 버디(buddies), 자조집단 등이 활용된다. 멘토는 지지를 필요로 하는 개인이 현재 경험하고 있는 상황에 이미 대처해본 경험이 사람이고, 버디는 현재 동일한 상황을 경험하고 있는 사람이다. 예를 들어, 금연 프로그램이나 체중관리 프로그램에서 참여자 간에 관계망을 만들어서 서로를 격려하고 지지하도록 하는 것은 버디 개입이고, 이미 금연이나 체중관리에 성공한 사람과 참여자 간에 관계망을 만들어 주는 것은 멘토 개입이다. 아울러 자조집단은 동일한 상황을 경험하고 있는 그룹으로 서로 간에 매우 높은 지지를 공유한다.

㉢ 자연적 내부 원조자 활용

자연적 원조자(natural helper)는 관계망 내에서 구성원들이 조언, 지지, 도움을 필요로 할 때 주로 찾는 구성원을 말한다. 자연적 원조자는 다른 구성원들에 의해서 존경과 신뢰를 받으며 다른 구성원들이 필요로 할 때 직접적인 도움을 제공한다. 또한 자연적 원조자는 관계망 구성원들을 서로 연결시켜 주며 관계망 외부에 존재하는 자원과도 연결시켜 준다. 자연적 원조자 개입에서 가장 먼저 해야 할 일은 원조자 역할을 담당하는 구성원을 파악하는 것이다. 원조자를 파악하는 가장 보편적인 방법은 지역사회 구성원들에게 직접 질문하여 자주 이름이 거명되는 명단을 정리하는 것이다.

㉣ 지역사회 역량 강화 및 문제해결을 통한 관계망 증진

지역사회의 문제를 해결하는데 지역사회 구성원들을 참여시키는 개입은 해당 지역사회에 존재하는 관계망을 강화시킬 수 있다. 집단적인 문제해결 과정에 참여를 통해서 지역사회 구성원들은 기존의 관계망을 강화할 뿐만 아니라 새로운 연결고리를 만든다. 지역사회 문제해결 개입이 사회적 관계망에 미치는 영향이 간접적이지만, 이 개입을 통하여 구성원들의 관계망이 얼마나 중첩되는지를 알아보는 것은 지역사회 내에서 새로운 정보를 보급하는데 도움이 된다.

(3) 이론의 활용

사회적 관계망과 사회적 지지가 개인의 건강상태에 중요한 요인으로 작용한다는 것은 보건교육이 담당해야 할 새로운 영역이 무엇인가를 알려준다. 보건교육사는 지역사회 역량을 강화

하는 구체적인 방법으로 사회적 관계망과 사회적 지지를 향상시키는 활동에 적극적으로 개입해야 한다. 특히 사회적 지지는 자연적 또는 비공식적 관계망이나 공식적인 관계망을 통해서 제공될 수 있으며, 지지를 받을 사람들과 사회적으로 비슷한 사람들이나 유사한 상황에 처해 본 경험이 있는 사람들이 지지를 제공할 때 더욱 효과적이다. 친밀한 관계는 정서적 지지를 제공할 때 적합하고 정보적 지지를 제공할 때에는 공식적 지지 제공자가 더 적합한 것으로 알려져 있었다. 이러한 이유로 그 동안 보건교육 개입에서는 대상자들을 전문가와 연결시켜 사회적 지지를 증진시키려고 하였다. 그러나 건강행동을 효과적으로 변화시키기 위해서는 정보적 지지와 정서적 지지가 모두 필요하기 때문에 사회적 관계망의 구성원들을 적절하게 활용하는 것이 필요하다.

4. 조직 및 지역사회 수준의 이론

1) 조직변화이론

(1) 이론 내용

조직의 환경적 특성이 구성원들의 건강생활실천을 촉진 또는 방해하는 결과를 초래하므로 조직의 특성을 이해하고, 조직의 바람직한 변화를 유도하는 것은 조직수준의 건강증진 활동에서 중요하다. 조직변화이론은 조직 내부에서 건강증진을 위한 중재 실행을 어떻게 촉진할지를 알려 주고, 조직이 긍정적 건강정책이나 서비스를 도입하거나 도입하지 않는 이유를 설명하는데 도움을 준다. 조직변화는 조직 내의 변화와 조직과 조직 간의 협력을 유도하는 방안으로 구분할 수 있다. 조직 내 변화를 설명하는 이론은 단계이론과 조직개발이론이 있으며, 조직 간 협력의 기초가 되는 이론은 조직 간 관계이론과 지역사회 연합활동이론이 있다.

(2) 조직 내 변화

① 단계이론

단계이론(Stage Theory)은 조직이 변화할 때에 일련의 단계를 거친다고 본다. 앞에서 배운 범이론적 모형(TTM)의 원리, 즉 변환단계에 맞추어 변화전략을 적용해야 한다는 원리가

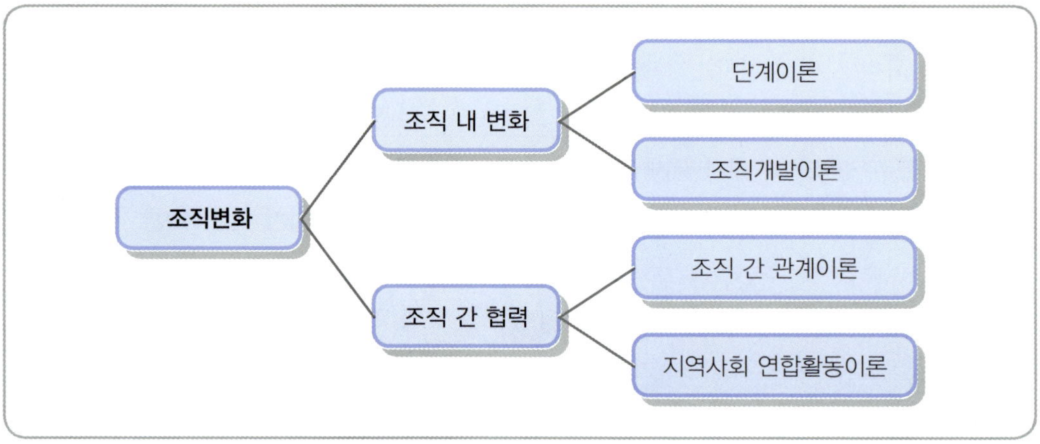

[그림 3-8] 조직변화이론의 종류

조직 차원에 적용된다고 보면 된다. 조직의 성공적인 변화를 위해서는 조직의 변화단계별로 적합한 변화전략을 채택해야 하는데, 전략의 적절성은 현재 조직이 놓여 있는 변화단계와 조직외부의 사회경제적 상황의 영향을 받는다. 따라서 조직은 현재 자신의 위치와 외부 상황을 주의 깊게 확인해야 변화를 촉진할 수 있는 전략을 채택할 수 있다. 조직변화의 단계를 바이엘과 트라이스(Beyer & Trice, 1978)는 7단계로, 크라우즈니와 에르난데스(Kaluzny & Hernandez, 1988)는 4단계로 제시하였다.

[표 3-5] 단계이론 구성요소

4단계	7단계	내용	변화전략
인식 단계	충족되지 못한 수요 감지	문제점 인식 및 분석, 해결방안 모색	인식제고 활동 촉진
	가능한 반응에 대한 조사		
	대안 평가		
	행동과정 채택여부 결정		
채택 단계	활동 시작	정책형성, 자원할당	채택에 필요한 정보제공
실행 단계	변화 시작	변화실행, 반응발생, 직원 역할변화 발생	실행을 위한 훈련과 기술적 지원
제도화 단계	변화의 제도화	변화된 정책과 프로그램의 지속화	지속화를 위한 시스템 구축

② 조직개발이론

조직개발(organizational development)은 조직이 직면하고 있는 문제를 해결하고, 조직의 재생능력을 증진시키기 위한 노력을 말한다. 지속적인 진단, 활동계획, 실행, 평가 과정을 통해서 조직에 필요한 지식과 기술을 전수 받고, 조직의 규범과 가치를 변화시켜 미래의 변화를 관리할 수 있는 역량을 향상시키게 된다. 버터포스(Butterfoss, 2008)는 조직개발 이론의 주요 구성요소를 조직풍토(organizational climate), 조직문화(organizational culture), 조직역량(organizational capacity)이라고 하였다. 각 구성요소의 구체적인 내용은 다음과 같다.

㉠ 조직풍토

조직풍토(organizational climate)는 구성원들이 느끼는 조직의 특성이나 속성에 대한 주관적 인식의 결과를 말하며, 조직분위기라고도 한다. 조직의 관행에 대한 태도와 신념이 조직풍토를 형성하게 되고, 구성원들의 행동에 영향을 미치게 된다. 리더십, 의사소통 방식, 참여경영, 역할의 명확성, 갈등해결 방법 등이 조직풍토를 구성하는 요소가 된다. 조직풍토는 조직이 제공하는 서비스의 질과 결과에 영향을 미치게 된다.

㉡ 조직문화

조직문화(organizational culture)는 구성원들이 공유하는 가치, 행동규범, 행동유형을 말한다. 조직문화는 구성원들이 무의식적으로 조직을 생각하고 판단하는 방식을 반영하게 된다. 조직풍토가 동적이고 상황에 따라 변화하는 것과 달리 조직문화는 오랜 기간에 걸쳐서 형성되고 안정적이어서 변화되기 어렵다.

㉢ 조직역량

조직역량(organizational capacity)은 조직의 하부시스템들이 최적으로 기능을 수행하는 상태를 말한다. 조직풍토와 조직문화는 조직이 효과적, 효율적으로 기능할 수 있는 역량에 영향을 미친다. 프레츠비와 완더스맨(Prestby & Wandersman, 1985)은 자원의 획득(resource acquisition), 조직구조(organizational structure), 활동(activities), 성과(accomplishment)를 조직역량의 4요소라고 주장하였다. 이들의 주장에 따르면, 적절한 자원을 획득하지 못하거나 자원획득과 업무 수행을 위한 구조가 조성되지 못한 경우, 자원을 효과적, 효율적으로 동원하지 못하고, 가치 있는 성과가 없는 조직은 사라지게 된다.

(3) 조직 간 협력

① 조직 간 관계이론

조직 간 관계이론(Interorganizational Relations Theory)은 조직들이 협력할 수 있는 방법에 관심을 두고 있다. 이 이론은 지역사회에서 각 조직이 개별적으로 문제해결에 접근하는 것 보다는 조직들 간에 협력하여 포괄적이고 통합적으로 접근하는 것이 문제해결에 효과적이라고 생각한다. 조직 간의 연계는 교환 네트워크(exchange networks), 활동 네트워크(action networks), 체계적 네트워크(systematic networks)로 구분할 수 있다. 교환 네트워크는 제한된 협력활동을 실시하는 관계로 조직 간의 업무 담당자들에 유지되는 느슨한 연계이고, 활동 네트워크는 조직의 목적에 수반된 협력활동을 성취하기 위하여 자원을 공유하는 연계이며, 체계적 네트워크는 조직들이 공동으로 상품 또는 서비스를 생산하기 위하여 장기간 동안 공식적인 관계를 유지하는 연계를 말한다.

② 지역사회 연합활동이론

지역사회 연합활동이론(Community Coalition Action Theory; CCAT)은 버터포스와 케글(Butterfoss & Kegler, 2002)에 의해 개발되었으며, 14개의 구성요소(constructs)와 이 요소를 근거로 개발되고 경험적으로 검증된 23개의 제안(propositions)으로 구성되어 있다. 이 구성요소와 제안들은 지역사회 연합구축 과정을 포괄적으로 이해할 수 있는 틀을 제공한다. 지역사회 연합은 지역사회의 다양한 조직, 구성기관을 대표하는 사람들의 집단이 공동의 목적을 달성하기 위하여 형성한 동맹을 말한다. 연합활동은 정관, 협약서 등을 지닌 공식적 구조로 장기간에 걸쳐서 진행된다. 조직 간의 협력과 연합의 장점은 새로운 정보 및 자원에 대한 접근성을 높일 수 있고, 서비스의 중복을 줄일 수 있으며 자원을 효율적으로 공유할 수 있다. 특히 단일 조직의 권한을 넘어서는 복잡한 문제에 공동으로 대응할 수 있다. 그러나 단점은 개별 조직의 자율성을 손상시킬 수 있으며, 상호 간 의견이 다를 경우에는 의사결정의 지연을 초래할 수 있다.

지역사회 연합활동이론에서는 연합이 형성(formation), 유지(maintenance), 제도화(institutionalization)의 단계를 거쳐 개발되고, 새로운 문제나 과제를 만나게 되면 다시 형성단계로 돌아가게 된다. 형성단계는 주도적인 기관이나 집단이 관심 문제를 해결하기 위하

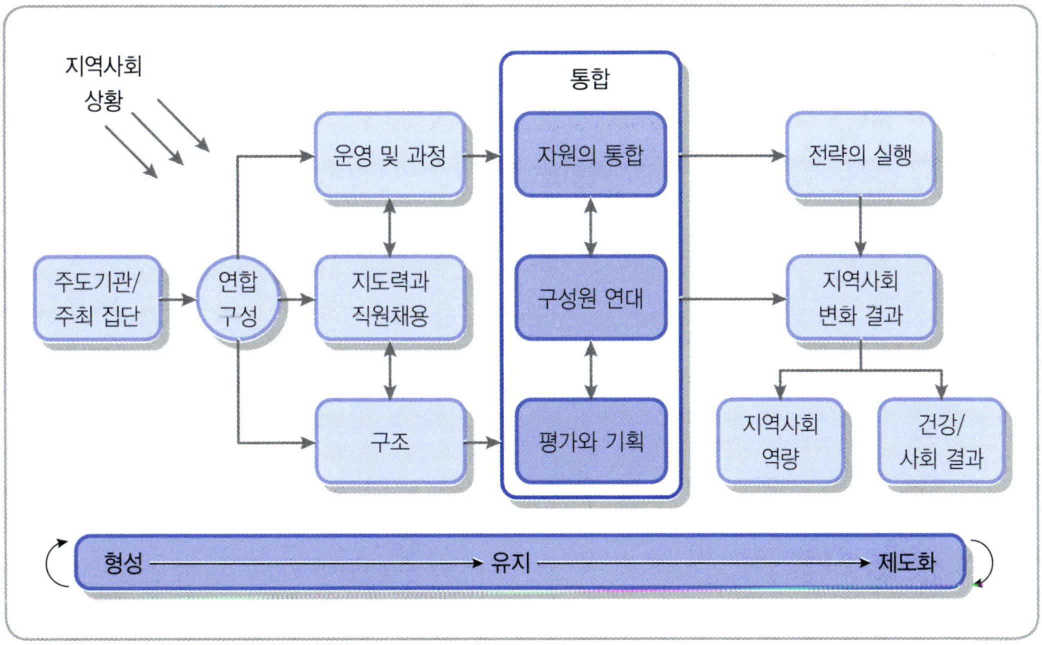

[그림 3-9] 지역사회 연합활동 모형

여 핵심 집단을 결성하는 과정이다. 유지단계는 구성원들의 참여를 유지시키면서 연합의 목적을 달성할 수 있는 구체적인 활동을 수행하는 과정이다. 제도화단계는 성공적인 연합활동을 통해서 효과적인 전략들은 제도화되고, 지역사회의 다른 조직에서 효과적인 전략들을 채택하게 되어 장기적인 연합으로 진행되는 과정이다.

2) 혁신확산이론

(1) 이론 내용

혁신확산이론(Diffusion of Innovation Theory; DIT)[12]은 로저스(Rogers, 1983, 1995)가 완성한 것으로, 구성원들이 새로운 것으로 인식하는 아이디어, 사물 등의 혁신(innovation) 확산속도와 채택(adoption)시점에 차이가 발생하는 원인을 밝히는데 초점을 둔다. 혁신이란

12) 라이언과 그로스(Ryan & Gross, 1943)를 중심으로 농촌사회학에서 시작하였는데, 초기 연구들은 어떻게 새로운 농업 기술이 농부들 사이에 퍼지는지를 이해하는데 초점을 두었다. 확산이론이 건강분야에 적용되면서 가족계획, 새로운 임상검사와 기술, 새로운 약 사용, 건강증진 프로그램 등을 이해하는데 활용되고 있다.

기존에 비해 새로운 면이 부각된 모든 것을 의미하는데, 어떤 혁신이 분명하게 장점이 있다고 해도 이것이 모든 사회구성원들에게 받아들여지고 확산되는 것은 아니기 때문에 효과적으로 확산하는 방법에 관심을 기울이게 된다. 여기에서 확산(diffusion)은 시간이 경과함에 따라 혁신이 사회구성원들 사이에서 특정한 채널을 통하여 의사소통되는 과정을 말한다.

사람들은 혁신적인 방법이 개발되고, 그 혁신의 효능과 효과를 충분히 설명하면, 그러한 방법들이 널리 활용될 것이라고 생각한다. 그러나 많은 연구결과에 따르면 새로운 방법을 사용해보고자 하는 초기의 관심이 지속적으로 이어지는 경우는 매우 제한적이고, 새로운 변화와 관련된 대부분의 혁신은 실패로 끝난다. 따라서 혁신 이상으로 확산이 중요하며, 혁신을 적극적으로 확산할 수 있는 계획을 혁신개발과 함께 수립할 필요성이 있다. 혁신확산이론은 혁신에 확산이론(diffusion theory)을 적용한 것이라고 할 수 있다.

(2) 구성요소

로저스가 제시한 혁신확산이론의 주요 요소는 혁신, 의사소통 채널, 시간, 사회체계이다. 네 가지 구성요소의 세부 내용은 다음과 같다.

① 혁신

혁신(innovation)은 새로운 변화이며, 이를 채택하여 활용하는 개인이나 조직이 새로운 것으로 인식하는 아이디어, 제품, 실천방안 또는 대상을 말한다. 여러 연구결과에서 인지된 혁신의 특성이 혁신확산 속도에 가장 큰 영향을 미친다는 것을 보여주고 있다.

혁신의 특성은 첫째, 상대적 이점(relative advantage)으로, 질적 또는 양적 측면에서 기존 제품이나 서비스보다 더 좋은 가치와 혜택을 제공한다고 판단되면 채택 가능성이 커진다. 둘째, 적합성(compatibility)으로, 기존의 가치관과 문화, 사회적 요구와 부합되어야 채택 가능성이 커진다. 셋째, 시험가능성(trialability)으로, 혁신을 채택하기 전에 경험해 볼 수 있어야 한다. 예를 들어, 무료 샘플을 나누어 주었을 때에 채택과정이 수월하게 이루어진다. 넷째, 관찰가능성(observability)으로, 혁신을 직접 채택한 사람들의 결과를 확인하거나 주변 사람들로부터 혁신의 혜택에 대한 이야기를 듣게 되면 채택 가능성이 커진다. 다섯째, 복잡성(complexity)으로, 혁신을 이해하거나 사용하기 어렵다고 느낄수록 채택 가능성이 낮아진다.

② 의사소통 채널

의사소통 채널(communication channels)은 개인이 다른 사람과 메시지를 주고받을 수 있는 도구나 방법을 말한다. 사람들 간의 활발한 교류를 통하여 혁신에 대한 정보가 공유되고 관심이 생기며, 이점이 있다고 확신되면 혁신을 채택하여 시도해보고 생활의 일부가 된다. 그런데 혁신을 전달하는 것이 무엇보다 중요하기 때문에 사람들은 대인 간 소통 또는 대중매체를 통하여 의사소통을 시작하게 된다. 효과적인 확산을 위해서는 공식적, 비공식적 의사소통 채널을 활용하여 전략을 실행에 옮기는 것이 필요하며, 이러한 활동은 혁신의 지속성을 높이고 장기간에 걸친 지속 가능성과 제도화를 보장하는 결과를 가져온다. 최근에는 SNS, 인터넷, TV, 신문 등이 중요한 의사소통 채널로 관심을 받고 있지만, 내용에 따라 친구, 가족, 이웃, 직장 동료가 채택에 더 강한 영향을 미칠 수 있다.

③ 시간

시간(time)은 혁신이 채택 또는 거절될 때까지 걸리는 과정을 말한다. 로저스(Rogers, 2003)는 혁신-결정 과정을 지식(knowledge), 설득(persuasion), 결정(decision), 실행(implementation), 확증(confirmation)의 다섯 단계로 구분하였다. 첫째, 지식은 대상 인구집단에게 혁신을 알리는 것이다. 광고를 하거나 역할 모델이 될 수 있는 사람을 이용하여 신속하고 긍정적인 반응을 유도하게 된다. 둘째, 설득은 혁신에 대해서 긍정적인 태도를 형성하도록 하는 것이다. 혁신을 명확하게 인식할 수 있도록 자세한 정보와 지식을 제공하게 된다. 셋째, 지식과 설득 단계를 거쳐서 혁신에 긍정적인 태도를 형성하게 되면 사람들은 혁신을 수용하기로 결정하게 된다. 그러나 혁신에 대한 정보가 잘 전달되지 못하고 개인적인 이득이 인지되지 못하면 혁신에 대한 긍정적인 태도가 형성되지 못하여 혁신을 수용하지 않기로 결정한다. 넷째, 혁신을 채택하기로 결정한 다음에 사람들은 이를 실행하게 된다. 그러나 이것은 시범단계로 실행을 지속할 것인지를 결정하는 단계이다. 아울러 혁신을 한 단계 더 나은 상태로 발전시킬 수 있는 기회가 되기도 한다. 다섯째, 혁신을 채택하기로 결정하고 주변 사람들로부터 칭찬 등 긍정적인 피드백을 받게 되면 혁신을 지속화하고 마침내 생활양식의 일부가 된다. 그런데 타인의 지지가 없거나 실행이 기대 수준에 못 미치게 되면, 혁신을 중단하거나 거절하게 된다.

④ 사회체계

사회체계(social system)는 전체에서 공동의 목적을 달성하기 위해 각 부분들이 관계를 맺고 있는 일련의 단위이며, 혁신이 소개되고 전파되는 그룹의 구조적 특성을 의미한다. 확산은 사회체계 내에서 일어나기 때문에 상위체계의 구성요소, 즉 각 하위체계의 특성과 공통된 목표를 이해하는 것은 중요하다.

(3) 확산과정과 확산속도

확산속도는 그 사회체계에서 혁신을 받아들이는 속도로 구성원들이 혁신을 채택할 때까지 소요되는 시간으로 측정된다. 그런데, 혁신이 지속적으로 채택되기 위해서는 도달해야만 하는 임계치(critical mass)가 있는데, 혁신이 이 지점까지 갈 수 있도록 다양한 전략[13]이 필요하다. 확산이론에서는 시간 경과에 따라 확산의 누적 정도가 S자형의 수용곡선을 이룬다고 제시한다. S자 수용곡선은 확산이 느린 초기의 수용단계, 갑작스럽고 빠른 수용단계, 마지막으로 점차적으로 평평하게 되는 안정기를 거친다고 설명한다.

혁신확산이론은 혁신채택을 설명할 수 있는 또 다른 요인으로 소비자의 심리적 특성인 혁신성향(innovativeness)을 제시했다. 혁신 성향은 새로운 변화를 상대적으로 빨리 채택하는 정도를 의미하는데, 로저스는 어떤 혁신이 주어졌을 때 수용자들이 갑자기 그것을 받아들이는 것이 아니라 일정한 유형으로 나누어진다는 것을 발견했다. 개인마다 새로운 변화를 받아들이는데 속도의 차이가 있는데, 확산이론에서는 새로운 변화를 채택하는 속도에 따라 채택자의 범주를 혁신자(innovators), 조기수용자(early adopters), 조기다수자(early majority), 후기다수자(late majority), 최후수용자(laggards) 그룹으로 나누어 설명하는데, 이들의 분포는 정규분포 곡선을 따르고 있다. 그런데 채택속도에 따른 범주의 구분은 개입방법을 선택할 때에 도움이 된다. 혁신자 및 조기수용자는 공익광고 등 대중매체를 이용한 개입으로도 변화가 일어날 수가 있으나, 후기다수자는 다른 사람들에게서 혁신채택의 이점을 확인한 후에 채택할 가능성이 높으며, 최후수용자는 변화를 꺼리기 때문에 개인별로 집중적 개입이 필요하다.

① 혁신자

소수의 인구집단(3% 미만)으로 혁신을 가장 먼저 채택하는 사람들이다. 이들은 새로운 것을 좋아하고 기회나 위험에 도전하려는 특성이 있으며, 젊고 경제적 여유가 있는 경우가 많으며, 혁신의 예측불허 결과에 대처할 수 있는 고도의 지식과 기술을 갖추고 있다.

---

13) 로저스(Rogers)는 사회에서 존경받는 사람들이 먼저 채택하도록 유도하는 방법, 초기 수용자에게 이익을 제공하는 방법을 제시하였다.

② 조기수용자

혁신자에 이어 두 번째로 혁신을 받아들이는 인구집단(14%)이다. 이들은 교육 및 경제 수준이 높고, 집단 내에서 여론 지도자(opinion leader)인 경우가 많아서 다른 사람들이 혁신을 채택하도록 영향력을 미친다. 이들은 많은 사람들과 광범위한 네트워크를 가지고 있기 때문에 혁신을 확산하는데 크게 기여한다.

③ 조기다수자

전체 인구집단의 다수(34%)를 차지하며, 정규분포 곡선에서 정점을 향한 상향부분에 해당된다. 이들은 여론 지도자와 대중매체의 영향을 받아서 혁신을 채택하게 된다. 시간은 좀 걸리지만 혁신의 주류가 되는 인구집단이다.

④ 후기다수자

조기다수자와 마찬가지로 전체 인구집단의 다수(34%)를 차지하며, 정규분포 곡선에서 정점을 지나 하향부분에 해당된다. 이들은 혁신에 대해 의심이 많기 때문에 다수의 사회구성

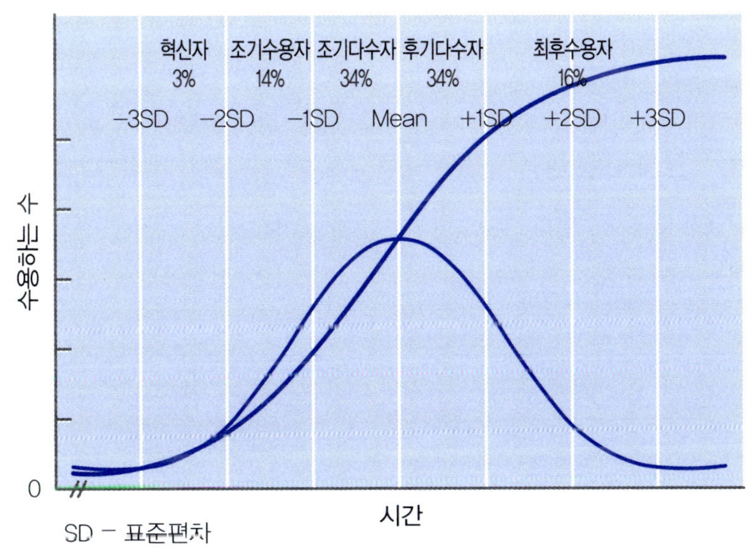

[그림 3-10] 새로운 변화의 채택곡선과 S자 수용곡선

원들이 채택한 후에 그 결과를 보고 변화를 수용하는 사람들이다. 이들은 대중매체보다는 가족, 친구 등 주변 사람들의 영향을 더 많이 받는다.

⑤ 최후수용자

혁신을 끝까지 채택하지 않거나 채택을 꺼려서 가장 나중에 받아들이는 인구집단(16%)이다. 이들은 전통을 고수하고자 하는 경향이 있으며, 혁신에 회의적이어서 혁신이 사회적으로 완전히 정착되고 이롭다는 것이 명백해질 때까지 기다리는 경향이 있다. 이들은 교육수준이 낮고 매우 제한된 사회적 네트워크를 가지고 있다.

(4) 이론의 활용

혁신확산이론은 사업의 효과적인 접근 전략을 개발하는 데 도움이 된다. 새로운 변화의 수용가능성을 기준으로 대상집단을 구분하고, 적절한 개입방법 및 효과적인 의사소통 채널 등을 선택할 수 있도록 도움을 준다. 새로운 변화를 채택하기 꺼려하거나 채택하지 않는 집단의 경우 대부분은 생활여건이나 자원이 부족한 경우이다. 이런 경우는 적절한 개입방법 개발이 어렵고, 정책적 지원이 필요한 경우가 많다. 사업의 초기에는 우선적으로 지역사회 내 공식적 혹은 비공식적인 지도자 그룹을 대상으로 개입하고, 이들을 역할모델로 활용하는 것이 확산에 도움이 된다.

최근에 건강형평성 차원에서 취약 계층을 대상으로 각종 보건사업을 우선적으로 추진하고 있는데, 이 대상자들은 새로운 변화를 채택하기 어려운 집단들이다. 효과적으로 사업을 추진하기 위해서는 개입 대상집단의 우선순위 선정이 중요하다. 직접적으로 취약 계층을 대상으로 개입하는 방법도 있지만, 지역사회 내에서 새로운 변화를 확산시켜서 취약 계층이 스스로 그 변화를 채택하도록 할 수도 있다. 따라서 확산을 성공시키기 위해서는 변화의 속성, 변화를 채택할 대상집단, 지역사회의 특성 등을 충분히 고려하여 전달방법을 결정해야 한다. 한편, 확산 정도는 어떤 사업을 실시한 후에 사업의 결과를 평가하는 지표로 활용될 수 있다.

제4장

건강증진 관련 이론

1. 건강증진 모형
   1) 이론 내용
   2) 구성요소
   3) 이론의 활용
2. 건강행동에 대한 생태학적 모형
   1) 이론 내용
   2) 개념 틀
   3) 이론의 활용
3. 사회마케팅 이론
   1) 이론 내용
   2) 구성요소
   3) 이론의 활용

HEALTH EDUCATION

1. 건강증진 모형

1) 이론 내용

건강증진 모형(Health Promotion Model)은 개인이 특정 건강증진 행동을 실천하기까지 개인적 특성과 환경 간의 상호작용을 설명한다. 펜더(Nola J. Pender)는 1987년에 건강신념 모형과 사회학습 이론을 기초로 처음 건강증진 모형을 발표하였고, 1996년에 개정된 모형을 제시하였다.

건강신념 모형이 질병 관련 행동을 설명하였다면, 건강증진 모형은 전반적인 건강증진 행동을 설명하고 있다. 건강증진 행동은 개인 또는 집단의 안녕 수준을 향상시키고, 개인의 자아실현이나 성취를 유지·증진시키는 방향으로 이루어지는 활동을 의미한다. 건강증진 모형에서는 건강을 단순히 질병이 없는 상태가 아닌 긍정적, 능동적 상태로 정의하여 건강관리에서 치료적 접근이 아닌 건강증진 행동이라는 새로운 접근을 제시하였다.

이 모형에서는 건강증진(health promotion)과 건강보호(health protection)의 개념을 분명히 하였다. 건강증진은 안녕(well-being)을 증진하고자 하는 요구에 의해 동기가 부여된 행동이며, 건강보호 또는 질병예방은 질환 등 좋지 않은 상태를 피하고자 하는 요구에 의해 동기가 부여된 행동이다. 예를 들어, 금연을 실천했더라도 더욱 건강하고 활기찬 상태를 위한 것인지(건강증진), 고혈압, 폐암 등의 질병에 대한 두려움 때문인지(건강보호)에 따라 구분된다고 보았다.

2) 구성요소

건강증진 모형은 개인적 특성과 경험, 행동과 관련된 인지와 감정, 행동의 결과라는 세 영역으로 구성된다.

(1) 개인적 특성과 경험

개인들은 각각 독특한 개인적 특성과 경험(individual characteristics and experience)을 가지며, 이는 개인의 행동에 영향을 미친다.

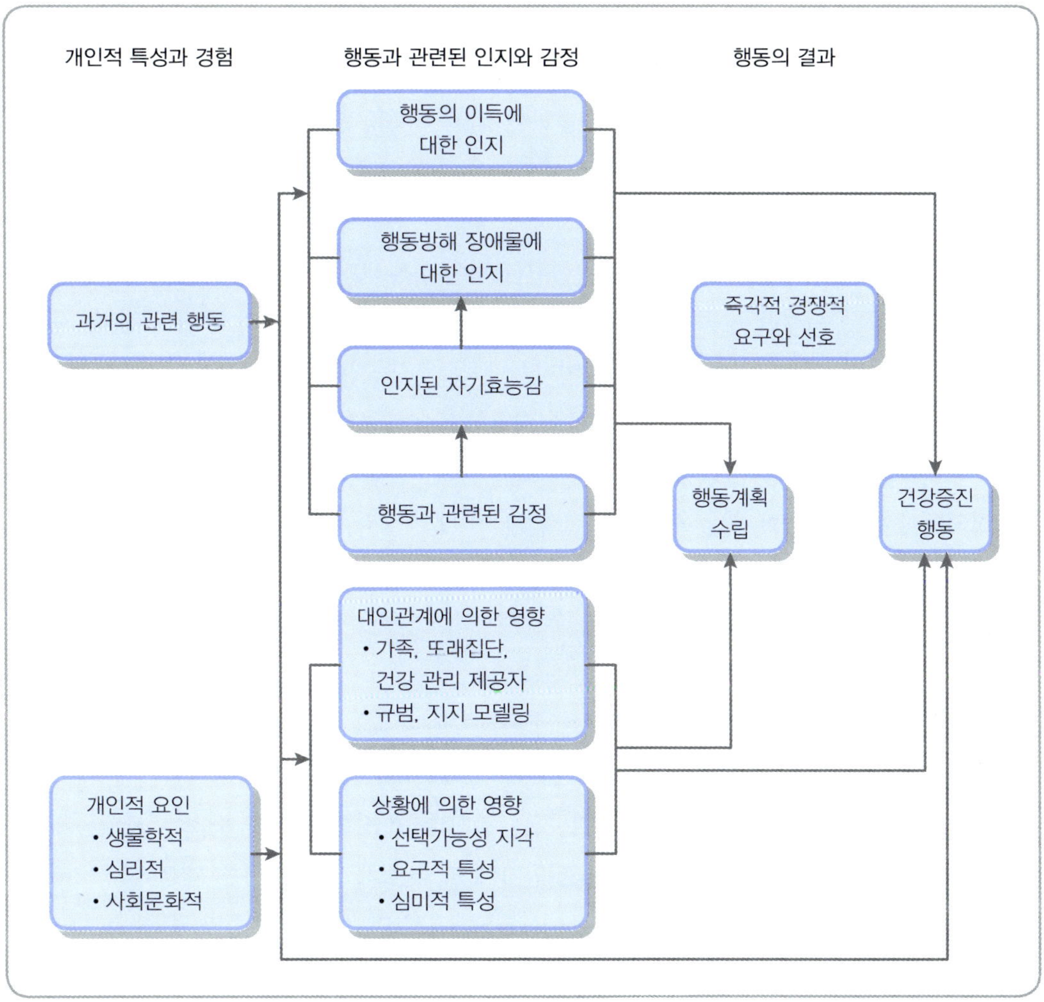

[그림 4-1] 건강증진 모형

출처: Pender N.J.(1996). Health Promotion in Nursing Practice(3rd ed). Appleton & Lange, East Norwalk

① 개인적 요인

개인적 요인(personal factor)에는 생물학적 요인(연령, 성, 성장기, 민첩성 등), 심리적 요인(자존감, 자기 동기화, 주관적 건강상태 등), 사회문화적 요인(문화적 적응, 교육, 사회경제적 상태 등)이 포함된다. 이러한 요인들은 구체적인 건강증진 행동에 대한 인지와 감정에 영향을 미칠 뿐만 아니라 행동에도 직접적으로 영향을 미친다. 따라서 개인적 요인은 특정한 건강증진 행동을 예측하는 데 활용될 수 있다.

② 과거의 관련 행동

앞으로 행동을 가장 잘 예측할 수 있는 변수는 그 행동과 관련된 과거의 행동(prior related behavior)이다. 과거의 행동은 습관이 되어 현재의 건강증진 행동에 영향을 미치는 것으로 보인다. 건강증진 모형에 따르면, 개인들은 과거의 행동을 통해 자신이 특정한 건강행동을 할 수 있다고 생각하기도 하고, 그 건강행동이 주는 이익이나 장애를 지각하기도 한다. 또한, 특정 건강행동 추구 활동과 관련된 감정이 유발되기도 한다.

과거의 행동은 이러한 행동 결과로 생기는 이득에 대한 인지, 행동과 관련된 감정, 자기효능감, 행동을 방해하는 장애물에 대한 인지를 통해 건강증진 행동에 영향을 준다. 특히 행동 과정을 시작하는 초기에 단기적 이익을 경험하면, 이러한 행동이 다시 반복될 가능성은 더욱 커진다. 모든 행동은 감정을 동반하므로, 이러한 긍정적 혹은 부정적인 감정은 기억에 저장되어 있다가 나중에 행동을 깊이 관찰할 때에 다시 생각나게 된다.

(2) 행동과 관련된 인지와 감정

① 행동의 이득에 대한 인지

행동의 이득에 대한 인지(perceived benefits of action)는 건강행동을 해서 일어나는 긍정적인 결과에 대해 어떻게 인지하고 있는지를 말한다. 특정한 행동을 하려는 계획은 그 행동으로 인한 결과가 자신에게 이익을 줄 것인가에 따라 정해진다. 이득은 내적 이득(기분 상쾌, 피로 감소, 자존감 향상 등)과 외적 이득(금전적 보상, 상호작용 증가 등)으로 나눌 수 있다. 처음에는 건강행동에 따른 외적 이익이 그 행동을 하려는 동기를 향상시킬 수 있으나, 건강행동을 지속적으로 동기화시키기 위해서는 내적 이득이 더 중요하다.

② 행동 방해 장애물에 대한 인지

행동 방해 장애물에 대한 인지(perceived barriers to action)는 특정한 행동을 할 때에 예상되거나 실제로 있는 장애물 또는 개인적인 비용에 대해 어떻게 인지하고 있는지를 말한다. 예상되는 장애물이 있다면 행동을 시도하려는 의도나 행동 실행에 방해가 될 수 있을 것이다. 장애물에는 불편함, 경제적 비용, 어려움, 유용하지 않음, 시간 등이 포함된다. 장애물은 건강행동을 회피하는 쪽으로 동기를 유발한다. 행동을 실천할 준비 정도가 낮고 장애가 클 경우 행동을 실행할 가능성은 낮고, 행동을 실천할 준비 정도가 높고 장애가 작다면 행동을 실행할 가능성은 높게 된다.

③ 인지된 자기효능감

자기효능감은 건강증진 행동을 수행할 수 있는 개인적 능력에 대한 주관적 판단을 말한다. 자기효능감이 높으면 장애가 있더라도 이를 가볍게 느끼고, 행동 방해 장애물에 대한 지각이 낮아지게 된다. 건강증진 행동을 시도하고 유지하기 위해서는 스스로 할 수 있다는 확신이 필요한데, 이를 자기효능감이라고 한다. 자신이 해낼 수 있다고 생각하지 않는 사람, 즉 자기효능감이 낮은 사람은 노력하지 않고 포기하는 경향이 있으나 자기효능감이 높은 사람은 어려움을 극복하기 위해 더욱 노력한다. 할 수 있다는 믿음이 있고 능숙하게 해낼 수 있는 능력이 있다고 믿으면, 그 행동을 잘 하지 못한다고 느낄 때보다 더 성공적으로 실행할 수 있다.

④ 행동과 관련된 감정

주관적인 감정은 행동 전, 진행 중, 행동 후에 발생하며, 그 행동이 무엇인지에 따라 다르게 나타난다. 이러한 행동과 관련된 정서적 반응은 행동 자체, 행동하는 개인, 환경에 대해 일어난다. 행동과 관련된 감정에는 흥미, 즐거움, 싫음, 불쾌 등이 해당된다. 행동 결과 유발된 감정은 두뇌에 저장되어 행동이 반복, 지속되는 데에 영향을 미친다. 긍정적인 감정과 관련된 행동은 반복되지만, 부정적인 감정과 관련된 행동은 회피되는 경향이 있다.

⑤ 대인관계에 의한 영향

대인관계에 의한 영향(interpersonal influences)은 타인의 행동, 신념, 태도에 대한 인식을 말한다. 이 인식은 실제와 일치할 수도 있고, 일치하지 않을 수도 있다. 대인관계에 의한 영향의 일차적인 원천은 가족, 또래집단, 건강서비스 제공자이다. 의미 있는 타인의 기대를 나타내는 규범, 도구적·정서적·사회적 지지, 모델링 등도 포함된다. 이는 사회적 압력이나 행동계획 수립에 대한 격려를 통해 행동에 직·간접으로 영향을 미친다. 충분한 동기가 주어진다면 사람들은 자신이 존경 받을 수 있고 사회적 강화를 얻을 수 있도록 행동하는 경향이 있다.

⑥ 상황에 의한 영향

개인이 상황을 어떻게 인지하는지에 따라 행동이 달라질 수 있다. 쉽게 접근할 수 있는 자원과 프로그램이 있고, 이를 선택할 수 있다면 건강행동은 증가할 것이다. 예를 들어, 외식을 할 때 저염식을 선택하여 먹을 수 있는 환경이 제공되고, 동시에 이를 지각하고 있다면 건강행동을 실천할 기회도 많아질 것이다.

사람들은 부조화보다는 조화롭게 느낄 때, 소외감보다는 소속감을 느낄 때, 위협감보다는 안전하다고 느끼는 상황이나 환경에서 행동을 실행하게 된다. 심미적인 환경이나 상황은 건강행동을 촉진시키게 된다.

(3) 행동 결과

① 행동계획 수립

인간은 일반적으로 조직적으로 행동한다. 행동계획 수립(commitment to plan of action)은 특정 행동을 주어진 시간과 장소에서 혼자 또는 특정한 사람과 함께 수행하겠다는 약속과 행동을 이끌어내고, 실행하며, 강화시키기 위한 전략을 세우는 과정이다. 개인들의 기호와 속해 있는 변화단계에 따라 건강행동을 활성화하거나 강화시킬 수 있는 전략을 선택할 수 있다. 효과적으로 건강행동을 수행하기 위해서는 적절한 전략이 필요하다.

② 즉각적 경쟁적 요구와 선호

경쟁적 요구(competing demands)는 일이나 가족에 대한 의무와 같이 환경적으로 개인이 통제하기 어려운 대체행동, 건강행동과 경쟁하는 행동을 말한다. 경쟁적 선호(competing preference)는 간식으로 아이스크림을 선택할 것인지 아니면 사과를 선택할 것인지를 결정하는 것과 같이, 보다 통제하기 쉬운 대체행동을 말한다. 경쟁적 요구와 선호는 모두 개인이 건강증진 행동을 지속하기 어렵게 할 수 있다. 특히 경쟁적 선호에 대한 조절 능력을 높이려면 자기조절과 통제력 훈련이 필요하다.

③ 건강증진 행동

건강증진 행동(health promoting behavior)은 최적의 안녕, 개인적 충만감, 생산적 삶과 같은 긍정적인 건강 결과를 향한 행동을 말한다.

3) 이론의 활용

건강증진 모형은 건강증진 행동의 실행에 인지-지각 요인이 미치는 영향이 크다는 것을 강조한다. 특히 인지요인은 고정된 것이 아니라 중재에 의해 변화가 가능하기 때문에, 이를 변화시켜 건강증진 행동을 촉진시킬 수 있다는 것을 보여준다. 행동을 실행하는 초기에 단기적인 유익성을 경험하게 되면 그 행동은 다시 반복적으로 실행될 가능성이 커지게 되지만, 초기에 장애를 경험하게 되면 행동을 성공적으로 실행하기 위해서 극복해야 될 장애물로 기억하게 된다. 따라서 보건교육사는 학습자들에게 행동의 유익성을 강조하고, 행동의 장애물을 극복하는 방법을 가르쳐 주고, 성공적인 경험과 긍정적인 피드백을 통하여 긍정적인 정서를 갖게 하고, 자기효능감 수준을 높여서 건강증진 행동을 촉진시키게 된다.

2. 건강행동에 대한 생태학적 모형

1) 이론 내용

생태학(ecology)은 생물체와 환경 간의 상호관계를 연구하는 분야이며, 생태학적 관점은 사람들과 다양한 물리적 환경 및 사회적 환경 간의 상호작용에 관심을 둔다. 공중보건 분야에서는 오래 전부터 질병에 대한 환경적 영향에 관심을 가졌으며, 생태학적 모형의 하나인 숙주-병원체-환경 모형(host-agent-environment model)은 감염병 분석의 기본 틀이다.

건강행동에 대한 생태학적 모형에서 환경은 사람 외적 공간을 의미한다. 행동변화와 관련된 여러 모형에서 내적 환경 및 사회적 환경의 중요성은 언급되고 있지만, 물리적 환경의 역할을 명확히 언급한 이론은 많지 않다. 그러나 생태학적 모형에서는 물리적 환경도 사회적 환경처럼 똑같이 강조한다. 이 모형의 목적은 행동에 대한 환경적 원인에 관심을 갖고 환경적 개입을 파악하는 것이다. 생태학적 모형은 앞에서 설명한 여러 건강행동 이론과 다르게 구성요소를 가지고 있지 않으며, 관점을 이해하기 위한 개념 틀(framework)만 제공한다. 이 이론은 인간의 행동을 둘러싼 내외적 요인들을 여러 단계별로 구분하고, 각 단계 간의 상호작용을 강조한다. 행동변화를 위해서는 환경에 대한 다차원적 중재가 필요하다는 것이 이론의 핵심이다.

2) 개념 틀

건강행동에 대한 다차원적 생태학적 모형의 수준별 또는 단계별 구분은 학자들에 따라 조금씩 차이가 있다. 대표적으로 맥리로이(McLeroy et al., 1988) 등은 개인 내(intrapersonal),

개인 간(interpersonal), 조직(organizational), 지역사회(community), 공공정책(public policy)의 5단계로 영향요인을 제시하였다. 각 수준별 내용을 살펴보면 다음과 같다.

(1) 개인 내

개인이 가지고 있는 지식과 태도, 믿음, 가치관, 성격 그리고 성별, 연령 등은 행동에 영향을 미친다.

(2) 개인 간

개인과 개인 사이의 관계는 행동에 중요한 영향을 미친다. 가족, 친구, 동료, 이웃 등의 사회적 관계망을 통해서 개인은 정서적 지지(소속감, 사랑, 긍정적 자아상 등), 물질적 지지(경제적 도움과 서비스 제공 등), 정보적 지지(조언, 상담, 피드백 등)와 같은 사회적 지지(social support)를 받게 된다.

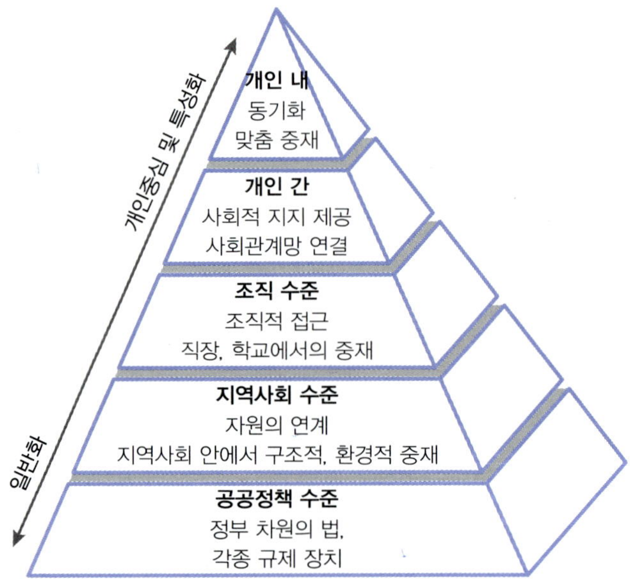

[그림 4-2] 생태학적 접근방법

(3) 조직

공통된 목적을 가지고 구성된 사람들의 공식적 또는 비공식적 집단으로 개인의 행동에 영향을 미친다. 특히 조직의 문화나 규칙, 정책 등은 행동변화에 영향을 미친다.

(4) 지역사회

지역사회에 존재하는 소속감, 사회 규범과 가치관, 사회적 연대감, 네트워크 등은 개인과 단체의 행동에 영향을 미친다.

(5) 공공정책

공공정책은 국가의 사회적 차원에서 반드시 지켜야 할 법규와 정책을 말한다. 개인, 단체, 지역사회는 여러 옹호 활동을 통해서 법규와 정책 수립에 영향을 미치게 된다.

3) 이론의 활용

최근에는 건강증진 분야에서 활동하는 많은 사람들이 생태학적 이론 틀에 근거한 다차원적인 개입을 필수적으로 생각하는 경향이 있다. 따라서 생태학적 모형을 적절하게 활용하기 위해서는 건강행동에 대한 생태학적 접근방법의 원칙을 정확히 이해할 필요성이 있다. 여기 소개하는 기본 원칙은 여러 생태학적 모형들이 갖는 공통된 특징이라고 할 수 있다.

첫째, 다양한 수준의 요인들이 건강행동에 영향을 미친다. 생태학적 모형들은 개인 내 요인, 제도적 요인, 정책 및 물리적 환경 요인이 건강행동에 영향을 미칠 수 있다는 것을 전제로 한다. 모든 수준의 요인들은 건강행동에 다른 정도의 영향을 동시에 미칠 수 있으며, 잘 개발된 생태학적 모형들은 상호작용하는 요인들을 밝혀 줄 뿐만 아니라 각 수준별 요인들이 상호작용하는 방식을 설명할 수 있다.

둘째, 다양한 유형의 환경적 요인들이 건강행동에 영향을 미친다. 환경의 범주 내에서 생태학적 모형들은 다양한 환경적 요인들의 영향을 구체적으로 제시해 준다. 생태학적 모형들은 환경적 요인들이 개인의 인식을 통해서 직접 또는 간접적으로 행동에 영향을 미친다고 가정한다.

셋째, 다차원적 개입이 가장 효과적일 수 있다. 생태학적 모형은 단일 차원의 개입은 충분한 효과를 낼 수 없다고 본다. 효과적인 행동변화를 위해서는 개인, 조직, 지역사회와 환경적 개입이 병행되어야 하며, 환경 그 자체의 변화만으로는 효과적인 행동변화를 기대하기 어렵다. 예를 들어, 사람들이 걷기 코스를 이용하려는 동기를 갖게 하는 프로그램이 없는 상태에서 건기 코스만 만드는 것은 적절한 개입이 아니라고 할 수 있다. 다차원적 접근방법을 실행할 때에는 여러 어려움이 있기 때문에 여전히 대부분의 개입들은 개인 차원에만 국한되고 정책과 환경적 변화에는 제한적이다.

넷째, 다차원적 개입은 복잡하기 때문에 프로그램의 계획, 실행, 평가를 위해서는 다양한 학문분야와 영역 집단의 참여가 필요하다. 다양한 영역의 참여자들로부터 효과적으로 협력을 이끌어내기 위해서는 많은 시간 투자와 상당한 노력이 필요하다. 그런데, 개입을 성공적으로 실행하고 재원을 확보하기 위해서는 초기부터 정부기관을 참여시키는 것이 중요하다. 또한 정치적 변화는 다차원적 개입이 성공하기 위해서 반드시 필요하기 때문에 관련 집단들은 기회가 왔을 때에 여론을 움직일 수 있도록 준비가 되어 있어야 한다. 정치적 변화는 역동적이며, 정부나 조직 리더십의 변화는 특정 건강행동에 부여된 우선순위를 바꿀 수 있기 때문이다.

3. 사회마케팅 이론

1) 이론 내용

코틀러와 로베르토(Kotler & Roberto, 1989)는 사회마케팅(social marketing)은 표적청중(target audience)들의 자발적 행동변화를 유도하기 위해서 그들이 원하는 이익을 제공하고, 행동변화를 방해하는 장애요인을 줄이고, 설득을 통해 프로그램 활동에 참여하도록 계획하는 과정이라고 하였다. 사회마케팅은 마케팅 조직과 표적시장의 구성원들 간에 자기이익 상호 충족을 기초로 하는 자발적 교환을 만들어낸다. 다시 말하면, 마케팅 조직은 자원을 이용하여 표적시장 구성원들이 원하는 이익을 증진시키고 장애요인을 감소시키게 되는데, 구성원들은 그들이 받게 되는 이익의 양이 분명할 때에 그들이 가진 돈, 시간, 노력 등을 지불하는 교환이 이루어지게 된다.

사회마케팅은 표적시장(target market)의 구성원들의 자발적인 행동에 영향을 미치는 것을 일차적 목표로 한다. 여기에는 행동을 변화시키려는 노력(예: 금연 실천)과 현재 행동을 유지하게 하려는 노력(예: 금연 유지)이 모두 포함된다. 그런데 사회마케팅의 수혜자는 프로그램을 운영하는 개인이나 조직이 아니라 표적시장의 구성원 또는 전체 사회가 된다. 이점이 상업적 마케팅과 구별되는 차이점이라고 할 수 있다. 상업적 마케팅이 마케팅 조직의 재정적 이윤에

목표를 둔다면, 사회마케팅은 구성원이나 전체 사회의 이익에 관심을 둔다.

사회마케팅은 표적시장 구성원들의 행동에 영향을 미치는 과정이다. 그런데 구성원들의 행동에 영향을 미치는 방법에는 마케팅 접근 이외에도 일반적으로 많이 이용되는 교육적 접근이 있다. 교육은 자발적 행동을 유도하기 위하여 대상자를 설득하거나 대상자에게 정보를 전달하게 된다. 교육은 특정 행동이 줄 수 있는 이익에 대한 인식을 높일 수 있기 때문에 어떤 상황에서는 교육만으로도 행동에 충분한 영향을 미칠 수 있다. 예를 들어, 권장 행동이 가져다 줄 수 있는 이익이 충분히 매력적이거나 행동실천을 방해하는 요인을 극복하는 것이 어렵지 않을 경우에는 교육만으로도 행동변화에 영향을 미칠 수 있다. 이와 달리 마케팅 접근방법은 행동을 긍정적으로 변화시킬 수 있는 즉각적인 인센티브를 제공하거나 관련된 장애요인이나 소요되는 비용을 감소시켜 특정 행동에 더 많은 관심을 갖도록 만든다. 이런 이유로 사회마케팅은 표적시장 구성원들의 동기나 행동 수행능력을 방해하는 개인적(낮은 자기효능감), 사회적(주변지지 그룹 부족), 경제적(비용), 환경적(서비스 접근성 부족) 장애요인들을 파악하고 제거하는데 관심을 둔다.

2) 구성요소

원래 마케팅(marketing)은 소비자의 요구(need)와 욕구(want)를 파악하여 그것을 충족시키기 위한 상품이나 서비스를 제공하는 경영 활동을 말한다. 따라서 마케팅 과정은 소비자가 무엇을 원하고, 무엇을 중요하게 생각하는지를 파악하는 것으로부터 출발하기 때문에 공급자 중심이 아니라 소비자 중심(consumer orientation)으로 접근하게 된다. 사회마케팅 전략은 프로그램의 목표를 달성하기 위해 표적집단을 어떻게 선정하고, 어떤 수단을 활용할 것인지를 다루는 것이다. 사회마케팅 전략은 STP(segmentation–targeting–positioning)와 마케팅 혼합(marketing mix)으로 구분할 수 있다.

(1) STP 전략

STP는 표적시장을 인구학적(나이, 성별 등), 지리적(도시, 농촌 등), 심리학적(자기효능감, 동기부여 등), 행동적(실행 정도) 특성에 따라 세분화(segmentation)하고, 특성을 반영한 표적집단을 선정(targeting)하고, 표적집단을 만족시킬 수 있는 차별화된 포지셔닝(positioning)을 하는 것이다. 마케팅에서 포지셔닝은 어떤 제품이 소비자의 마음에 인식되고 있는 모습을 말한다. 소비자들이 상품의 특성, 경쟁상품과의 관계, 공급자의 이미지 등을 고려하여 마음속에 가지고 있는 특정한 위치를 말한다.

(2) 마케팅 혼합 전략

마케팅 혼합은 소비자로부터 원하는 반응을 얻기 위해 사용하는 통제 가능한 수단들의 집합이다. 일반적으로 마케팅 혼합요소에는 상품(product), 가격(price), 장소(place), 촉진(promotion)이 4P로 고려된다. 최근에는 여기에 3P인 인력(personnel), 제시(presentation), 과정(process)이 추가되어 7P 요소가 고려되고 있다. 마케팅 혼합요소가 반드시 4P 또는 7P를 따라야 하는 것은 아니고, 구체적인 하위요소들은 프로그램에 따라 차이가 있을 수 있다. 여기에서는 마케팅 4P로 알려져 있는 마케팅 혼합요소를 살펴본다.

① 상품

사회마케팅을 실시하는 조직은 표적시장 구성원들의 행동변화 가능성을 높이기 위해서 어느 정도의 상품(product)을 제공할지 결정한다. 표적시장 구성원들은 그들이 원하는 이익이 많으면 많을수록 그들이 가진 자원(돈, 시간, 노력 등)과 이익을 자발적으로 교환할 가능성은 커진다. 따라서 가용자원을 이용하여 표적시장 구성원들이 원하는 다양한 이익을 최대한 제공할 수 있도록 새로운 상품을 만들거나 기존의 상품 또는 서비스를 바꾸어야 한다.

② 가격

사회마케팅 과정에서 표적시장 구성원들의 상품 구매 또는 교환과 관련된 장애요인 또는 비용을 파악하게 된다. 가격(price)은 표적시장 구성원들이 부담해야 하는 비용으로 경제적, 심리적, 사회적, 환경적인 것들이 포함된다. 사회마케팅을 실시하는 조직은 어떤 비용이 가장 큰 장애요인인지를 파악하여 비용을 최대한 감소시킬 수 있도록 가용자원을 활용한다. 파악한 비용을 많이 줄이면 줄일수록 표적시장 구성원들이 남은 비용과 이익을 자발적으로 교환할 가능성은 커진다.

③ 장소

장소(place)는 상품을 소비자에게 전달하는 경로이다. 사회마케팅을 실시하는 조직은 표적시장 구성원들이 그들의 상품을 쉽고 편리하게 접할 수 있도록 해야 한다. 구성원들 앞에 가능한 자주 상품을 내놓고, 구성원들이 제품을 필요로 하는 시점과 근접한 시점에 제품을 내놓기 위해서 어떻게 해야 하는지를 결정해야 한다. 그런 결정적인 시기에 그들에게 접근할 수 있는 사람이 누구인지를 파악하고, 다른 조직들과 협력하는 방법을 모색할 수도 있다.

④ 촉진

촉진(promotion)은 표적시장 구성원들에게 마케팅 상품이 합리적인 가격과 매력적인 이익을 제공하고, 편리한 곳에서 상품을 쉽게 구매할 수 있다는 것을 알리는 것이다. 이렇게 할 경우에 자발적으로 교환할 가능성은 커진다. 사회마케팅 촉진 요소에는 커뮤니케이션이나 교육이 포함되며, 구체적으로는 광고, 홍보, 선전, 우편물, 전자메일, 텔레마케팅, 샘플 등 다양한 방법이 포함된다.

3) 이론의 활용

사회마케팅은 영리 추구의 마케팅 원리와 기술을 활용하여 사회적 분위기를 조성하고 행동변화를 유도한다. 마케팅은 인센티브를 제공하거나 강화하여 행동을 자발적으로 변화시키거나 자발적인 변화를 유도하는 환경을 만드는 활동이다. 따라서 사회마케팅이 행동변화에 영향을 주기 위해서는 표적대상의 이익을 높이고 장애요인을 낮추는 교환 개념을 고려해야 한다. 사회마케팅의 목적이 개인의 행동을 변화시키는 것이지만, 이익이나 장애요인과 관련된 환경 또는 문화를 바꾸어 직접적으로나 간접적으로 그 목적을 달성할 수 있다. 한편, 사회마케팅은 개인의 행동변화 뿐만 아니라 조직이나 지역사회 차원의 변화를 이끌어 내는데도 적용할 수 있다.

사회마케팅은 소비자를 지향하는 과정이기 때문에 소비자 조사와 환경분석을 바탕으로 한다. 사회마케팅을 실시하는 조직은 소비자 조사를 통해서 표적시장 구성원들을 촉진시키고자 하는 행동과 관련해서 더 잘 이해하려고 하며, 특히 구성원들의 요구와 욕구, 얻고자 하는 이익, 장애요인, 제안할 수 있는 기회를 이해하는데 초점을 둔다. 한편, 환경분석은 소비자들이 결정을 내리는 환경을 이해하는 것이다. 어떤 제안이 구성원들에게 경쟁력 있는 제안이 될지를 파악하고, 소비자들이 결정을 내리는 맥락에 영향을 미치는 사회적, 환경적, 경제적 요인들을 파악하는데 관심을 둔다.

제 5 장

학습이론

1. 학습의 이해
   1) 개념
   2) 학습의 형태

2. 행동주의 학습이론
   1) 고전적 조건화
   2) 조작적 조건화
   3) 행동주의 심리학
   4) 보건교육에의 응용

3. 인지주의 학습이론
   1) 형태주의 심리학
   2) 인지주의 심리학
   3) 인지주의 학습원리
   4) 보건교육에의 응용

4. 구성주의 학습이론
   1) 인지적 구성주의
   2) 사회적 구성주의
   3) 보건교육에의 응용

HEALTH EDUCATION

1. 학습의 이해

보건교육은 건강과 관련된 행동변화를 목표로 하기 때문에 보건교육 담당자는 인간 행동과 관련된 심리학의 기본이론을 이해하고, 그 원리를 보건교육 활동에 적용할 수 있어야 한다. 학습에 대한 기본 내용은 다음과 같다.

1) 개념

일반적으로 학습(learning)이라고 하면 공부를 떠올리지만, 학습은 공부만을 의미하는 것이 아니라 유기체에서 항상 일어나는 심리과정이다. 학습은 지식 획득을 의미한다. 새로운 지식을 갖게 되면 과거와는 다른 행동을 할 수 있게 된다. 예를 들어, 특정 대상이나 행동에 대해서 싫어하는 반응을 보이는 경우에도 내가 직접 경험한 것 보다는 많은 경우에 주변 사람들의 말과 행동을 관찰하면서 습득한 결과이다. 또 다른 학습과정인 교육이나 경험을 통하여 특정 대상이나 행동에 대해서 긍정적인 반응을 보일 수도 있다.

학습은 경험 또는 연습의 결과로 발생하는 행동의 영구적인 변화를 의미한다. 학습이 새로운 지식을 획득하는 것이라면, 획득된 지식은 어떤 방식으로 표현되어야 한다. 그 표현은 행동을 통해서 이루어지기 때문에 학습과정을 연구하는 학자들은 학습을 행동변화로 이해한다. 그러나 어떤 학자들은 우리가 알고 있는 것을 모두 행동으로 나타내지는 않기 때문에 학습과 수행(performance)을 구분하고, 학습을 행동 잠재력의 변화라고 한다. 그런데 행동변화는 모두 학습을 통해서만 가능한 것은 아니다. 예를 들어, 치매에 걸리게 되면 특정한 행동을 하게 되는데 이것은 학습과는 상관이 없다. 따라서 학습은 경험 때문에 생기는 일관된 변화만을 의미한다.

2) 학습의 형태

학습의 가장 기본적인 형태는 한 자극[1]에 대한 유기체의 반응이 변화하는 것이다. 동일한

1) 학습을 촉진하기 위해서는 자극(stimulus)이 쉽게 지각되고 의미 있게 조직화되어야 한다. 예를 들어, 나트륨 줄이기 교육을 할 때에 내용이 논리적, 체계적으로 전달되어야 교육생들의 참여와 호응이 높게

자극을 반복적으로 경험하여 그 자극에 대한 반응이 감소하는 것을 습관화(habituation)라고 하며, 반대로 한 자극에 대한 반응이 그 자극을 경험할수록 더 강해지는 것을 민감화(sensitization)라고 한다. 그런데, 한 자극에 대한 학습보다 좀 더 복잡한 것은 두 사건 간의 연관성에 대한 학습이다.

예를 들어, 규칙적인 생활을 하면 질병에 걸리지 않는다는 것을 배운다. 이런 학습은 두 사건을 연결시킨다는 의미로 연합학습(associative learning)이라고 한다. 습관화 또는 민감화와 같이 한 가지 사건에 대한 학습과 달리 연합학습은 두 사건 간의 연관성을 다루게 된다. 연합학습에는 두 자극 사이의 관련성을 배우는 고전적 조건형성(classical conditioning)과 어떤 행동과 그 결과 사이의 관계를 배우는 도구적 조건형성(instrumental conditioning)이 있다. 동물과 인간의 모든 행동을 조건형성의 원리로 설명할 수 있다고 생각되던 때가 있었지만, 조건형성 연구를 통해 알려진 학습원리로 설명하기 어려운 현상들이 발견되었다. 이러한 사례들은 유기체의 타고난 생물학적 요인이 특정 종류의 학습을 가능 또는 불가능하게 만든다는 것을 보여주어 조건형성의 학습원리가 보편적이 아니라는 것을 알려주었다.

2. 행동주의 학습이론

행동주의는 인간 내부의 현상보다는 관찰 가능한 행동에 초점을 두는 이론으로 상황을 통제하여 행동을 통제하고자 한다. 행동주의자들은 왜 그런 행동이 유발되었는지에 대해서는 관심이 없고, 행동결과에만 관심이 있다. 행동주의에서는 학습을 경험의 결과로 나타나는 관찰할 수 있는 행동변화로 본다. 행동주의에서 학습통제는 학습자 외부에 있다고 전제하고, 환경을 변화시키거나 통제하여 행동을 변화시키려고 한다. 행동주의 이론의 근본원리는 자극(stimulus ; S)과 반응(response ; R) 간의 연합이다. 자극은 시각, 청각, 촉각 등 환경으로부터 학습자에게 제시되는 모든 것을 말하며, 반응은 자극으로 인한 행동이다. 행동주의 이론은 크게 고전적 조건화와 조작적 조건화로 구분된다.

나타난다. 교육환경에는 교육매체뿐만 아니라 강사의 목소리, 교육장소의 벽 색깔, 창 밖의 소음 등도 포함된다. 강의 시간이 지나치게 길어지거나 내용이 지루하거나 이해하기 어려울 때는 교육생들은 강의에 집중하지 않게 된다. 이와 달리, 강의가 너무 재미있어서 핵심적인 내용이 간과되는 경우도 있다. 따라서 자극이 의미 있게 조직화되어야 학습을 촉진시킬 수 있고 그 효과를 얻을 수 있다.

1) 고전적 조건화

(1) 파블로프의 이론[2)]

고전적 조건화(classical conditioning)는 1902년 파블로프(Ivan Pavlove)의 개 실험에서 시작되었다. 그는 개가 먹이를 주기 위해 걸어가는 자신의 발자국 소리를 듣고 침을 흘리는 것을 발견하고, 이 현상을 통하여 학습원리를 설명하였다. 그는 개가 입속에 먹이가 있을 때뿐 아니라 먹이가 담겨 있던 그릇을 보거나 먹이를 주는 실험자의 모습만 봐도 침을 흘리기 시작하는 현상을 입증하였다. 침 분비를 일으키는 물리적 자극이 없는데도 침이 흘러 나오는 현상을 심적 분비(psychic secretion)라고 불렀다. 유기체에 어떤 반응은 학습되지 않은 자동적인 것이 있는데, 이를 무조건 반응(unconditioned response)이라고 하고 무조건 반응을 일으키는 자극을 무조건 자극(unconditioned stimulus)이라고 한다. 무조건 자극에 대하여 무조건 반응이 일어나는 것이 무조건 반사(unconditioned reflex)이다.

파블로프 실험에서 종소리는 처음에는 침분비를 유발하지 않았지만 종소리와 먹이의 짝짓기를 여러 번 시행하면서 종소리는 먹이를 예고하는 신호가 되고, 결국에는 종소리만으로 침 분비가 유발되었다. 학습되기 전의 종소리는 침 분비와는 무관한 중성자극이었는데, 무조건 자극(먹이)과 짝지어져 새로운 반응을 유발하게 될 때에 그 자극을 조건 자극(conditioned stimulus)이라고 하였다. 조건 자극에 대해 새롭게 학습된 반응을 조건 반응(conditioned response)이라고 하며, 조건 자극에 대해 조건 반응이 일어나는 것을 조건 반사(conditioned reflex)라고 하였다. 결국 조건화 이후에 종소리는 그것 자체만으로도 침을 흘리는 행동을 유발하게 되었다. 파블로프의 실험은 학습은 학습자가 자극과 반응을 연결하여 발생한다는 것을 증명하였다. 그의 이론은 자극과 연결된 본능적인 반사적 행동만 다루었다는 한계가 있다. 그러나, 파블로프의 학습은 매우 체계적이고 과학적인 방법으로 외부의 사건에 의해 유도될 수 있고, 그 결과는 예측 가능하며 학습이 일어나는 환경 속성을 변화시켜 학습의 양과 가능성을 변화시킬 수 있다는 것을 보여주었다.

---

2) 고전적 조건화 적용 사례는 다음과 같다. 초등학생을 대상으로 매주 1회씩 정기적으로 보건교육을 실시하는데, 시간이 지날수록 학생들의 집중력이 떨어지고 수업분위기가 산만하게 되었다. 보건교육사는 학생들이 수업에 집중하지 않고 장난을 치거나 친구들과 잡담하는 상황이 발생할 때마다 주의를 집중시키기 위해서 녹음된 종소리를 크게 틀었다. 녹음기에서 큰 종소리가 들리면 학생들은 귀를 막고 보건교육사의 강의에 집중하였다. 이런 상황이 반복되자 학생들은 보건교육사가 녹음기로 다가가려고 하면 귀를 막고 조용해 졌다. 파블로프 이론에 따르면, 녹음기의 큰 종소리는 무조건 자극이고 귀의 자극은 무조건 반응이다. 학생들은 보건교육사가 녹음기를 작동시키는 모습(조건 반응)을 귀의 자극(조건 반응)과 연결시키는 것이다.

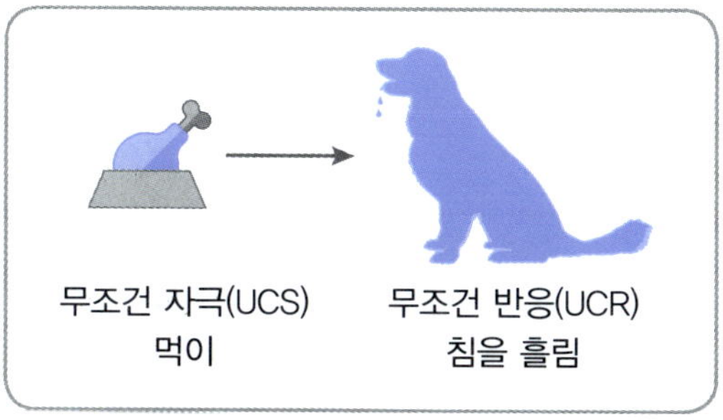

[그림 5-1] 무조건 자극과 무조건 반응

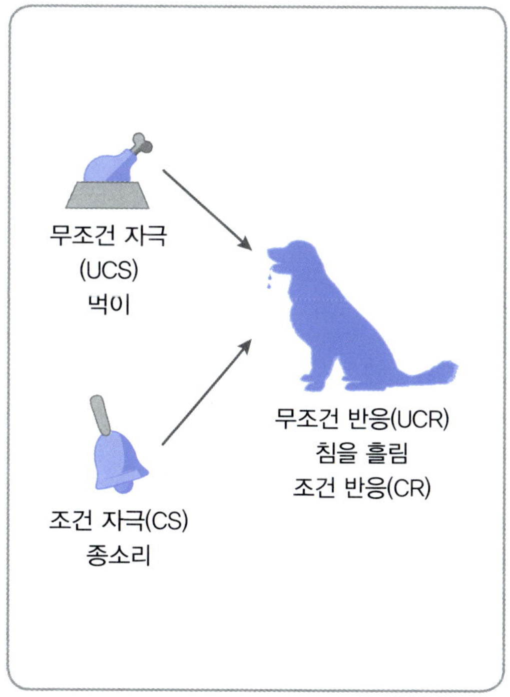

[그림 5-2] 조건 자극의 제시

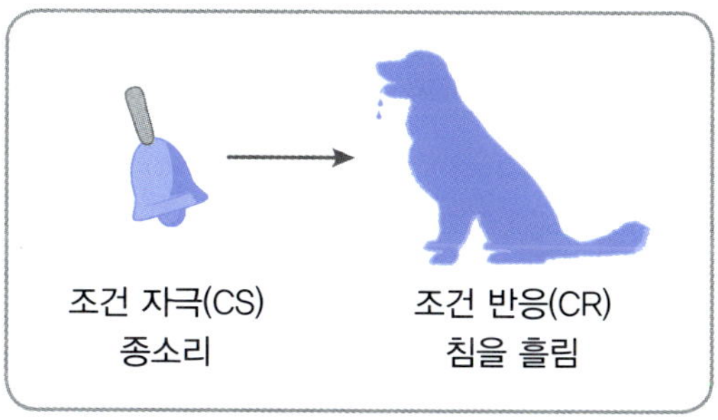

[그림 5-3] 조건 자극과 조건 반응

(2) 손다이크의 이론

손다이크(Edward Thorndike)는 안쪽에 빗장 문이 설치되어 있는 나무로 만든 상자 안에 굶주린 고양이를 넣고 상자 바깥에 먹이를 두어 문제상자에서 고양이가 탈출하는데 걸린 시간을 측정하여 시행착오 학습(trial and error learning)이라는 개념을 제시하였다. 시행착오 학습은 여러 가지 반응을 임의적으로 해 보다가 그중 어느 하나가 문제를 해결하게 되면 그 반응이 여러 시행에 걸쳐 점진적으로 습득되는 과정이다. 만족스런 결과를 수반했을 때는 그 결합 강도가 증가하고, 불쾌한 결과를 수반했을 때는 그 결합 강도가 감소한다고 주장하면서 이런 학습에서 작용하는 원리를 손다이크는 효과의 법칙(law of effect)이라고 하였다. 효과의 법칙은 어떤 반응의 강도가 과거에 그 행동이 초래했던 결과에 좌우된다는 것이다.

손다이크의 이론에 따르면, 어떤 행동을 수정하려고 할 때에는 그 행동이 일어날 때까지 기다렸다가 그것이 발생했을 때 만족할 만한 보상을 제공해야 한다. 만족스런 보상은 특정 행동과 그 행동이 발생하는 상황 간의 연합을 강화할 것이다. 만약 행동을 제거하고자 한다면 불쾌한 보상을 제공하면 된다.

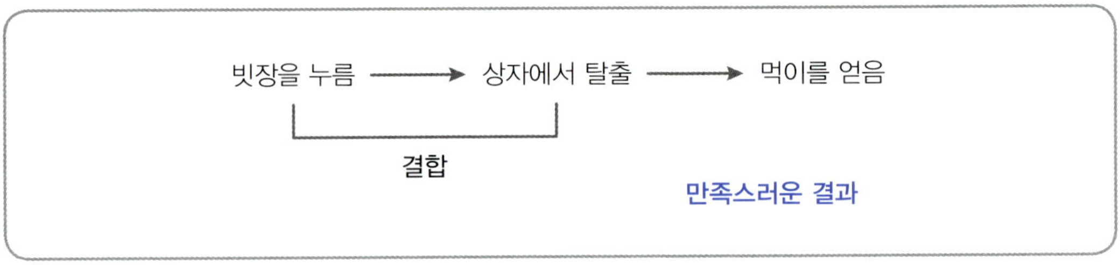

[그림 5-4] 효과의 법칙

2) 조작적 조건화

고전적 조건화 이론은 일부의 학습 행동을 설명해 주긴 하지만 모든 행동은 본능적인 자극과 연결되어야 하고, 인간은 단순히 자극에 반응하는 수동적인 존재로 간주된다는 점에서 다양한 인간의 행동을 설명하기에는 한계를 지닌다. 스키너(Skinner)는 고전적 조건화 이론을 확장하여 인간의 행동을 조절하고 통제하는데 강력한 도구가 되는 조작적 조건화 이론(operant conditioning theory)을 제시하였다.

스키너는 지렛대를 누르면 먹이가 나오는 상자 속에 쥐를 넣어 실험했다. 쥐가 우연히 지렛대를 눌렀을 때 먹이가 나오는 것을 경험하자 다음부터 그 쥐는 계속 지렛대를 누르는 행동을 보였다. 지렛대를 누르는 행동(조작)이 그 결과로 제공된 먹이(강화물)에 의해서 학습되고 증가된 것이다. 조작적 조건화는 이와 같이 유기체가 먼저 어떤 행동을 하면(조작) 이를 강화하여 그러한 행동의 빈도가 높아지도록 하는 것을 말한다. 손다이크는 동물의 행동에 뒤따르는 결과가 만족스러운 것이면 그 행동이 더 강해지고, 성가신 것이면 그 행동이 약화된다고 하였다. 그러나 스키너는 만족이나 성가심 같은 주관적인 용어를 완전히 객관적인 용어로 대체하였다. 특정 반응을 증가시키는 절차를 강화(reinforcement), 약화시키는 절차를 처벌(punishment), 강화와 처벌을 일으키는 자극을 강화물과 처벌물이라고 불렀다.

어떤 행동을 학습시키는 방법의 하나는 그 행동이 일어나면 보상을 주는 것이다. 예를 들어, 직장에서 금연에 성공한 직원들에게 보너스를 제공하면 흡연하는 직원들이 더 많이 금연 실천을 시도하게 된다. 보상을 받은 행동은 강화되고, 그렇지 못한 행동은 점차로 사라지게 되는 것이다. 이와 같은 결과는 어떤 행동이 학습될지의 여부는 그 행동의 결과가 무엇이냐에 좌우된다는 것을 의미한다.

조작적 조건화는 고전적 조건화와는 다르다. 고전적 조건화에서 반응은 처음에 무조건 자극과 조건 자극에 의해서 유발된다. 강화를 위한 자극(무조건 자극)이 다른 자극(조건 자극)과 연결된 것이다. 이와 달리 조작적 조건화에서는 반응이 처음에는 낮은 빈도로 유발되지만 그것이 계속 발생하고 강화가 주어짐에 따라 그 빈도가 증가한다. 조작적 조건화에서 행동의 원인은 그것에 따르는 결과이지, 그 전에 선행하는 어떤 자동적이거나 학습된 자극이 아니다.

3) 행동주의 심리학

독일에서 형태주의 심리학이 발달할 무렵에 미국에서는 동물행동을 연구한 왓슨(John Watson)이 새로운 심리학 이론을 주장하였다. 그는 인간을 이해하기 위한 연구는 관찰이나 측정이 가능할 뿐만 아니라 설명이 가능해야 한다고 주장하였다. 이것이 행동주의(behavioralism) 심리학 이론이었다. 어떤 행동이든지 그 원인이 되는 자극(stimulus; S)과 결과가 되는 반응(response; R) 사이의 관계로 설명했기 때문에 행동주의 심리학을 S-R 심리학 또는 S-R 접근방법이라고 부른다. 단순히 행동을 자극과 반응의 관계로 설명하는 차원에서 끝나지 않고 행동의 이해나 예측과 수정이 가능해지면서 심리학도 다른 학문처럼 과학적 발전을 모색할 수 있게 되었다. 왓슨은 모든 행동이 특정한 환경이나 경험에 의해 좌우된다고 하면서 행동의 원인이 되는 자극에 대한 중요성을 강조했다. 그는 개인의 능력이나 장래 직업도 경험에 의해서 결정된다고 주장하였다. 심지어 정서까지도 환경이나 경험의 결과라고 주장하였다. 그는 정서적 반응은 공포(fear), 분노(rage), 사랑(love)이라는 세 가지의 형태의 기본적인 반응이 경험에 의해서 조합된 결과라고 하였다. 이러한 그의 주장은 바람직하지 못한 행동을 바람직한 행동으로 바꾸는 행동수정(behavioral modification)의 기틀이 되었다.

4) 보건교육에의 응용

(1) 행동목표 제시

행동주의에서는 사람의 행동은 외부의 자극이나 강화를 통해서 변화시킬 수 있다고 본다. 그러므로 초기에 학습을 통해서 수행해야 할 내용을 미리 제시하는 것은 바람직한 학습을 유도하는데 중요하다. 행동주의 원리에 따르면, 교육결과는 학습자의 최종 산출물을 근거로 판단하기 때문에 교육목표는 학습자가 성취해야 하는 결과로 진술되어야 한다. 다시 말하면, 교육목표는 교육이 끝났을 때에 학습자가 성취해야 하는 결과를 관찰 가능한 행동목표로 진술해야 한다. 그 행동은 관찰 가능하기 때문에 정확히 평가될 수 있게 된다.

(2) 외재적 동기의 강화

스키너의 이론은 바람직한 행동을 유발하기 위해서 행동결과로 주어지는 외적인 강화를 강조한다. 학습과정에서 정답 반응이 나타난 경우에는 칭찬, 미소, 보상 등과 같은 긍정적인 결과가 주어져야 하고, 오답 반응인 경우에는 무시되어야 한다. 부정적인 통제보다는 긍정적인 강화를 사용하는 것이 더 효과적이다. 또한, 정답 반응에 대해서는 적절히 우발적인 강화를 항상 일관성 있게 주어야 한다. 반응 초기에는 즉각적이고 긍정적인 강화가 지속적으로 제시되어야 하지만 학습자의 반응이 향상된 경우에는 간헐적으로 제시되어야 한다.

(3) 내용 구성

보건교육 내용은 쉬운 것에서부터 어려운 것으로 점진적으로 제시하여야 하고, 복잡하고 어려운 문제를 단순한 것으로 세분화해서 제시해야 한다. 내용을 작은 단위로 나누고 계열화하는 것이다. 세분화 단계는 행동을 조형함으로써 오답 반응의 가능성을 최소화하면서 바람직한 반응을 유도할 수 있다.

3. 인지주의 학습이론

인지주의는 관심의 초점이 외부적인 행동이 아니라 학습자 내부에서 일어나는 인지과정, 즉 학습자들이 어떻게 정보를 받아들이고, 해석하고, 생각하고, 문제를 해결하는지에 관심이 있다. 인지주의에서는 학습을 상황에 대한 반응으로 보는 것이 아니라 사고나 문제해결과 같은 방법으로 정보를 조직하고 재정비하는 과정으로 본다. 인지주의에서 학습은 정보처리를 위해 지적 구조를 사용하는 것이다.

1) 형태주의 심리학

행동주의에서는 자극(환경)에 따라서 행동이 결정되므로 어떠한 행동이든지 예측이 가능하다고 설명했다. 이와 달리 형태주의는 자극과 반응으로 분해하지 않고 전체적인 형태를 나타낸다. 형태주의 심리학(gestalt psychology)은 학습은 사물과 그 배경에 의해 전체적인 인식의 장을 조직하는 것이고, 이러한 과정은 전체적인 장을 고려하여 한 번에 단일하게 발생하는 것으로 본다. 형태주의 심리학은 독일의 과학자들이 형성한 학파로 쾰러(Köhler)가 대표적인 학자이다. 그는 1920년에 아프리카 해안의 카나리아 제도에서 침팬지 무리의 행동을 연구했다. 쾰러는 침팬지를 우리 속에 가둔 후 크고 작은 막대기 몇 개와 상자를 우리 바닥에 그리고 바나나를 천장에 매달아 놓았다. 이 상황에서 침팬지는 바나나를 따먹기 위해서 여러 가지 행동을 시도했지만, 계속 실패를 경험했다. 그러다가 침팬지는 갑자기 작은 막대와 큰 막대를 연결한 후 상자를 받침대로 삼아 올라가서 바나나를 따서 먹는 해결 방안을 찾아내게 되었다. 쾰러는 침팬지가 바나나를 딸 수 있는 해결 방안이 문제에 대한 통찰이 생겼던 결과라고 설명했다. 이 실험은 유기체는 시행착오와 자극과 반응의 연합을 거치지 않고도 문제를 해결할 수 있음을 입증한 것이다.

톨만(Edward Tolman)은 쥐를 먹이가 있는 목표 지점까지 도달할 수 있도록 여러 개의 통로가 설계되어 있는 미로에 넣고 어떻게 먹이를 찾아가는지를 살펴보았다. 시간이 흐르자 쥐는 최단거리를 선택해서 목표지점에 도달하게 되었으며, 이러한 상황에 이르자마자 최단거리로 가는 통로를 차단하였다. 그런데 쥐는 얼마 시간이 지나지 않아 곧바로 두 번째로 짧은 통로를 선택해서 목표지점에 도달하였다. 이런 결과에 대해서 톨만은 1930년 쥐가 훈련 초기에 이미 미로에 대한 지도를 머릿속에 그렸기 때문에 그와 같은 행동변화가 나타났다고 설명했다.

쾰러의 침팬지 실험은 통찰학습(insight learning)을 설명하고 있으며, 톨만의 쥐 실험은 인지도(cognitive map)를 설명하고 있다. 통찰학습과 인지도의 개념은 동물이 무언가를 기대하고 그 행동을 유도하는 활동이 내적으로 존재했음을 보여주는 것으로 행동주의에서 설명하는 자극과 반응의 관계로는 설명하지 못한다. 특히, 인간과 같은 고등동물의 행동을 설명할 때에 행동주의 심리학 원리들은 한계점을 갖는다.

2) 인지주의 심리학

1950년대에는 단순히 자극-반응 접근방법으로 인간 행동을 이해하려는 관점이 충분하지 못함을 인식하게 되었다. 그 대신 주의집중이나 사고, 기억 등과 같은 인지적인 활동 연구에 초점을 맞추어야 한다는 주장이 부각되었다. 예를 들면, 가장 의미가 있는 어떤 행동은 전적으로 또는 겉으로는 단순히 현재의 자극에 의한 결과인 것 같지만, 이미 기억 속에 보관된 생각과 함께 종합적으로 판단한 결과에 해당된다는 것이다. 행동주의 심리학에서 예측할 수 있는 것과는 달리 경험 유무나 다소에 따라서 인간의 행동은 동일한 자극을 받더라도 사고방식이 다르므로 본질적으로 달라져 버린다는 것이다. 이와 같은 입장을 인지주의 심리학(cognitive psychology)이라고 부른다.

인지주의 심리학 관점에서의 행동은 인간이기 때문에 생각하고, 생각하기 때문에 행동한다는 틀에서 이루어지고 있다. 인지주의 관점은 의식을 연구했던 구성주의나 기능주의 그리고 형태주의 심리학과 일맥상통하고 있다. 인지주의 관점을 고려하여 행동주의의 입장을 도식적으로 표현할 때에는 그 내용이 달라진다. 우드워스(Robert Woodworth)는 1929년 인간의 행동을 단순히 행동주의에서의 S-R로 표현되는 것이 아니라, 기능주의 심리학적으로 접근하여 S와 R사이에 인지과정을 삽입시켜 S-O-R이라고 표현했다. 여기에서 O는 유기체(organism)의 인지적 활동을 의미한다. 행동주의 심리학을 토대로 인지적 활동의 중요성을 강조한 S-O-R 접근방법을 신행동주의라고 한다.

인지주의 관점에서는 행동주의의 S-R 접근방법을 검은 상자 접근방법(black box approach)이라고 비판하기도 했다. 그 이유는 행동의 원인이 되는 자극을 어떻게 받아들여 해석하고 판단하는지에 대한 내용을 전혀 설명하지 못하기 때문이었다. 그러나 1980년대 이후의 심리학계는 행동주의와 인지주의가 모두 인간의 행동 이해에 절대적으로 필요한 요소임을 인식하고, 인지행동주의라는 개념으로 표현하고 있다. 현대 심리학은 행동의 구조와 기능에 모두 관심을 가지면서 인간을 폭넓게 이해하고 있는 것이다.

3) 인지주의 학습원리

조건형성은 학습을 기계적인 학습원리에 따라 이루어지는 아주 수동적인 과정으로 이해한다. 이 관점에서는 무엇을 학습하는 데는 사고나 문제해결 과정이 필요 없게 된다. 테니스 공을 받아치는 것과 같은 연습과정에는 조건형성의 원리가 작용하지만, 기계의 작동원리를 배우는 복잡한 유형의 학습은 충분히 설명하기 어렵다. 자극-반응의 연합을 지배하는 조건형성 원리로 설명하기 힘든 학습 유형을 인지학습(cognitive learning)이라고 한다. 이는 인간을 포함한 영장류에서 잘 볼 수 있는 사고과정이 개입되는 것으로 통찰학습과 인지도(cognitive map) 등이 여기에 해당된다.

(1) 통찰학습

통찰(insight)은 문제 상황에서 갑작스럽게 문제해결이 이루어지는 현상이다. 독일의 심리학자 쾰러(Köhler)는 침팬지들이 천정에 매달린 바나나를 여러 가지 방식으로 따는 모습을 통하여 통찰학습을 설명하였다. 쾰러는 바나나를 점점 더 높이 매달아 놓았는데도, 침팬지들은 상자 위에 또 상자를 쌓아서 바나나를 따는 행동까지 하였다. 쾰러는 이러한 수행은 특정한 반응 경향성이 기계적으로 강화되거나 약화된 결과가 아니라 문제에 대한 통찰을 얻었기 때문이라고 생각했다. 통찰적 해결은 침팬지가 상황을 탐구하는 듯 머리와 눈만 굴리면서 가만히 있다가 갑자기 나타났다. 더욱이 침팬지들은 한 과제에서 배운 것을 다른 과제에까지 전이(transfer)시킬 수 있었다.

(2) 인지도

톨만(Tolman)은 쥐를 먹이가 있는 목표 지점까지 도달할 수 있도록 여러 개의 통로가 설계되어 있는 미로에 넣고 어떻게 먹이를 찾아가는지 관찰하여 인지도(cognitive map)를 설명하였다. 인지도는 동물이 미로에 대한 일종의 정신적인 지도로 쥐가 훈련 초기에 이미 미로에 대한 지도를 머릿속에 그렸기 때문에 최단거리를 선택할 수 있는 행동변화가 나타난 것이다. 이 의미는 동물은 미로가 어떻게 생겼는가에 대한 지식을 학습한다는 것이다.

(3) 관찰학습

조건형성에서는 유기체가 학습할 반응을 직접 수행함으로써 배우게 된다고 설명한다. 그러나 우리 일상생활을 돌아보면 모든 행동을 실제 수행한 후에 배우는 것은 아니다. 유기체가 직접 경험을 하지 않고 다른 개체들의 반응을 보고 학습하는 것은 관찰학습(observational learning) 또는 대리학습(vicarious learning)이라고 한다. 반두라(Bandura)는 아동이 타인의 공격적 행동을 모방하는 원리를 관찰학습으로 설명하였다.

4) 보건교육에의 응용

(1) 탐구 기능 교육

인지주의에 따른 보건교육은 학습자의 내적인 인지과정을 촉진할 수 있도록 설계되어야 한다. 정보의 제시 방법은 단순히 사실이나 외형적인 정보를 주입하는 것이 아니라 학습자가 스스로 문제를 해결하고 탐구해 나갈 수 있는 문제 해결력이나 창의력을 촉진하도록 설계되어야 한다. 따라서 교육방법은 단순히 일방적으로 정보를 제시하는 방법보다는 발견식, 탐구식, 문제 중심의 방법이 강조된다. 이는 새로운 정보만을 전달하는 것이 아니라 필요한 정보를 찾고 그것을 의미 있는 형태로 조직하며, 필요시 적절한 정보를 활용할 수 있도록 구체적 기술을 가르치는 것이 보건교육의 목적이 되어야 한다.

(2) 내재적 학습동기 강조

행동주의는 외재적 학습동기를 강조하고, 인지주의는 내재적 동기를 강조한다. 의미 있는 학습을 위해서는 학습자가 학습내용 자체에 갖는 흥미, 학습내용과 학습자의 필요와 부합, 학습자의 자발적 의지 등이 중요한 요인이며, 학습의 내재적 동기를 유발하기 위한 보건교육 전략이 모색되어야 한다. 지나치게 외재적 동기를 강조할 경우에는 내재적 학습동기가 저하될 수 있다.

(3) 과정중심의 평가

인지주의는 수업의 과정적 측면과 학습자의 인지 활동, 사고의 측면을 강조한다. 평가대상도 행동결과가 아닌 인지과정이다. 평가는 구체적인 정보나 지식을 얼마나 소유하고 있느냐의 측면이 아니라 어떤 학습 과정을 밟고 있는지에 초점을 둔다. 평가의 중요한 대상은 기억력이 아니라 문제를 탐구하고 발견하는 능력이 된다. 인지주의는 결과중심의 교육공학에서 과정중심의 교육공학으로 발전시키는 계기를 마련해 주었다.

4. 구성주의 학습이론

행동주의와 인지주의는 학습이 이루어지는 과정에 대한 심리학적인 접근이다. 이와 달리 구성주의는 지식이란 무엇이며, 지식이 어떻게 구성되는지에 대해 관심을 갖는 철학적 접근이다. 구성주의에서 지식은 외부에 객관적으로 존재하는 것이 아니라 인간에 의해 의미가 부여되는 것이며, 학습은 능동적으로 의미를 구성하는 과정이다. 구성주의에 의하면, 학습은 학습자가 지식의 내적인 표상을 구축하는 과정으로 경험에 의해 독특하게 개발되는 개인적인 해석이다. 그러므로 학습은 개인적인 경험에 근거해서 의미가 개발되는 능동적이며 개인적인 과정이다. 따라서 세계에 대한 객관적이고 절대적인 지식은 존재하지 않고, 개인에 따라 다양한 의미나 관점이 존재하게 된다. 학습은 개인의 경험에 의미를 구성하는 과정이기 때문에 학습의 중심은 교육자가 아니라 학습자가 된다. 구성주의자들은 구성적 과정이 학교나 교실의 훈련을 넘어 발생하고, 전이되기 위해서는 학습이 반드시 실제 생활의 맥락을 반영해야 한다고 주장한다. 구성주의에 대한 논의는 다양한 접근으로 이루어지는데, 인지적 구성주의와 사회적 구성주의가 대표적이다.

1) 인지적 구성주의

인지적 구성주의는 개인이 지식을 구성해 나가는 과정과 인지적 작용에 관심이 있다. 피아제(Piaget)의 인지발달이론이 인지적 구성주의의 이론적 근거가 된다. 피아제는 인간의 인지발달은 생물학적으로 결정지어지는 발달 과정의 틀 안에서 동화(assimilation)와 조절(accommodation)의 과정을 거치면서 능동적으로 발달한다고 보았다. 동화는 새로운 정보 또는 새로운 경험을 접할 때에 이미 자신에게 구성되어 있는 지적 도식(schema)에 적용시키려는 경향성이다. 한편, 조절은 새로운 정보 또는 새로운 경험을 인식하기 위해 기존의 도식을 수정하는 것이다.

피아제의 주장에 따르면, 학습은 생물학적으로 결정되는 인지적 발달 단계에 영향을 받게 되며, 효과적인 학습은 적절한 발달 단계에 맞는 자극이 주어질 때에 발생한다. 동화와 조절 과정은 인간이 수동적으로 지식을 전달받는 것이 아니라 인간이 스스로 능동적으로 정보를 내면화 시킨다는 것을 의미한다. 인지적 구성주의는 인지적 활동이 지식 구성에 핵심적인 역할을 한다고 전제하고, 동화와 조절을 촉진할 수 있는 방법에 관심을 갖는다.

2) 사회적 구성주의

사회적 구성주의는 개인에 의해 형성된 의미가 어떻게 사회적 지식을 형성하는지에 관심이 있다. 인간의 인지적 발달과 기능은 사회적 상호작용이 내면화되어 이루어지는 것으로 본다. 인지적 발달은 개인의 신체적인 성장뿐만 아니라 사회적인 상호작용의 결과로 본다. 인간의 정신은 독립적인 활동이 아니라 사회학습의 결과이며, 일상에서의 과제 해결은 성인이나 뛰어난 동료와의 대화로부터 영향을 받는다. 사회적 구성주의의 관점을 따르면, 지식의 구성은 개인 내면의 인지적 작용과 함께 사회문화적 상호작용이 통합적으로 이루어지는 역동적인 과정이라고 설명한다.

3) 보건교육에의 응용

(1) 학습자 중심의 환경 강조

구성주의에 의하면, 유의미한 학습은 학습자들이 능동적으로 학습의 과정에 참여하여 의미를 구성할 때에 가능하다. 전통적인 수업에서는 교육자의 활동이 강조된 것과 달리 구성주의에서는 학습자 활동이 주된 관심의 대상이다. 따라서 학습이 일어날 수 있는 환경을 만드는 것이 중요하다. 여기서 환경은 실제와 같은 복합적이고 역동적인 상황과 문제가 제시되며, 다양한 관점을 개발할 수 있는 기회와 안내가 주어지는 환경이어야 한다. 학습자들이 알아야 하는 것들을 중심으로 실제 환경과 유사한 맥락들이 풍부하게 제시되어야 한다. 학습자들은 일상생활에서 발견할 수 있는 실제적인 과제를 다룸으로써 실제 문제상황이 발생하였을 때에 그 지식을 적용할 수 있게 된다.

(2) 문제해결 중심의 학습

구성주의는 문제해결 중심의 학습방법을 사용한다. 구성주의적 학습환경에서는 지식이 적용될 수 있는 문제를 중심으로 학습을 제공하여 문제상황에 대한 이해와 관련된 정보를 회상하는 능력, 문제해결 과정에 대한 초인지적 감지능력, 전문가들이 실세계의 문제해결에서 경험하는 사고력을 촉진하고자 한다. 문제상황은 학습자의 학습동기를 유발하고, 관련된 지식을 점검하고, 습득하게 하며, 지식의 적용을 유도한다. 문제상황에서는 학습자가 교육의 중심이 되고, 문제를 해결하기 위한 다양한 전략들이 도출된다.

(3) 교육자의 역할 변화

교육자의 역할은 학습자가 의미를 구성하는 과정을 도와주는 보조자나 촉진자가 되어야 하기 때문에 지식의 전수자가 아니라 코치나 촉진자가 된다. 교육자는 단순히 지식을 전달하기보다는 학습자의 흥미를 유발하고, 질문을 유도하며, 지속적인 피드백과 도움을 제공하여 학습자 스스로 문제를 해결해 나갈 수 있도록 도와준다. 사회적 구성주의에 의하면, 학습에 있어서 사회적 상호작용이 중요한 요소가 되기 때문에 학습자들의 협동학습이 강조된다.

Health Education 제III부

보건교육 실행

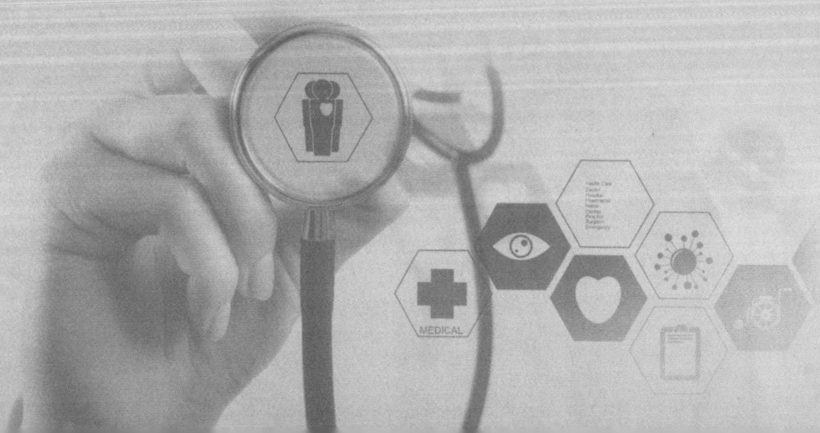
MEDICAL

제6장

보건교육계획

HEALTH EDUCATION

1. 보건교육 계획의 이해

1) 계획 수립 과정

보건교육을 효과적으로 실행하기 위해서는 구체적인 계획이 수립되어야 한다. 계획(plan)을 수립하기 위해서는 전체적으로 해야 할 일의 내용과 일의 순서를 결정하여야 한다. 그런데 처음 경험하는 일이라면 무엇을 해야 할 지, 어떤 순서로 해야 할지, 무엇이 중요한지를 파악하는 것이 쉽지 않다. 어떤 계획을 세우는데 필요한 진행 절차를 체계화시켜서 진행순서와 고려해야 되는 여러 요소를 알려주는 것이 기획모형[1]이다. 그런데 기획모형은 하나만 존재하는 것이 아니라 일의 상황이나 여건에 따라 적용할 수 있는 여러 모형이 있을 수 있다. 기획모형은 축적된 경험을 토대로 개발될 수 있기 때문에 여러 학자와 기관에서 보건교육프로그램 기획모형을 제시하고 있다. 그러나 제시된 여러 기획모형은 전혀 다른 것이 아니라 공통적인 내용과 순서를 공유하고 있다. 각각의 기획모형은 모두 장단점을 가지고 있기 때문에 해결하려는 상황에 적합한 모형을 선택해서 활용하면 된다.

일상적으로 기획(planning)을 계획과 혼용하여 사용하기도 하지만, 기획은 계획의 전체적인 틀을 구성하는 절차와 과정이고, 계획은 기획의 결과로 만들어진 최종결과물이다. 그리고 계획서는 기획의 결과물을 글로 작성한 문서를 말한다. 우리는 보건교육 기획과정을 통해서 보건교육계획을 수립할 수 있으며, 보건교육계획을 수립할 때에는 기획모형을 근거로 하는 것이 바람직하다.

2) PRECEDE-PROCEED 기획모형

보건교육을 계획할 때에 PRECEDE-PROCEED 모형이 일반적으로 활용된다. 이 기획모형은 중재대상의 상황과 요구를 다단계 기법을 통해 파악하여 보건교육프로그램을 개발 및 실행하고, 그 보건교육프로그램이 얼마나 목적을 달성하는지를 확인하는 평가로 구성되어 있다. 이 책에서는 여러 기획모형 중에서 보건교육 계획에 가장 많이 활용되는 PRECEDE-PROCEED 기획모형을 살펴본다.

---

1) 자세한 내용은 '이주열(2021), 보건프로그램 개발 및 평가(제5판), p.60-82, 계축문화사'를 참고할 것

(1) 모형의 개요

PRECEDE-PROCEED 모형은 그린과 크루터(Green & Kreuter)가 제안하였으며, 1970년대에 PRECEDE(Predisposing, Reinforcing and Enabling Construct in Educational Diagnosis and Evaluation) 진단모형으로 출발하여 1980년대에 PROCEED(Policy, Regulatory and Organizational Constructs in Educational and Environmental Development)가 추가되어 확장된 모형이다.

PRECEDE-PROCEED 모형은 중재대상의 상황과 요구를 다단계 기법을 통해 파악한 바탕 위에 보건교육프로그램을 개발 및 실행하고, 그 교육프로그램이 얼마나 목적을 달성하였는지를 평가하는 단계로 구성되어 있다. 이 모형은 계획 수립의 순서를 각 요소가 다른 요소에 영향을 미치는 방향과 반대 방향으로 진행시킨다. 각 요소의 영향은 왼쪽에서 오른쪽으로 화살표 방향으로 진행되나 계획은 오른쪽에서 왼쪽으로 화살표와 반대방향으로 진행된다.

RECEDE-PROCEED 모형은 건강과 건강행동에 영향을 미치는 다양한 변수들의 상호작용을 보여준다. 이전까지는 어떤 개인이 특정한 건강행동을 하면서 특정한 건강상태에 있을 때 그 책임을 개인 당사자에게 지우고 그 같은 건강 및 건강행동의 변화에 대한 책임 역시 개인에게 지우는 경향이 많았다. 그러나 PRECEDE-PROCEED 모형은 사회적 맥락(social context)이 개인의 건강과 건강행동에 미치는 영향이라는 것을 강조하면서 조직, 법규와 제도 그리고 공공 정책의 변화를 중요한 부분으로 부각시키고 있다. PRECEDE-PROCEED 모형은 투입(input)보다는 결과(output), 즉 삶의 질(quality of life)에 강조점을 두고 있다.

그러나 PRECEDE-PROCEED 모형은 진단과 평가에 지나치게 많은 비중을 할애한 것과 달리 실제 중재 프로그램의 개발과정에 대한 논의는 상대적으로 부족하다는 지적을 받았다. 이런 이유로 진단과정에 해당되는 PRECEDE만 활용되는 경우가 발생하고 있다. 이런 문제점을 극복하기 위하여 2005년 개정4판에서 소개된 PRECEDE-PROCEED 모형은 중재 프로그램을 구성하는 중재조정(intervention alignment) 단계를 새롭게 포함시켰다.

(2) PRECEDE-PROCEED 모형의 단계

PRECEDE-PROCEED 모형에서는 교육프로그램의 기획과정을 8단계로 나누어 설명하는데, 각 단계의 내용은 다음과 같다.

① 1단계 : 사회적 사정

사회적 사정(social assessment)은 건강과 삶의 연계성을 확보하는 단계이다. 건강을 목적으로 한 보건교육프로그램이 주민의 삶과 연계될 수 없다면 그 프로그램은 목적을 달성할 수 없기 때문이다. 따라서 보건교육프로그램 계획은 가장 먼저 대상자들이 현재 누리고 있는 삶의 질을 파악하게 된다. 삶의 질을 판단하는 지표로는 빈곤, 안정, 범죄, 인구밀도, 차별, 행복감, 적대감, 불법성, 실업, 복지, 안정 등이 있다. 기존 자료를 이용하는 것이 좋지만 필요한 자료가 없을 경우에는 사회조사, 면담, 주민회의에 참석하여 의견을 듣거나 직접 관찰하도록 한다.

② 2단계 : 역학적, 건강행동 및 환경적 사정

1단계에서 관찰한 사회적 지표에 관련된 건강문제나 건강지표를 관찰하는 단계이다. 2단계에서는 사회적 사정에서 밝혀진 문제점과 관련된 건강문제를 파악하게 된다. 이는 파악된 보건지표가 1단계의 삶의 질과 아무런 관련이 없다면 건강문제 해결이 삶의 질 향상에 도움이 되지 않기 때문이다. 2005년 개정된 모형에서는 기존의 2단계 역학적 사정과 3단계 행동 및 환경적 사정이 하나로 통합되고, 유전 요인이 추가되어 유전-행동-환경이 건강에 영향

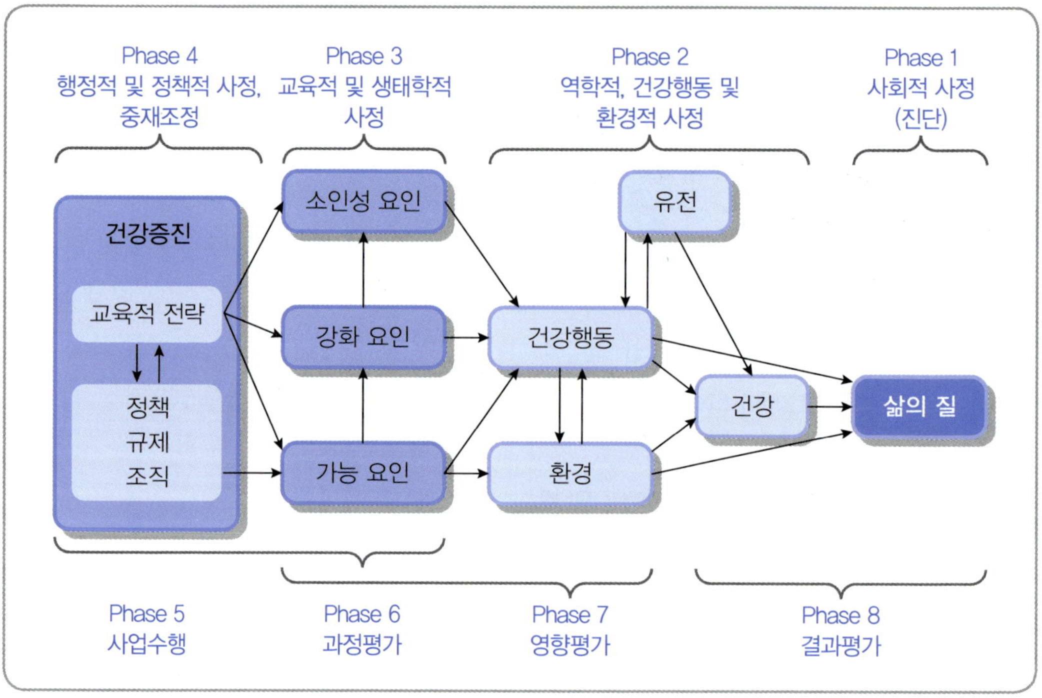

[그림 6-1] PRECEDE-PROCEDE 모형

을 주는 모형으로 변경되었다. 이에 따라 기존의 9단계 모형에서 8단계로 축소되었다. 역학적 사정(epidemiological assessment)에서 관찰하는 내용은 신체적합성, 이환, 사망, 장애, 기능적 수준, 발생, 유병 등이다. 역학적 사정에서는 건강지표의 관찰뿐만 아니라 건강지표로 관찰된 주요 건강문제의 원인과 위험요인에 대한 진단도 이루어져야 한다. 유전요인은 최근에 그 중요성이 밝혀지고 있는 건강결정요인이다. 유전요인은 후천적으로 변경할 수는 없지만 유전과 관련된 질병을 갖는 고위험군을 대상으로 사전 예방 활동을 할 수 있다.

건강행동 및 환경적 사정(behavioral and environmental assessment)은 건강문제와 관련이 있는 행동적 요인과 환경적 요인을 관찰하는 과정이다. 이 단계에서 파악되는 요인들은 건강문제의 원인 또는 위험요인이기 때문에 아주 구체적인 관련성에 근거하여 파악해야 한다. 생활행동과 환경은 상호 영향을 미치며, 건강뿐 아니라 삶의 질에도 직접적인 관련성을 가질 수 있다. 생활행동 중에서 건강과 관련된 주요 행동은 대부분 연구를 통하여 이미 밝혀져 있다. 중요한 것은 그 지역사회에서 진단된 사회문제 및 건강문제와 관련된 행동을 설명하고 찾아내는 것이다. 환경요인에는 물리적, 경제적, 사회적 인자들의 접근성, 형평성, 가능성 등이 포함된다. 환경요인 사정에서는 개인의 행동변화로는 바꿀 수 없는 환경적 요인을 파악한다.

③ 3단계 : 교육적 및 생태학적 사정

교육적 및 생태학적 사정(educational and ecological assessment)은 앞 단계에서 건강 및 삶의 질에 영향을 미치는 것으로 파악된 요인들을 변화시킬 수 있는 교육적 방법을 구체적으로 개발하는 과정이다. 특히, 건강행동에 영향을 줄 수 있는 요인 중에서 변화시킬 수 있는 요인들을 파악하고 분류한다. 이 단계에서는 소인성 요인(predisposing factor), 강화 요인(reinforcing factor), 가능 요인(enabling factor)으로 나누어 관련 요인을 관찰한다.

㉠ 소인성 요인

소인성 요인은 성향 요인이라고도 한다. 소인성 요인은 건강행동을 결정하는 요인 중에서 개인이 가지고 있는 특성으로 지식, 태도, 믿음, 가치, 인식 등이다. 이는 행동을 초래하는 동기나 근거가 되는 행동 이전의 요인으로 대상자에 따라 다르게 나타난다. 소인성 요인 중에서 지식은 필요조건이지만 충분조건은 되지 못한다. 왜냐하면, 대부분의 사람들은 아는 대로 행동하지 않기 때문이다.

㉡ 강화 요인

강화 요인은 건강행동이 지속되거나 그만두게 하는 요인이다. 건강행동을 실천할 때에 주변 사람들의 태도나 행동을 통해 얻게 되는 이득과 실천하지 않을 때의 불이익과 관련된다. 가족, 친구, 동료 등이 제공할 수 있는 것으로 긍정적 또는 부정적 보상(rewards)을 말한다. 보상에는 인정, 칭찬, 존경 등과 같은 사회적 보상도 있고, 불편이나 통증 해소 또는 비용 절감 등의 물리적 보상도 있다. 또한, 비난 및 벌금과 같은 부정적 보상도 있다. 이러한 요인들은 바람직한 행동을 강화하는 효과가 있다.

㉢ 가능 요인

가능 요인은 촉진 요인이라고도 한다. 가능 요인은 개인이나 조직이 건강행동을 실천할 수 있도록 도와주는 것이다. 보건의료기관 이용이 가능한지, 자원 이용이 가능한지, 건강행동을 실천할 수 있는 기술이 있는지 등이 포함된다. 또한, 변화시키고자 하는 건강행동의 대안 행동을 제시하는 것도 포함된다.

④ 4단계 : 행정적 및 정책적 사정, 중재조정

㉠ 행정적 및 정책적 사정

행정적 및 정책적 사정(administrative and policy assessment)은 보건교육프로그램을 실행하고 발전시키는데 필요한 조직과, 행정적 능력과 자원을 검토하고 평가하는 과정이다. 행정적 사정에서는 정책, 자원 환경, 조직 상황을 판단하고 실행하며, 정책적 사정에서는 교육프로그램의 목적과 목표가 조직의 목적과 목표와 일치하는지를 확인한다. 이 단계에서 고려해야 하는 중요한 것은 보건교육프로그램을 지원할 수 있는 예산과 가능한 자원, 보건교육프로그램 실행의 장애요인, 현재의 관련 정책과 앞으로의 정책 개선점 등이다. 이 단계를 거치면서 최종적인 운영계획이 만들어진다.

㉡ 중재조정

2005년 개정판에서 제시된 PRECEDE-PROCEED 모형의 중재조정(intervention alignment)은 사회·생태학적 전제에 따라 우선순위 결정요인을 보건프로그램 구성요소에 연계시키는 것이다. 중재조정은 목적 달성을 위해 적절한 개입과 전략을 만드는 과정이다. 중재조정은 조합(matching), 배치(mapping), 공유(pooling), 조화

(patching)라는 4개 과정으로 이루어진다.

[표 6-1] 중재조정 요소의 내용

중재조정 요소	내용
조합	• 중재목표를 사회 · 생태적 자원별로 구분하기 • 사회 · 생태적 자원별 중재활동 조합하기
배치	• 중재활동 대상인 건강문제에 대한 인과논리 밝히기 • 중재활동에 대한 활동논리 밝히기 • 중재활동에 대한 논리이론 밝히기
공유	• 기존의 유사 프로그램 파악하기 • 기존 프로그램을 통한 경험 및 지식 활용하기 • 기존의 활용가능 자원 파악하기 • 자원, 경험을 활용한 효과와 효율 도모하기
조화	• 프로그램에 대한 현장의 의견 반영하기 • 프로그램에 대한 전문가의 의견 반영하기 • 의견 반영을 통해 현장 맞춤성과 전문성 함양하기 • 프로그램 검토를 통해 빈틈 줄이기

⑤ 5단계 : 실행

진단결과를 근거로 개발된 보건교육프로그램을 실행하는 단계이다. 1-4단계가 보건교육프로그램이 대상자나 대상집단의 요구나 환경에 적절한 것인지를 확인하는 과정이라면, 이 단계에서는 자원의 제약, 시간적 장애, 보건프로그램을 실행할 인력들의 자질 등을 확인한다. 보건교육프로그램을 성공적으로 실행하기 위해서는 중재방법 검토, 행정적 문제 파악, 자원의 배분상태 점검 등을 어떻게 처리할 것인가를 결정해야 한다. 그런데, 4단계와 5단계 시점에서 PRECEDE의 진단부분이 끝나고 PROCEED의 실행과 평가부분으로 넘어간다. 그러나 두 단계는 같이 진행되기 때문에 어느 시점이 5단계인지를 명확히 구분하기가 쉽지 않다.

⑥ 6 · 7 · 8단계 : 평가

6-8단계는 평가단계로 앞의 진단단계에서 설정한 목표를 달성했는지를 지속적으로 확인한다. 보건교육프로그램에 대해서 3가지 유형의 평가를 실시하는데, 6단계는 과정평가, 7단계는 영향평가, 8단계는 결과평가를 실시한다.

과정평가(6단계)는 보건교육프로그램을 실행하는 과정에서 평가를 실시하여 문제를 발견하여 수정하는 것이고, 영향평가(7단계)는 보건교육프로그램 실행의 단기적 효과를 평가한다. 결과평가(8단계)에서는 보건교육프로그램 실행의 장기적인 결과인 건강과 삶의 질을 평가한다.

2. 보건교육의 요구사정

1) 요구사정의 의미

보건교육을 계획할 때에 가장 먼저 해야 할 일은 교육대상자의 요구를 파악하는 것이다. 개인 또는 인구집단이 가지고 있는 건강문제는 무엇이며, 그들이 모르고 있는 내용을 구체적으로 조사하여 요구를 파악하는 것이 중요하다. 요구사정(need assessment)은 요구를 확인하는 과정을 말한다. 개인 또는 인구집단의 요구를 파악하고 그 요구를 해결하기 위하여 최선의 결정을 내릴 수 있도록 가치판단 관련 자료를 수집하고 활용하는 기법이다. 사정(assessment)은 의사결정에 필요한 자료를 수집하고 활용하는 과정이며 유사 용어로 진단(diagnosis)이 사용되고 있다. 진단은 원인을 강조하고 발견하는 과정을 말한다. 사정은 관련된 정보를 진단에 더 첨가하게 된다. 사정을 통하여 양적 또는 질적 자료의 특성을 파악한 후 가치판단을 통하여 미래 방향을 설정하는 것을 평가(evaluation)라고 한다.

요구사정에서는 문제 파악, 문제해결 역량 파악, 평가의 기초자료 확보, 환경변화 예측 등에 관심을 둔다. 매년 반복적으로 추진되는 보건교육 활동의 경우에는 요구사정을 통해 목적이 적절하지 못한 것으로 판단된 경우에는 수정하여 타당한 목적을 수립하여야 한다. 또한, 요구사정을 통해 특정한 보건교육프로그램의 존재 이유와 명분을 정립할 수도 있으며 기존 보건교육프로그램의 개선 방향을 제시할 수도 있다.

2) 요구사정 진행순서

요구사정에서는 보건교육을 통하여 변화시켜야 할 건강문제를 구체적으로 확인하고, 보건교육프로그램에 참여할 대상자들의 특성과 보건교육 요구를 파악하게 된다. 또한, 보건교육프로그램을 실행하는데 필요한 시설, 교육매체 등 물리적 환경에 대해서도 확인한다. 일반적으로 요구사정은 목적과 범위 결정, 자료수집, 자료분석, 건강문제와 관련된 위험요인 파악, 보건교육프로그램의 초점 결정, 요구검증 등 6단계로 나누어서 진행된다. 구체적 내용은 다음과 같다.

(1) 목적과 범위 결정

요구사정을 진행하려고 할 때에 처음 직면하는 문제는 요구사정을 해야 하는지, 필요한 것인지, 필요하다면 어떤 종류의 요구사정이 적절한지를 결정하는 것이다. 이러한 문제를 해결하기 위해서는 먼저 요구사정의 목적과 범위를 결정하여야 한다. 요구사정을 위해서는 관련된 다양한 정보를 수집하여 건강문제를 비교해 보고 우선순위를 결정해야 한다. 그런데 보건교육이 개입해야 할 건강문제를 알고 있더라도 적절한 중재방법을 찾기 위하여 요구사정을 하는 경우도 있다. 요구사정에서 자주 발생하는 문제 중의 하나는 제한된 소수 대표자만 참여시키고 교육대상자들의 전체 의견이 충분히 반영되지 못하는 것이다. 이러한 부분을 고려하여 요구사정의 범위를 결정하여야 한다.

(2) 자료수집

자료수집은 실제 요구를 정확하게 반영하고 계획을 수립할 때에 적용이 가능한 정보를 찾는 것을 말한다. 먼저 어떤 정보를 수집할 것인지, 누구로부터 정보를 수집할 것인지를 결정해야 한다. 요구조사 방법에는 직접 관찰법, 사례 조사법, 간접자료 조사법 등이 있다. 직접 관찰법은 대상집단의 요구를 직접 조사하거나 검증하는 방법으로 일반인구 조사와 표적인구 조사, 델파이(delphi), 심층면접, 관찰, 직접 경험, 공청회 등이 있다. 간접자료 조사법은 기존의 기록이나 자료를 활용하여 요구를 조사하는 방법으로 보건지표 분석방법, 행정자료 조사방법, 개인별 기록자료 조사방법, 비활동 자료 분석방법 등이 있다. 사례 조사법은 대상집단을 직접 상대하거나 관련이 있는 제3자를 접촉하여 그들의 요구를 조사하는 방법으로 보건교육프로그램 운영자 및 서비스 제공자 조사, 주요 정보 제공자 조사 등이 있다.

(3) 자료분석

자료분석은 수집한 자료를 통해 교육대상자의 요구를 분석하고 요구사항의 우선순위를 적절하게 나열하게 된다. 자료분석은 통계적 연관성을 활용하여 쉽게 진행될 때도 있지만 애매한 자료를 분석할 때가 많다. 특히 분석에 필요한 자료가 충분히 수집되지 못했을 경우에는 서로 다른 여러 자료들을 융합해서 분석을 진행하는 것이 바람직하다. PRECEDE-PROCEED 모형을 활용하면 자료분석을 체계적으로 진행하는데 도움이 된다.

(4) 건강위험요인 파악

건강문제와 관련된 위험요인을 파악하기 위해서 건강문제의 결정요인을 분석한다. 건강결정요인은 크게 유전, 행동, 환경 등이 고려될 수 있는데, 보건교육프로그램이 개입해서 대상자의 건강문제를 조금이라도 해결할 수 있는 행동 및 환경 요인에 우선적으로 관심을 둔다. 특히 건강행동과 관련된 건강위험요인을 파악한다.

(5) 보건교육프로그램의 초점 결정

보건교육프로그램의 초점 결정은 건강위험요인으로 파악된 건강행동을 변화시킬 수 있는 교육적 방법을 구체적으로 결정하는 것을 말한다. 이는 PRECEDE-PROCEED 모형의 3단계 교육적 및 생태학적 사정과 유사하다. 건강행동에 직접적인 영향을 주는 소인성 요인, 강화 요인, 가능 요인을 정확히 분석하여 어디에 초점을 두고 보건교육프로그램을 개발해야 할지를 결정하게 된다.

(6) 요구검증

요구검증은 파악된 요구가 꼭 해결해야 하는 문제인지를 확인하는 것이다. 중복 확인(double checking)에서는 지금까지 진행한 각 단계들에서 편향(bias)은 없었는지를 확인하고, 대상집단에서 포커스 그룹을 구성해서 파악된 요구에 대한 의견을 듣거나 보건의료전문가들의 의견을 듣는다.

3) 보건교육의 우선순위 결정

우리가 사용할 수 있는 자원은 한정되어 있기 때문에 파악된 요구를 제한된 자원으로 충족시킬 수 있도록 보건교육의 우선순위를 결정하여야 한다. 우선순위 결정은 객관적이고 합리적인 의사결정 과정이다. 일반적으로 우선순위 결정에는 BPRS(Basic Priority Rating System)[2]가 많이 활용된다. 그런데 우선순위 결정 방법은 완벽한 것이 없다. 다양한 구성원들이 현실적으로 가장 적절한 우선순위 결정 방법을 함께 선택하면 된다. 특정 방법을 적용할 경우에 준비하기 어려운 자료가 있을 수 있고 조직의 특성이 반영되지 않을 수 있다. 그러므로 기존의 방법은 참고로 하고 조직 구성원이 모두 동의하는 기준을 함께 만들어 가는 것이 중요하다. 우선순위를 결정할 때에 주로 사용되는 기준은 많은 사람에게 영향을 미치는 건강문제,

2) 자세한 내용은 '이주열(2021), 보건프로그램 개발 및 평가(제5판), p.109-112, 계축문화사'를 참고할 것

심각한 영향을 미치는 건강문제, 효과적인 보건교육방법이 실현가능한 건강문제, 현실적(비용, 인력 등)으로 해결이 가능한 건강문제 등이다.

3. 보건교육 목표의 작성

1) 목적과 목표의 관계

우선순위가 결정되면 실행할 보건교육의 목적(goal)[3]을 설정한다. 목적은 보건교육의 계획된 활동을 통하여 최종적으로 성취하고자 하는 방향을 제시하며, 장기적으로 달성하고자 하는 일반적인 의지의 표현이라고 할 수 있다. 예를 들어, '청소년들이 손 씻기를 실천할 수 있도록 한다' 또는 '청소년 건강수준을 향상시킨다'와 같이 기술한다. 그런데 이렇게 일반적으로 기술된 목적만으로는 보건교육의 구체적인 전략이나 실천 활동을 개발할 수가 없다. 왜냐하면, 목적은 보건교육에서 방향을 제시할 뿐이지 구체적으로 무엇을, 어떻게 할 것인지에 대해서는 기술되지 않기 때문이다.

이와 달리 목표(objectives)는 무엇이 성취되는지에 대한 설명으로 목적에 나타난 방향에 초점을 둔 구체적인 요점을 제시한다. 보건교육을 계획하는 과정에서는 추상적으로 광범위하게 정의된 교육목적을 정립한 이후 실제 수행할 보건교육 방향과 관련된 교육목표를 개발한다. 명확한 교육목표는 어떤 교육목적으로 어떻게 보건교육이 실행되어야 하는지를 구체적으로 알려주므로 적절한 보건교육 내용 및 방법을 선정하는데 도움을 준다. 아울러 교육목표는 보건교육의 성과를 평가할 때에 기준이 된다.

2) 교육목표의 범위

교육목표는 보건교육을 마친 후 의도하고 있는 건강행동 변화를 학습자 또는 교육대상자가 어느 정도 달성해야 하는지를 나타낸다. 목표는 일반 교육목표와 세부 교육목표로 구분된다. 목적은 여러 개의 일반 교육목표로 나눌 수 있고, 다시 하나의 일반 교육목표는 여러 개의 세부 교육목표들로 구분된다. 그래서 세부 교육목표들이 달성되면 하나의 일반 교육목표가 달성

3) 목적과 목표는 혼용되기도 하는데, 이런 경우 목적은 궁극적 목표로 간주된다.

되고, 여러 개의 일반 교육목표들이 달성되면 최종적으로 목적이 달성된다. 일반 교육목표와 구체적 교육목표의 내용은 다음과 같다.

(1) 일반 교육목표

일반 교육목표는 계획된 보건교육 결과를 기술한 것이다. 보건교육 전체에 걸쳐서 이루어져야 할 목표로 보건교육 이후에 학습자 또는 교육대상자에게 기대되는 역량을 포괄적으로 기술한다. 예를 들어, '학습자는 자기건강관리를 할 수 있다'와 같이 기술된다. 이것은 포괄적인 의미로 제시되며, 보건교육을 통해서 달성하게 될 학습자의 역량이 명확하게 드러나지는 않는다.

(2) 구체적 교육목표

구체적 교육목표는 학습자 또는 교육대상자가 보건교육을 통해서 달성하게 될 목적을 세부적으로 기술한 것이다. 세부 교육목표라고도 한다. 일정한 보건교육 이후에 학습자 또는 교육대상자가 수행할 수 있는 특정한 과제나 임무를 행동적 용어로 표현한다. 보건교육 결과를 관찰하고 측정할 수 있도록 학습자 또는 교육대상자의 반응을 나타내는 동작동사로 기술한다. 예를 들어, '학습자는 식사 후 3분간 칫솔질을 할 수 있다'와 같이 구체적으로 기술된다. 구체적 교육목표는 실제로 수행되는 보건내용을 함축하고 있다.

[표 6-2] 교육목표 작성

구분	예시
일반 교육목표	• 보건교육 후 학생들은 올바른 식습관의 중요성을 알 수 있다.
구체적 교육목표	• 영양소와 건강의 관계를 설명할 수 있다. • 본인의 개선해야 될 식습관을 열거할 수 있다.

3) 교육목표의 작성원리

보건교육을 통해 변화되어야 하는 행동은 느낌(feeling), 사고(thinking), 행위(doing)의 의미를 모두 포함한다. 눈에 보이는 행동뿐만 아니라 행동의 원동력이 되는 가치, 태도, 신념 등까지 포함된다. 이러한 행동은 외적으로 나타나 보일 수 있고 측정할 수 있는 것을 의미한다. 지향하는 행동변화의 범주를 규정하는 교육목표를 작성할 때에는 다음과 같은 방법을 고려해야 한다.

(1) 학습자 중심으로 기술

교육목표는 보건교육 담당자가 아닌 교육대상자의 입장에서 학습자의 수행을 기술해야 한다. 보건교육에서 행동은 학습자 중심이 되어야 한다. 보건교육 담당자가 자신의 기준에 따라 성실하게 수행했다고 하더라도 학습자에게서 변화가 일어나지 않는다면 교육은 의미가 없게 된다. 이렇게 본다면, 보건교육 담당자는 가르치는 사람이라기보다는 학습자가 정해진 교육목표에 도달할 수 있도록 도와주는 안내자의 역할을 담당해야 한다. 보건교육 담당자의 활동은 학습자의 변화를 돕기 위한 수단이지 목적이 되어서는 안 된다. 교육목표의 주체는 반드시 학습자가 되어야 하고 성취해야 할 교육목표는 학습자가 행동하고, 느끼고, 생각하는 모든 종류의 종합적인 행동으로 기술되어야 한다. 특히 행동중심의 교육목표를 제시할 때는 학습자가 어떻게 변화되어야 하는지를 표현하게 된다. 예를 들어, '학습자는 …를 할 수 있다.' 또는 '학습자는 …한다'로 기술한다.

(2) 교육결과 중심으로 기술

교육목표는 교육과정보다는 교육결과에 초점을 두고 기술되어야 한다. 교육과정에 초점을 둔 목표는 학습자에게 기대되는 결과를 명확히 표현하지 못한다. 교육결과로 달성하게 될 학습자의 수행 능력을 기술해야 한다. 예를 들어, '금연 방법에 대한 지식을 얻는다'가 아니라 '금연을 할 수 있다'로 기술해야 한다.

(3) 각 구체적 교육목표에는 하나의 교육결과만 기술

각 구체적 교육목표에는 하나의 교육결과만 포함시킨다. 예를 들어, '금연 방법을 이해하고, 그 방법으로 금연할 수 있다'로 기술하면, 여기에는 두 가지 행동이 포함되어 있다. 금연 방법을 이해하더라도 실제 금연을 실천하지 못할 수도 있기 때문에 구체적 교육목표를 2개로 분리하는 것이 바람직하다.

(4) 구체적 교육목표는 행동적 용어를 사용

구체적 교육목표를 기술할 때는 세부적으로 학습자의 수행을 나타내는 행동적 용어로 기술하는 것이 바람직하다. 보건교육 의도를 명확하게 전달해 줄 수 있는 동사가 사용되어야 한다. 그런데 행동적 용어는 명시적 용어와 암시적 용어로 구분할 수 있다. 명시적 용어는 측정이 가능하고 행동으로 나타낸 것이며, 암시적 용어는 측정이 불가능하고 행동이 아니다. 예를 들어, 세부 교육목표가 '…을 이해한다'라는 암시적 용어를 사용하면 그 이해 정도를 구체적으로 측정할 수는 없다. 그러나 '…을 설명한다'라는 명시적 용어를 사용하면 학습자가 제대로 알고 있는지 여부를 측정할 수 있고 이를 통해 학습자의 행동을 관찰할 수 있다. 그러므로 구체적 교육목표를 기술할 때에는 명시적 용어로 기술해야 한다.

[표 6-3] 행동적 용어의 예시

명시적 용어	암시적 용어
설명한다, 작성한다, 비교한다, 구별한다, 열거한다, 확인한다.	이해한다, 인식한다, 인정한다, 믿는다, 깨닫는다, 생각한다.

4. 보건교육내용

1) 교육내용의 선정

교육내용은 보건교육과정을 통해 실제 수행하려는 것을 말한다. 무엇을 교육할 것인지를 제시한 것으로 요구사정에서 파악된 내용 및 교육목표와 관련된다. 교육내용의 선정은 정해진 교육시간에 보건교육에서 다루어야 할 내용을 결정하는 것이다. 교육내용을 선정할 때에 고려해야 할 일반적 기준은 다음과 같다.

(1) 교육목표와의 관련성

교육내용은 교육목표를 구체적으로 표현한 것으로 교육목표를 충분히 반영하여야 한다. 특히 구체적 교육목표는 적절한 보건교육내용을 선정하는데 중요한 기준이 된다. 예를 들어, 교육목표에 건강행동의 실천 능력이 제시되었으면 선정된 교육내용에는 지식뿐만 아니라 실천 요령을 구체적으로 실습하는 내용도 포함되어야 한다.

(2) 교육내용의 참신성

관련 문헌을 참고해서 최신의 이론, 기술을 교육내용으로 선정해야 한다. 오래 전부터 알려져 있는 진부한 내용이나 인터넷 검색을 통하여 누구나 쉽게 검색할 수 있는 내용은 간략히 소개만 하는 것이 바람직하다. 오늘날 지식과 기술의 퇴화 속도가 빠르기 때문에 교육내용을 선정할 때에는 낡은 지식이나 기술이 포함되었는지를 반드시 점검하여야 한다.

(3) 교육내용의 균형성

교육내용은 범위와 깊이가 적절하게 균형을 이루어야 한다. 교육내용이 너무 광범위하게 피상적이어서도 안 되고, 소수의 제한된 내용만을 너무 깊이 있게 다루어서도 안 된다. 교육목표 및 학습자의 특성과 참여 동기 등을 고려하여 교육내용의 범위와 깊이를 결정하여야 한다.

(4) 교육내용의 적절성

교육내용은 학습자의 능력 수준에 적합하고, 개인적 요구를 충족시킬 수 있어야 한다. 아울러 흥미를 유발할 수 있어야 한다. 그러나 효과적인 보건교육을 기대하기 위해서는 단순히 흥미만 고려해서는 안 되고, 어렵더라도 교육적 가치를 가진 흥미를 찾아야 한다.

2) 교육내용의 조직

교육내용의 조직은 선정된 교육내용을 어떻게 배열하느냐와 관련된다. 교육내용을 체계화하는 과정이라고 할 수 있다. 선정된 교육내용을 이미 알고 있는 것에서부터 모르는 것으로, 직접적인 것에서 거리가 먼 것으로, 구체적인 것에서 추상적인 것으로, 쉬운 것에서 어려운 것으로 배열하게 된다. 이렇게 하면 전혀 별개의 내용처럼 보이던 교육내용들이 하나의 계열로 조직되어 보건교육을 촉진시킬 수 있게 된다.

교육내용을 조직할 때에는 전체 교육시간과 각 교육내용별로 배분할 시간을 함께 고려하여야 한다. 학습자들은 교육시간 중 처음 1/3에 제시된 내용과 마지막 1/4에 제시된 교육내용을 더 잘 기억하는 경향이 있다고 한다. 그러므로 반드시 전달해야 하는 핵심 정보는 이 시간을 활용하도록 한다.

5. 보건교육계획서 작성

1) 보건교육계획서의 의미

보건교육 기획과정을 통하여 교육계획을 수립한 후에는 계획한 내용을 문서로 작성해야 한다. 계획한 내용을 문서로 작성한 결과물이 보건교육계획서이다. 교육계획서를 교수–학습 지도안이라고도 한다. 교육계획서는 교육자가 설정한 교육목표를 달성하기 위하여 제한된 시간 내에 꼭 필요한 내용을 효과적으로 전달하는데 필요한 도구라고 할 수 있다. 보건교육계획서에는 주제와 교육목표가 명확히 제시되어야 하고, 교육내용과 학습활동 그리고 필요한 교육매체와 평가방법 등이 포함되어야 한다.

보건교육계획서는 교육자가 자유롭고 창의적으로 작성할 수 있다. 그러나 교육계획서의 형식에 집착하다보면 문서처럼 획일적이고 형식적이 될 수 있고, 교육자의 창의력을 지나치게 발휘하면 복잡하고 실제 교육과정에 모두 반영하기 어려울 수 있다. 물론 지나치게 단순하고 간단하면 교육에 적용할 가치가 없게 된다. 한편, 보건교육계획서는 반드시 교육자 자신이 작성하여야 교육을 성공적으로 이끌 수 있다.

2) 교육과정 단계별 내용

보건교육계획서에서 가장 핵심적인 부분은 교육계획이라고 할 수 있다. 교육계획은 교육과정을 어떻게 운영할지를 정리한 것으로, 3단계(도입–전개–정리)로 나누어 각 단계별로 교육목표를 달성하기 위한 세부 활동을 구체적으로 기술한다. 3단계 교육과정의 주요 활동내용은 다음과 같다.

(1) 도입단계

도입단계는 본격적으로 교육내용을 다루기 전에 학습자의 호기심과 동기를 유발시켜 학습에 대한 의욕을 고취시키고, 학습에 대한 준비 태세를 갖추도록 하는 과정이다. 이 단계에서는 교육목표와 학습내용의 핵심을 분명하게 이해시키고, 교육주제가 기존의 교육내용이나 학습자와 어떤 관련성을 갖는지를 설득력 있게 제시해야 한다. 일회성 교육의 경우는 다회성 교육과 달리 도입단계의 시간을 더 길게 잡고, 가능하면 교육매체로 동영상이나 사진을 활용하여 관심을 집중시키는 것이 효과적이다.

(2) 전개단계

전개단계는 본격적으로 교육활동이 진행되는 과정으로 교육내용 및 교육활동, 교육방법, 교육매체, 소요시간, 평가방법을 자세히 기술한다. 교육활동은 교육자 활동과 학습자 활동으로 구분할 수 있는데, 교육자와 학습자 간의 역동적 상호작용 과정을 기술해야 한다. 교육자는 다양한 방법으로 교육활동을 지도하고, 모든 학습자가 교육과정에 참여할 수 있도록 배려를 하여야 한다. 특히 교육자의 일방적인 강의로 진행하는 것 보다는 협동학습, 문제기반학습, 팀기반학습, 프로젝트학습 등의 활동을 시도하여 학습자의 참여를 유도하는 것이 바람직하다.

(3) 정리단계

정리단계는 교육과정을 정리하는 마지막 단계이다. 그러나 일회성 교육에서는 마무리 단계이지만, 다회성 교육에서는 앞으로의 학습과 연계시켜야 하기 때문에 발전단계라고 할 수 있다. 이 단계에서는 교육내용을 요약정리하고 교육성과를 평가한다. 특히 학습자가 교육내용을 자기 것으로 완전히 이해하는 단계이므로 교육 성취상황의 확인을 위하여 평가는 반드시 수행되어야 한다. 정리단계에서 다회성 교육의 경우는 다음 교육과정을 예시하고, 간단한 예습과제를 제시할 수도 있다.

[표 6-4] 교육과정의 단계별 주요 내용

단계	주요 내용
도입	• 동기유발 • 교육목표 설명 • 기존 교육과 관련성
전개	• 교육내용 제시 • 교육매체 활용 • 학습자 참여 유도 • 시간과 자원 관리
정리	• 요약정리 • 예습과제 제시(다회성 교육) • 교육성과 평가

3) 보건교육계획서의 요건

보건교육계획서가 일반적으로 갖추어야 할 요건은 다음과 같다. 첫째, 교육주제는 학습자의 요구와 생애주기별 건강문제를 고려하여 결정한다. 둘째, 교육목표는 구체적이고 분명하게 진술되어야 한다. 셋째, 교육방법과 교육매체는 교육활동을 구체적으로 예상하는데 중요하며, 학습자의 특성을 고려하여 결정한다. 넷째, 시간 배분을 적절히 하되 예상치 못한 상황에 대비할 수 있도록 신축성을 둔다. 다섯째, 각 교육과정별로 설정한 학습목표가 어느 정도 달성되었는지를 평가할 수 있도록 평가계획을 제시한다. 여섯째, 교육내용은 과학적 근거가 확실한 내용으로 구성하고, 참고한 문헌 또는 자료는 정리해서 제시한다. 보건교육계획서는 여러 양식으로 작성이 가능하기 때문에 특별한 형식을 고집할 수는 없다. 다만, 일반적으로 활용되는 보건교육계획서의 구성요소는 교육대상, 인원, 주제, 일시, 장소, 담당자, 교육목표, 교육내용, 교육방법, 교육매체, 소요시간, 평가방법 등이다.

교육대상		인원	
주제		일시	
장소		담당자	

일반 교육목표	
구체적 교육목표	

단계	교육내용	교육방법	교육매체	소요시간	평가방법
도입					
전개					
정리					

[그림 6-2] 보건교육계획서 형식

제 7 장

보건교육방법

1. 보건교육방법의 이해
   1) 교육방법의 개념
   2) 교육방법 유형
   3) 교육방법의 선택 기준

2. 보건교육방법의 종류
   1) 개인교육
   2) 강의
   3) 토의 · 토론
   4) 발문
   5) 실습
   6) 견학
   7) 역할극
   8) 원격교육
   9) 정보기술(IT) 기반의 방법
   10) 학습자 중심 방법
   11) 건강상담 방법

HEALTH EDUCATION

1. 보건교육방법의 이해

1) 교육방법의 개념

교육방법은 어떻게 가르칠 것인지에 대한 물음과 대답으로, 교육현장에서 중요한 부분의 하나이다. 학습목표에 도달하기 위해서는 적합한 교육방법의 선택은 매우 중요하다. 교육방법은 설정된 학습목표를 성공적으로 달성하기 위하여 선정된 교육내용을 학습자에게 효과적으로 전달하기 위한 수단을 말한다. 넓은 의미의 교육방법은 교육과정, 즉 학습목적의 탐구, 교육과정의 구성, 학습지도, 교육평가를 모두 포함하지만, 좁은 의미로는 가르치는 방식이나 학습목표를 달성하기 위해 사용하는 효과적이고 효율적인 수업방식을 말한다.

교육자의 능력은 교육의 성공여부를 결정하는 중요한 요인이다. 능력 있는 교육자는 특정한 교육방법이나 교육매체를 적절하게 활용하여 학습목표를 달성하게 된다. 특히 학습자의 다양한 요구와 흥미에 대처하기 위해서는 다양한 교수-학습방법을 활용하는 것이 효과적이다. 학습자별로 선호하는 교육방법이나 교육매체가 다르기 때문에 학습자의 요구와 능력을 충분히 고려해야 한다.

2) 교육방법 유형

교육방법은 기준에 따라 다양하게 분류될 수 있는데, 가장 일반적으로 교육과정의 주체와 교육 대상자의 크기에 따라 구분한다. 구체적인 내용은 다음과 같다.

(1) 교육과정의 주체

교육과정의 주체에 따라 교육자 중심형, 학습자 중심형, 혼합형 방법으로 나눌 수 있다. 교육자 중심형에는 개인교육, 강의, 발표 등이 있고, 학습자 중심형에는 협동학습, 문제기반학습, 팀기반학습, 프로젝트학습 등이 있다. 혼합형에는 토의·토론, 견학, 실습 등이 포함된다.

(2) 교육 대상자의 크기

교육 대상자의 크기에 따라 개인적 방법, 집단적 방법, 대중적 방법으로 나눌 수 있다. 개인적 방법에는 상담, 개인교육 등이 있고, 집단적 방법에는 강의, 토의, 포럼, 패널토의, 협동학습, 견학 등이 있으며, 대중적 방법에는 방송, 전시, 포스터 등이 있다.

3) 교육방법의 선택 기준

교육방법을 선택할 때에는 교육자의 능력, 교육목적, 학습자의 특성, 학습 여건, 교육 대상자의 크기 등을 고려해야 한다. 구체적인 내용은 다음과 같다.

(1) 교육자의 능력

교육자의 능력은 교육자의 학습지도 기술을 의미한다. 같은 교육방법이라도 교육자가 누구이냐에 따라 그 효과는 달라진다. 왜냐하면, 교육자마다 교육방법을 사용하는 기술이나 능력이 다르기 때문이다. 교육자는 자신의 장점을 살려나갈 수 있고, 자신이 능숙하게 사용할 수 있는 교육방법을 선택해야 한다.

(2) 교육목적

교육목적에 따라 교육방법은 달라질 수 있다. 학습자의 흥미와 동기를 유발시키기 위해서 재미있는 교육방법을 선택하게 되면, 학습목표에 도달하지 못할 수도 있다. 따라서 우선적으로 교육목적을 고려하여 학습에 도움이 되는 교육방법을 선택해야 한다.

(3) 학습자의 특성

교육방법이 학습자들에게 너무 복잡하거나 너무 단순해도 학습에 도움이 안 된다. 학습효과를 높이기 위해서는 학습자의 교육수준, 이해능력, 신체적 특성, 과거 경험 등이 고려되어야 한다.

(4) 학습 여건

교육장소의 크기, 조명, 환기, 소음 등은 학습에 영향을 미친다. 환경 조건이 바뀌게 되면, 교육방법도 적절하게 변경하는 것이 필요하다. 또한, 배정된 교육시간에 따라 사용할 수 있는 교육방법이 달라진다.

(5) 교육 대상자의 크기

앞에서 설명한 것처럼, 교육 대상자의 크기에 따라 적용할 수 있는 교육방법은 달라진다. 대상자의 크기와 상관없이 사용할 수 있는 방법도 있지만, 교육 대상자의 크기에 적합한 교육방법을 선택해야 학습효과를 높일 수 있다.

2. 보건교육방법의 종류

교육방법은 여러 기준에 따라 분류할 수 있으나 일반적으로 하나의 교육과정에도 여러 교육방법을 복합적으로 활용하게 된다. 여기에서는 오늘날 보건교육 현장에서 많이 활용되고 있는 교육방법 중심으로 세부내용을 살펴본다.

1) 개인교육

개인교육은 대상자에게 특정한 문제가 있을 경우에 교육자와 학습자가 1:1로 진행하는 방식이다. 일반적으로 건강상담, 보건지도, 방문보건 등에서 개인교육 방법이 주로 활용된다. 교육자는 쉬운 용어를 사용하여 학습자의 궁금증을 풀어주고, 교육자가 많은 이야기를 하는 것보다는 학습자의 이야기를 잘 들어 주는 것이 중요하다.

2) 강의

강의(lecture)는 교육자가 직접 언어를 사용하여 학습자에게 중요한 정보를 전달하는 방법으로 가장 보편적인 방식이다. 교육자가 지식이나 정보를 선정하고 계획하여, 학습자에게 전달하고, 학습자는 강의를 듣고 생각하거나 때로는 필기하면서 학습하게 된다. 장소와 여건에 크게 좌우되지 않고, 짧은 시간에 많은 학습자들에게 내용을 전달할 수 있다. 그러나 강의는 학습자의 개별적 특성(개성, 능력, 학습동기 등)을 고려하기 어렵고, 교육자 중심으로 진행되기 때문에 학습자들이 수동적인 학습태도를 갖게 된다.

강의는 다음의 경우에 더욱 효과적이다. 첫째, 특정 태도나 가치를 고취하기 위하여 설득력 있는 교육이 필요할 때, 둘째, 짧은 시간에 사실적 정보나 개념들을 논리적이고 객관적으로 전달하고자 할 때, 셋째, 전체 내용을 요약하거나 다른 교육방법을 적용하기 전에 사전 설명을 할 때에 효과적이다. 특히 강의 과정에 교육매체를 적절하게 활용하면 더욱 학습효과를 높일 수 있다.

3) 토의 · 토론

토의는 집단 논의과정을 통하여 협력적으로 주어진 문제에 대한 최선의 해답을 찾고, 집단 사고를 통하여 합리적으로 결론을 이끌어 내는 방법이다. 토론은 토의와 유사한 개념인데, 먼저 문제에 대해 찬성과 반대 입장을 가진 후에 합의점을 찾기보다는 자신의 주장을 논리적으로 전개하여 상대를 설득하려는 방법이다. 토의·토론은 학습자가 자기의견을 적절하게 표현할 수 있는 기회와 타인의 의견을 존중하고 이해할 수 있는 기회를 동시에 제공하는 방법이다. 이 방법은 토의를 통하여 구성원들의 여러 의견을 종합하여 새로운 결론을 내릴 수 있으며, 학습자 서로 간에 많은 것을 배우며 집단의식과 공유능력을 향상시킬 수 있고, 문제에 대한 흥미와 관심을 고취시켜 학습자들의 자발적인 학습활동을 유발시킬 수 있다. 강의식 교육에 부분적으로 토의·토론식 방법을 혼용할 경우 교육이 더욱 역동적으로 진행될 수 있다. 그런데 토의·토론이 목적을 달성하기 위해서는 철저한 사전 준비가 필요하며, 일정한 규칙과 단계에 따라 진행되어야 하고, 참여자들이 개방적이고 민주적인 태도를 가지고 있어야 한다.

토의 유형은 집단의 규모, 활동 방식, 참가자 특성 등에 따라 전체 토의, 피시볼 토의, 원탁식 토의, 패널 토의, 포럼, 심포지엄, 분임 토의 등으로 구분된다.

(1) 전체 토의

전체 토의는 모든 구성원들이 참여하기 때문에 논의집단이 매우 크다. 교육자가 중심이 되어 토의·토론의 쟁점을 제기하고 학습자들의 참여를 유도한다. 이 방법은 학습자들이 스스로 토의·토론을 이끌어 갈 능력이 부족한 경우에 사용하게 된다.

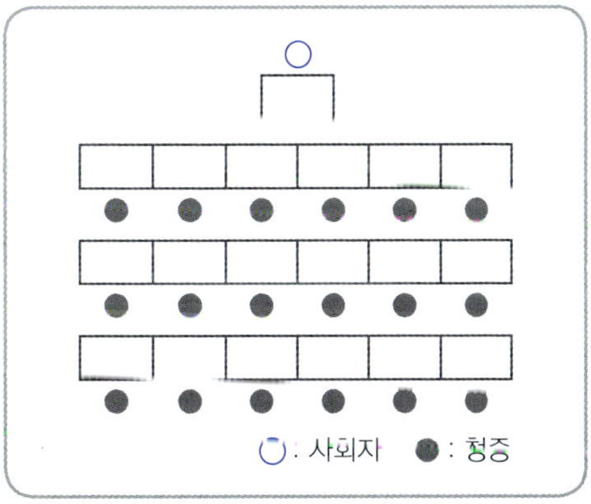

[그림 7-1] 전체 토의 좌석배치

(2) 피시볼 토의

피시볼(fish bowl) 토의는 어항이 밖에서 안을 들여다 볼 수 있는 것처럼 바깥 집단이 안쪽 집단의 논의과정을 관찰할 수 있도록 하는 방법이다. 먼저 토의그룹(안쪽집단)과 관찰그룹(바깥쪽 집단)을 나누어 진행하고, 다시 이들의 자리와 역할을 서로 바꾸어 진행하게 된다.

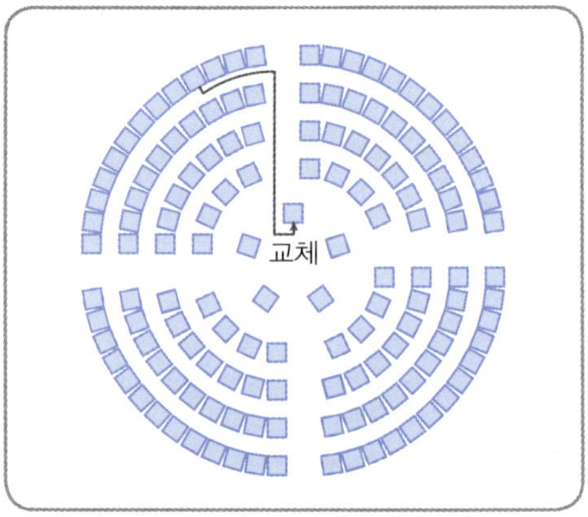

[그림 7-2] 피시볼 토의 좌석배치

(3) 원탁식 토의

원탁식(round table) 토의는 모든 참가자들이 원탁에 둘러앉아 논의하는 방식으로 5~10명 정도가 적당하다. 모든 참가자들이 대등한 관계에서 정해진 주제에 대해 자유롭게 서로의 의견을 교환하는 좌담 형식으로 진행된다. 원활한 진행을 위해서 사회자는 모든 참가자들이 발언할 수 있도록 기회를 적절히 제공해야 하고, 참가자들은 개방적인 자세로 협조해야 한다.

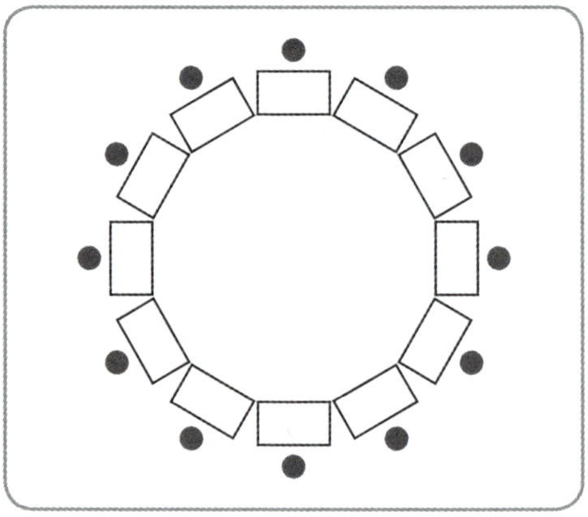

[그림 7-3] 원탁식 토의 좌석배치

(4) 패널 토의

패널(panel) 토의는 배심토의라고도 하는데, 특정 주제에 대해 서로 다른 의견을 대표하는 몇몇 사람들(배심토론자)이 사회자의 진행에 따라 토의하는 방식이다. 패널은 4~6명 정도가 적당하며, 1회에 2~3분 정도 범위에서 간결하게 자기의 의견을 발표하여 토론자 간에 빈번히 의견이 교환될 수 있어야 한다. 청중들은 패널의 토의를 듣게 되는데, 사회자가 필요하다고 생각되면 청중들을 토의에 참가시켜서 질문이나 발언할 기회를 주기도 한다.

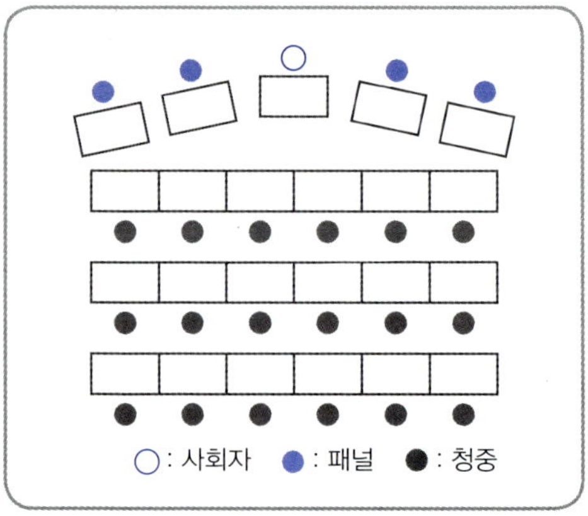

[그림 7-4] 패널 토의 좌석배치

(5) 포럼

포럼(forum)은 특정 주제의 전문가 1~2명이 자신의 의견을 청중 앞에서 공개적으로 발표한 후, 사회자의 진행으로 청중이 직접 토의에 참가하여 질의응답을 진행하게 된다. 사회자는 발표시간을 적절히 조절하고, 청중의 질문을 유도하거나 불필요한 발언을 통제하는 역할을 담당한다.

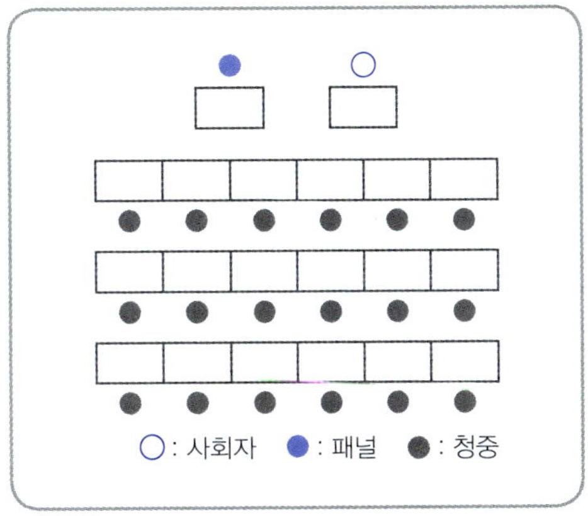

[그림 7-5] 포럼 좌석배치

(6) 심포지엄

심포지엄(symposium)은 사회자의 진행으로 2~5명의 전문가가 특정 주제에 대해서 각기 다른 의견을 10~15분 정도 발표한 후, 발표자 간 질의응답을 통해 토의한다. 이때 청중이 질문이나 설명을 요구하면, 발표자는 이에 대답하며 토의를 진행하게 된다. 심포지엄은 발표자, 청중, 사회자 모두가 특정 주제에 대한 지식이나 경험을 지니고 있는 전문가로 구성되기 때문에 깊이 있는 토의가 가능하다.

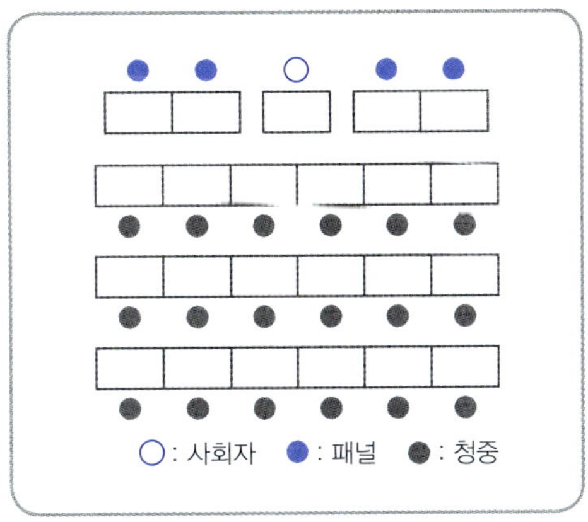

[그림 7-6] 심포지엄 좌석배치

(7) 분임 토의

분임(buzz) 토의는 여러 명의 학습자들이 집단을 편성하여 서로 의견을 교환하면서 학습하는 방법이다. 전체를 4~6개 그룹으로 나누어(6명씩 6분간; 6-6기법) 집단 내에서 토의하게 한다. 어느 정도 토의가 진행되면 다시 두 집단을 한 집단(6명+6명=12명)으로 묶어 토의를 진행하도록 하여, 최종적으로는 전체 집단이 다 함께 토의결과를 모아서 결론을 만들게 된다. 이 방법은 처음에 소수인원으로 구성되기

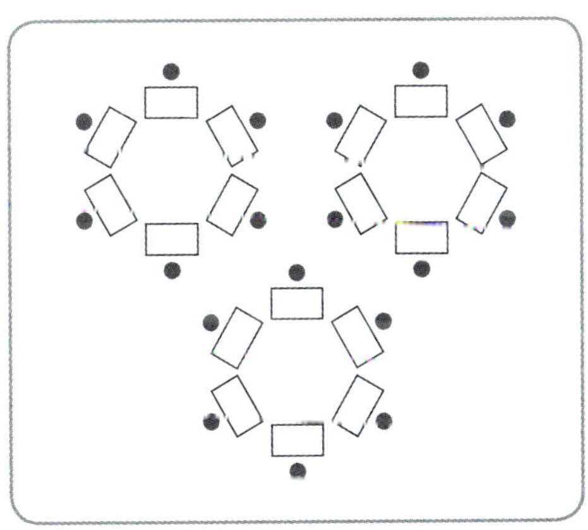

[그림 7-7] 분임 토의 좌석배치

때문에 참가자들 간에 친근감이 조성되어서 적극적 토의가 가능할 수 있다.

(8) 브레인스토밍

브레인스토밍(brainstorming)은 3인 이상이 모여 자유롭게 아이디어를 내놓는 방법이다. 이 방법은 어떤 계획을 세우려고 할 때, 창조적이고 기발한 아이디어가 필요할 때, 학습자의 의견이나 생각을 끌어내어 발전시키고자 할 때에 주로 사용된다. 보통 12~15명이 그룹을 이루어 10~15분 정도 짧게 토의하는 것을 원칙으로 한다. 브레인스토밍은 짧은 시간에 많은 사람들의 의견을 청취하여 아이디어를 찾아내는 것이 목적이기 때문에 발표되는 어떤 의견에 대해서도 비판이나 칭찬을 삼가야 하고, 특정인이 발언을 독점해서도 안 된다. 칠판이나 커다란 종이에 아이디어를 나열하여 참석자들이 모두 볼 수 있도록 하는 것이 좋다. 더 이상 새로운 아이디어가 나오지 않을 때에는 토의를 종결하거나 발표된 내용 중에서 중복성이 높은 것과 가치가 없는 것을 제거하고 정리하는 단계로 토의를 진행하면 된다.

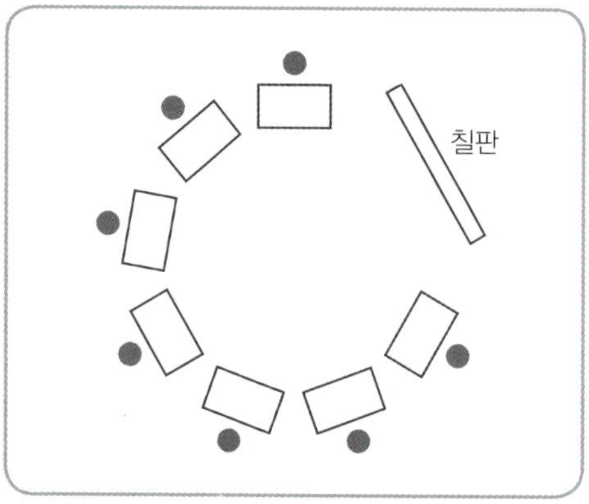

[그림 7-8] 브레인스토밍 좌석배치

4) 발문

발문은 교수-학습과정에서 사용하는 질문이며, 교육자가 학습자의 학습활동을 촉진시키기 위해서 물어보는 문제제기를 말한다. 발문은 학습자가 교육자에게 질문하여 대답을 듣기도 하고, 반대로 교육자가 학습자에게 질문하여 대답하도록 한다. 발문의 목적은 학습자의 사고 활동을 자극하여 학습활동에 참여를 증가시키고, 학습자의 문제해결을 유도하는데 있다. 발문을 통하여 학습자는 스스로 탐구하는 능력을 키우거나 학습하는 방법을 배우고 습득하게 된다.

발문은 상호 간에 질문과 대답을 통하여 학습과정이 진행되기 때문에 주의를 환기시키거나 호기심과 인지적 활동을 일깨워 주고, 교육에 대한 능동적인 참여를 유도한다. 특히 발문은 평가의 수단으로 활용될 수 있다. 발문을 통하여 이제까지 배운 것을 정리할 수도 있고, 교육자는 학습자의 질문과 대답을 통해 그들의 능력이나 이해수준을 파악할 수 있다.

5) 실습

실습은 특정의 기능을 습득하기 위해 직접적인 경험 활동을 제공하는 방법이다. 실습은 학습되는 사실이나 원리와 관련된 활동을 실제로 계획하고 수행하는 데 직접 참여할 수 있는 기회를 주기 때문에 학습자의 동기를 유발하게 한다. 또한, 추상적인 개념에서 벗어나 실제적인 활동을 할 수 있도록 도와준다.

실습은 실시되는 장소에 따라 교육기관 내의 실습과 교외실습으로 구분된다. 교육기관 내에서 이루어지는 실습은 실제생활에서 전개되고 있는 기본적인 기능이나 기술을 재연하는 것으로 생활기술 그 자체는 아니며, 단지 그 기초를 이루고 있는 기술이다. 실습은 실제현장에 전개되고 있는 작업 내용을 다루지만 교육적으로 재조직되어서 진행된다. 한편, 교외실습은 교육기관 밖의 실제 현장에 학습자를 배치하여 실습하도록 하는 것이다. 실제적인 장면에서 체계적인 실습이 이루어지기 때문에 교육기관 내의 실습보다 더 큰 교육효과를 얻을 수 있다.

6) 견학

견학은 살아 있는 교재가 되는 지역사회의 진정한 모습과 현장을 실제로 경험해 보는 학습활동이다. 견학은 학습자가 지역사회의 현실을 직접 보고 배우는 것뿐만 아니라, 견학을 마치고 교육장소로 돌아온 후에는 직접 경험한 내용에 대하여 동료들과 같이 토의하여 특정의 결론을 도출하게 된다. 그런데 견학은 자칫하면 산만한 분위기에서 진행될 수 있고, 단순한 구경이나 여행으로 끝날 수도 있기 때문에 견학을 교육방법으로 선정할 때는 사전계획을 제대로 수립하여 추진해야 한다. 철저한 사전계획 없이 진행하게 되면 예상했던 견학의 결과를 얻기 어렵기 때문이다. 교육자는 학습자가 견학에서 관찰해야 할 사항들과 주의해야 할 사항들에 대한 구체적인 목록을 만들어 배부해 주는 것이 필요하다.

7) 역할극

역할극(role play)은 학습자들이 직접 실제 상황 중의 한 인물로 등장하여 연기를 하면서 실제 그 상황에 처한 사람들의 입장이나 상황을 이해하고 상황분석을 통하여 해결방법을 모색하는 방법이다. 역할극을 실시할 때는 지원자나 지정받은 사람을 극에 출연시키고, 다른 학습자들은 관중으로서 역할극의 연출에 동참하게 된다. 각각 맡은 역할을 다하여 역할극이 절정에 달했을 때에 역할극을 끝내고 출연자와 관중이 함께 자유롭게 토론할 시간을 갖는다. 역할극은 가치나 태도에 대한 이해를 증진시키는데 효과적이다.

8) 원격교육

원격교육(distance education)은 학습과정에서 교육자와 학습자가 분리되어 있어, 교육매체를 통해서 교육내용이 학습자에게 전달된다. 이 방법은 교육자와 학습자 간의 상호작용을 실시할 수 있는 교육방식으로 학습자들 간의 상호 메시지 교환을 위해 학습자들이 서로 다른 장소에서, 서로 다른 시간에 접속하여 대화할 수 있는 시스템이다. 특히 원격교육을 지원하는 시스템으로 채팅방, 게시판, 자동전자메시지 전달 등이 있으며, 이를 활용한 형태로 온라인 강좌가 대표적이다.

최근에는 기술이 발달되어 학습자 간 또는 장소 간의 상호작용이 보다 쉽게 이루어질 수 있다. 따라서 교육자는 학습자들이 원격교육 시설을 이용하여 적절하게 상호작용할 수 있도록 도와주어야 한다. 한편, 학습자는 교육자 또는 다른 학습자들과 통신할 수 있도록 마이크로폰 사용방법이나 게시판에 글을 올리는 방법을 알고 있어야 한다. 특히 통신상의 예의범절을 이해하고 반드시 지켜야 한다.

9) 정보기술(IT) 기반의 방법

(1) 블렌디드 러닝

블렌디드 러닝(blended learning)은 온라인과 오프라인 교육, 그리고 다양한 학습방법을 결합하는 교육방법이다. 대면(face-to-face) 교실학습과 컴퓨터를 매체로 하는 e-러닝 활동을 결합한 것이 대표적이지만, 집합교육을 중심으로 온라인 교육을 보완하거나 자율학습 방식에 온라인 협동학습을 접목하는 방식, 다양한 온라인 교육에 오프라인으로 보조하는 방법 등 다양한 학습방법이 가능하다. 블렌디드 러닝은 온오프라인의 통합을 통해 지속적인 학습을 가능하게 하며, 학습 공간과 학습 기회를 확대할 수 있다. 또한 학습자의 특성에 맞는 학습 내용 및 방법으로 교육효과를 극대화 할 수 있다.

(2) 플립 러닝

플립 러닝(flipped learning)은 전통적인 수업과 달리 수업에 앞서 온·오프라인 영상, 학술

논문 등 교수자가 제공하는 자료를 사전에 학습하고, 강의실에서는 토론, 과제 풀이 등을 하는 형태의 수업 방식을 말한다. 플립 러닝에서 강의실 수업은 학생들에게 단순히 수동적 교육을 받는 시간이 아니라 능동적으로 문제해결에 참여하는 시간이 된다. 일반적으로 전통적 수업은 기본 지식의 전달은 용이하지만, 심화 학습의 진행이 어렵다. 이와 달리 플립 러닝은 심화 학습이 가능하고, 학생 사이의 실력과 편차가 감소될 수 있다. 단점은 교수자와 학생에게 수업 준비에 대한 과중한 부담을 줄 수 있다.

온·오프라인이 병행되는 특성을 가진다는 측면에서 플립 러닝은 블렌디드 러닝(blended learning)의 한 형태라고 할 수 있다. 그러나 두 교육방법의 차이점은 플립 러닝에서 온라인 교육은 오프라인 교육을 위한 선행 학습의 차원에서 이루어지지만, 블렌디드 러닝에서 온라인 교육은 오프라인 교육과는 별개로 구성된다.

(3) e-러닝

e-러닝(electronic learning)은 인터넷을 기반으로 하는 온라인 학습이다. 학습자가 가정이나 학교 등 인터넷에 접속할 수 있는 장소에서 사이버 공간을 통해 학습하게 된다. 전통적인 교육과 비교할 때 학습공간과 학습경험이 보다 확대되고, 학습자 주도성이 강화될 수 있는 교육이다. 정보통신기술(ICT)과 학습이 조합된 형태로 인터넷을 활용하는 네트워크를 기반 환경으로 디지털화된 학습콘텐츠를 제공한다. 우리나라의 경우 교육방송(EBS)에서 진행하는 수능강의가 e-러닝의 대표적인 사례라고 할 수 있다. 실습과 체험이 중요한 학습의 경우는 e-러닝에는 적합하지 않다.

(4) u-러닝

u-러닝(ubiquitous learning)은 학습자가 시간, 공간, 내용에 상관없이 디지털 단말기를 통해 학습할 수 있는 교육환경을 제공한다. 다양한 시공간에서 이루어진 학습들은 자동적으로 저장되고 관리되어 통합적이고 연속적인 학습이 가능해진다. u-러닝은 일상생활 공간에 존재하는 사물과 학습활동 공간에 존재하는 사물들까지 센서·칩·라벨 등을 포함하여 지능화·네트워크화하는 것으로 정보화 영역이 확대되어 온라인과 오프라인이 통합되어 학습활동이 이루어진다. 또한 무선인터넷, 증강 현실(augmented reality), 웹 현실화(web presence) 기술을 활용하여 물리적인 한계로서의 교실을 벗어나 세상의 모든 곳을 학습의 장으로 활용할 수 있고, 지능화된 학습 환경에서 학습자의 특성에 따라 맞춤학습이 가능하다.

(5) m-러닝

m-러닝(mobile learning)은 휴대폰, PDA, 스마트폰 같은 휴대용 단말기를 이용하여 시간과 장소에 상관없이 무선 인터넷에 접속해서 온라인 교육을 받는 학습방법이다. 모바일 인터넷 속도가 빨라지고 단말기 성능이 좋아지면서 다양한 분야에 대한 교육이 가능해졌다. 최근에는 어학과 직무교육 등에서 m-러닝이 주로 활용되고 있다. 언제, 어디서나, 원하는 강의를 들을 수 있고, 특정 부분을 필요한 만큼 반복하여 학습할 수 있는 장점이 있다.

10) 학습자 중심 방법

(1) 협동학습

협동(cooperation)학습은 학습효과를 최대로 증진시키기 위하여 학습자들이 함께 학습할 수 있도록 소그룹으로 나누어 진행하는 방법이다. 협동학습은 학습능력이 각기 다른 학습자들이 동일한 학습과제나 학습목표를 향하여 소집단 내에서 함께 활동하여 공동의 학습목표에 도달하는 학습방법이다.

협동학습의 특징은 첫째, 협동적으로 과업을 수행하고 보상을 받는다. 둘째, 한 집단은 다양한 성취수준의 학습자로 구성한다. 셋째, 학습자가 다른 학습자를 돕고 가르치는 동료지도법을 활용한다. 넷째, 학습자 간의 사회적 관계 향상을 도모한다. 협동학습과 전통적인 소그룹 학습방법의 차이점은 기존의 방법이 동질집단으로 팀원을 구성하고, 각자의 과업에 충실한 것과 달리 협동학습은 이질집단으로 팀원을 구성하고 그 안에서 학습자들이 서로 토의하면서 자신의 생각을 절충하고 명료화시켜 나가게 된다.

(2) 문제기반학습

문제기반학습(problem-based learning; PBL)은 학습자에게 해결할 구체적인 문제를 주고, 그것을 해결해 나가는 과정을 통해서 학습이 이루어지도록 하는 방법이다. 학습자들은 실제 상황과 관련된 문제를 해결하기 위해 스스로 토론을 통하여 학습목표를 결정하고, 역할을 분담하여 개별 학습과제를 정하며, 문제를 해결하는 과정을 통해서 관련 지식을 배우고, 자기주도적으로 학습하는 능력을 향상시키게 된다. 문제기반학습은 강의 중심의 전통적인 교수-학습방법과 차별화되는 대표적인 방법이다.

문제기반학습의 특징은 첫째, 실제 상황과 관련된 사례를 중심으로 수업이 진행된다. 둘째, 학습자들 간의 협동적 작업을 통해 문제해결 능력 및 협동학습 능력을 강조한다. 셋째, 학습자 중심의 학습으로 자기주도적으로 학습이 진행된다. 넷째, 교육자(튜터)는 조력자로서 학습 과정을 관찰하고 안내하고 보조하여 학습을 촉진시키게 된다.

(3) 팀기반학습

팀기반학습(team-based learning; TBL)은 공동의 목표를 달성하기 위해 구성원들이 비진을 공유하고 효율적으로 상호작용하여 성과를 달성하는 팀 체계에 바탕을 둔 방법이다. 일반적인 소집단 학습방법은 체계화되어 있지 않은 활동이지만, 협동학습은 정교하게 구조화된 학습활동을 통하여 소집단 학습의 능력을 높일 수 있고, 팀기반학습은 소집단을 활용해서 새로운 수준의 교육적 능력을 창조하고, 적극적인 학습이 가능하게 할 수 있다.

팀기반학습 활동을 통해 집단들이 적절하게 형성되고, 응집력이 높은 팀이 될 때까지 즉각적이고 분명한 피드백과 함께 도전적인 과제를 반복하면 학습자들은 학습내용을 활용하는 방법과 과제를 통해 상호작용하는 방법을 배우고, 과정이 끝난 이후에도 계속적으로 학습하게 된다. 그런데 팀기반학습은 학습자들의 무임승차(군중 속에 숨기)가 가능하기 때문에 팀 학습에 적극성을 가지고 참여하도록 유도할 수 있어야 한다. 이를 위해서는 적절한 팀 구성과 구성원들의 역할 설정, 학습활동에 대한 피드백, 평가를 통한 개인과 팀의 발전을 촉진할 수 있는 방안이 고려되어야 한다.

(4) 프로젝트학습

프로젝트학습(project learning)은 학습자가 스스로 어떤 목표를 달성하기 위하여 제한된 시간과 예산의 범위 내에서 계획을 세우고 실천하는 방법이다. 이 방법은 주제를 선정하고, 필요한 정보를 수집하여 정리하는 것부터 시작된다. 프로젝트를 진행하면서 학습자들은 수행과정에 필요한 전반적인 지식, 설계방법, 기능 등을 스스로 습득하게 된다. 교육자는 관찰, 상담, 평가, 종합토의 등의 형태로 프로젝트 진행과정에 개입하여 안내자 역할을 담당하게 된다. 프로젝트학습은 학습자들이 자기주도적 학습능력을 향상시킬 수 있는 학습방법으로 사주성과 창의성 향상에 도움이 된다.

11) 건강상담 방법

(1) 건강상담의 의미

건강상담(health counseling)은 개인의 건강상태와 기능을 향상시키는 것뿐만 아니라 질병을 예방하거나 증상 악화를 감소시키도록 돕는 보건교육의 한 형태이다. 일반적으로 상담은 내담자의 인지와 심리를 긍정적인 방향으로 유도하여 도움을 주는 과정(helping process)으로 이해된다. 따라서 건강상담은 보건의료 분야의 특성이 반영된 일반 상담의 한 분야로 개인의 건강관리를 위하여 긍정적인 건강행동과 생활양식 변화를 유도하고 돕는 과정이라고 할 수 있다. 상담에서는 내담자의 동기유발에 초점을 둔 행동과학 및 심리적 이론을 적용하게 된다. 상담자는 내담자의 이야기를 경청하면서 내담자가 자신에게 일어난 일에 대해 자신의 생각과 감정을 표현할 수 있게 도움을 준다. 그 과정에서 내담자는 자신이 한 말속에 새로운 의미를 찾아내고 일어난 일을 긍정적으로 해석하여 스스로 문제를 해결할 수 있는 힘을 얻게 된다. 보건의료인이면 누구나 건강상담을 담당할 수 있다고 생각하는 경향이 있는데, 상담자가 효과적으로 건강상담을 수행하기 위해서는 전문적인 훈련을 받아야 한다. 건강상담은 질병 치료와 관련된 것인지 또는 건강 유지 및 증진과 관련된 것인지에 따라 상담 내용이나 상담자가 달라진다.

(2) 건강상담의 유형

건강상담은 내담자에게 건강정보를 제공하여 건강수준이나 일상생활 기능을 향상시키는데 중점을 두기 때문에 심리상담 등 다른 상담과 비교하면 상담에서 다루는 내용이 훨씬 분명하다고 할 수 있다. 건강상담은 내담자가 갖는 상담내용에 따라 의료관리상담(medical care counseling), 환자관리상담(patient care counseling), 건강증진상담(health promotion counseling), 건강중심 심리치료(health-focused psychotherapy)로 구분할 수 있다(Donelly, 2003). 구체적인 내용은 다음과 같다.

① 의료관리상담

의료관리상담은 의료기관에서 의사가 환자의 특정한 건강문제와 관련하여 질문을 하고 필요한 건강정보를 제공한 후에 처방이나 권고를 따르게 하는 것이다. 의료관리상담은 환자가 의사의 전문성을 믿고 신뢰한다는 가정을 기반으로 하고 진행된다. 주로 진료실에서 제한된 시간에 상담이 진행되기 때문에 충분한 정보가 제공되기는 어렵다. 후속적으로 환자관리상담이나 건강증진상담이 진행되기도 한다.

② 환자관리상담

환자관리상담은 의사 이외의 약사, 간호사, 보건교육사 등 보건의료인이 환자에게 구체적인 건강문제와 관련하여 질병치료과정에서 준수해야 할 건강생활과 건강정보를 제공하는 것이다. 환자 스스로가 건강을 위협하는 요인이나 건강을 향상시킬 수 있는 방법을 찾을 수 있도록 도움을 준다. 환자관리상담은 행동의 긍정적인 변화를 가져올 정보를 제공하고 교육시키는 환자교육 활동을 포함한다. 당뇨병을 진단 받은 환자에 대해서 진단 내용, 약물치료 과정, 혈당검사 방법, 식이요법, 운동요법 등에 대해서 설명하는 것이 여기에 해당된다.

③ 건강증진상담

건강증진상담은 생활양식과 건강행동을 건강에 유익한 방향으로 변화시키는 활동이다. 질병이 없는 건강한 사람이나 환자를 대상으로 진행된다. 환자의 경우에도 질병치료에 초점을 두지 않고 건강상태를 향상시키기 위한 건강행동 변화를 유도한다. 행동변화를 위해서는 개인의 대처 기술이 중요하기 때문에 건강증진상담에서는 기술 획득을 돕는 것을 목표로 한다. 때로는 자기효능감과 동세에 대한 지각을 증가시키기 위한 방법을 활용한다. 일반적으로 건강-위험 평가도구를 사용하여 선별검사를 한다. 이러한 과정을 통해 개인이 기존의 생활양식을 고수하려는 정도와 변화를 위한 동기 수준을 확인하고, 내담자의 요구와 기대에 부합되는 계획을 수립하여 개입하게 된다. 건강증진상담은 변화된 건강행동을 습관화시켜서 건강문제가 재발되지 않도록 하는데 관심을 둔다.

④ 건강중심 심리치료

심리치료자가 정서적인 증상이나 행동 증상 또는 기능장애를 가지고 있는 내담자를 대상으로 진행하는 건강상담 관련 접근방법을 건강중심 심리치료라고 한다. 심리치료는 주로 심리학자, 정신전문 간호사, 정신건강의학과 의사가 담당한다. 상담은 내담자의 인지와 심리를 긍정적인 방향으로 유도하여 일상생활 기능을 향상하는데 중점을 두지만, 심리치료는 무의식적인 것에 접근하여 구본적인 정신역동의 변화에 초점을 둔다. 심리치료자는 내담자가 내·외적 스트레스 요인을 효과적으로 다룰 수 있도록 언어적 방법과 비언어적 방법을 모두 동원한다.

(3) 건강상담의 과정

상담과정은 상담유형이나 상담자, 내담자, 문제의 특성, 상황 등에 따라 다양하게 구분될 수 있다. 그런데 건강상담은 다루는 내용이나 범위가 제한되어 있기 때문에 다른 상담과 달리 상담과정이 비교적 단순하다. 이 책에서는 일반적인 상담과정을 참고하여 건강상담의 과정을 시작 단계, 사정 단계, 도움주기 단계, 종결 단계로 구분하였다. 각 단계별 구체적인 내용은 다음과 같다.

① 시작 단계

시작 단계는 상담자와 내담자가 라포(rapport)[1]형성을 하는 시기이다. 무엇보다 중요한 것은 상담자는 내담자가 상담과정에 적극적으로 참여(engagement)하도록 유도해야 한다. 상담에 적극적으로 참여하기 위해서는 내담자의 동기유발이 중요하다. 내담자의 동기수준이 높아야 긍정적인 변화를 불러일으킬 수 있다. 동기수준이 낮을 때에는 저항을 하거나 상담에 대하여 불신하게 된다. 시작 단계에서 상담자는 자신의 역할을 분명히 밝혀야 한다. 그러면 상담 중에 이루어지는 대화가 한가한 잡담이나 우연히 만난 이웃사람과의 대화가 아님을 깨닫게 되어 상담목적에서 밖에서 빗나가는 대화를 피할 수 있을 것이다. 상담자는 권위적 자세를 취해 이름만 불러대거나 반말을 쓰는 등의 고자세를 취해선 안 된다. 내담자를 대화에 있어서 동등한 협력자이며 유자격자로 대한다. 상담주제는 내담자가 결정하도록 유도한다. 적어도 상담 초기에는 내담자가 상담자 보다 자신의 문제에 대해서 더 잘 알고 있기 때문이다. 내담자는 대화와 관심의 초점이 자신에게 집중되지 않는 한 자신의 문제에 대한 말하기를 꺼려하는 경향이 있다.

② 사정 단계

건강상담에서 사정(assessment)은 내담자의 건강문제를 확인하는 것이다. 여기에는 현재의 상태, 과거의 관련 경험, 내담자의 건강 향상을 방해하는 개인 내, 개인 간, 사회적·문화적 요인에 관한 것도 포함된다. 내담자가 자신의 건강문제를 충분히 이야기한 후 상담자는 내담자와 함께 대화를 통하여 무엇을 성취할 것인가에 대해 서로 협의하고 합의해야 한다. 상담은 내담자의 입장과 시각에서 문제를 보아야 한다. 내담자의 위치와 경험과 문제의 배경을 이해하는 입장에서 출발해야 진정한 대화가 가능하다. 상담자가 질문만 계속하거나 문제의 중심에서 이탈하는 상담전개는 피해야 한다. 처음의 상담전개를 어렵게 하는 것들 중에 단순질문의 반복, 어떤 문제에 대한 논쟁, 상관없는 문제로의 이탈 등이 있다. 내담자가 자신의 문제를 설명할 기회를 충분히 주어야 한다. 진정으로 들어주는 것이 내담자의 관심과 문제에 접근하는 방법이다.

1) 라포(rapport)는 사람과 사람 사이에서 상호 이해와 공감을 통해 형성되는 신뢰관계와 유대감 또는 심리적인 신뢰감을 의미한다.

③ 도움주기 단계

도움주기 단계에서는 중재(intervention)가 이루어진다. 중재는 내담자가 자신의 부적응 패턴을 적응적인 패턴으로 변화시키거나 수정하도록 돕는 것을 말한다. 중재의 목표는 질병의 증상을 줄이거나 제거 또는 생활기능을 향상시키는 것이다. 이러한 목표는 임상치료나 행동중재 방법으로 달성된다. 내담자에 따라 문제 내용이나 정도가 서로 다르기 때문에 특별한 관심을 가져야 한다. 내담자가 여러 문제를 갖고 있을 때는 쉬운 문제부터 풀어가도록 한다. 쉬운 문제의 성공적 해결은 내담자에게 그 다음 문제를 해결할 수 있다는 사신감과 도전을 가능하게 한다. 상담은 내담자가 자신의 힘을 스스로 활용할 수 있도록 동기와 용기를 주는 것이라고 할 수 있다. 대화중에 반복되는 말을 유의해야 한다. 같은 문제점이 되풀이되어 언급되는 것은 그만큼 내담자에게 감정적으로 중요하거나 절실한 문제임을 뜻한다. 질문형식으로 내담자의 어려운 상태를 분명하게 한다. 일단 충분히 이야기된 것은 되풀이하지 않도록 한다.

④ 종결 단계

상담자가 임의대로 상담과정을 종결하지 않도록 해야 한다. 상담을 마무리하는 예고 단계로 대화의 내용을 요약하고 앞으로 해야 할 행동을 논의한 후에 자연스럽게 상담이 종결될 수 있도록 해야 한다. 건강상담 시간은 특별한 주제가 아니라면 한번에 1시간을 넘지 않도록 한다. 상담시간이 길어지면 지루함을 느끼고 반응도 적정하지 않게 된다. 상담을 시작할 때에 대략적인 상담시간을 이야기하고 시작하면 주의를 집중시킬 대화가 이루어지고 보다 빨리 본론에 들어갈 수 있게 된다. 내담자의 표정이나 소감 또는 태도 등을 통해 상담에 대한 반응을 확인하고, 다음 상담 날짜를 약속한다.

(4) 상담환경의 조성

상담 장소는 조용하고 넓지 않은 별도의 공간이 좋다. 상담 장소에서 상담자는 내담자와 마주 앉게 되는데 상담이 자연스럽게 진행될 수 있도록 편안한 상담환경 분위기를 만들어야 한다. 특히 상담자의 표정이나 자세, 행동 등이 성공적인 상담에 중요한 영향을 미친다. 내담자의 관심을 집중시킬 수 있는 상담환경을 조성하기 위해서 고려해야 할 사항은 다음과 같다.

① 앉는 위치

상담자는 내담자와 정면으로 바로 마주보고 앉는 것보다는 약간 빗겨서 정면으로 앉거나

90도로 앉는 것이 좋다. 상담자가 연장자인 경우에 연하의 내담자와 바로 마주보고 앉으면 분위기가 딱딱해질 수 있고, 옆으로 나란히 앉으면 상대방을 관찰할 수 없어서 표정이나 몸짓을 이해하기 어려워 서로를 이해하는데 도움이 되지 못한다. 약간 빗겨서 정면으로 앉거나 90도로 앉으면 조금 고개를 돌려 서로 대화를 나누다가 내용에 대해서 생각하거나 관망하고 싶을 때 약간 고개를 돌려 편하게 다른 장소를 응시할 수 있다. 중요한 것은 상담자와 내담자가 앉는 각도와 관계없이 상담자의 얼굴과 몸은 내담자를 향하고 있어야 한다.

② 상담 자세

내담자와 거리는 팔이 미칠 수 있는 거리가 좋으며 내담자와 성별, 연령이 비슷하면 좀 더 가까이 앉는 것이 친밀감을 줄 수 있다. 상담자는 등받이에 기대지 말고 약간 내담자 쪽으로 기울여서 앉는다. 대화를 하다가 몸을 상대방 쪽으로 향해 기울인다는 것은 대화에 관심이 있다는 것을 의미한다. 유능한 상담자는 몸의 자세를 이용해서 매순간 자신의 진지함과 관심도를 내담자에게 정확히 전달한다. 상담자는 팔장을 끼거나 다리를 꼬고 앉지 않는다. 팔장을 끼지 않고 다리를 꼬지 않는 것이 상대방에게 편안한 느낌을 준다.

③ 눈 접촉

우리나라에서는 일반적으로 대화할 때에 상대방의 눈을 똑바로 응시하지 않는다. 특히 지위나 연령에서 아랫사람은 윗사람의 눈을 오랫동안 직시하지 않으며, 시선이 마주친 경우에는 아랫사람이 먼저 시선을 약간 아래로 떨구는 것이 일반적이다. 그러나 상담자가 내담자의 눈에 시선을 전혀 두지 않고 다른 곳만 바라본다면 이는 대화가 지속되기 어렵다. 내담자에게 편안한 감정을 주기 위해서는 내담자가 말할 때에는 눈과 표정에 시선을 맞추되 눈을 노려보지 않아야 한다. 계속해서 내담자의 눈을 들여다보기보다는 가끔씩 시선을 옮기도록 한다. 내담자가 시선을 맞출 때에는 자연스럽게 잠시 시선을 맞추도록 한다.

④ 목소리

목소리의 빠르기, 크기, 음색 등은 내담자와 비슷하게 한다. 목소리가 빠른 내담자는 대체로 성격이 급하며, 느린 내담자는 느긋한 성격이다. 목소리가 빠른 내담자에게 느리게 말하거나 느린 내담자에게 빠르게 말하면 답답해 할 것이다. 또한 목소리가 큰 내담자에게 작은 소리로 말하면 답답해 할 것이다. 음색도 내담자와 비슷하면 대화의 분위기 조성에 도움이 된다.

⑤ 고개 끄덕임

내담자는 상담자가 경청하고 있다는 것을 여러 경로를 통해서 느끼게 된다. 상담자의 고개 끄덕임은 행동적으로는 매우 단순한 반응이지만 상황과 맥락에 따라 그것의 의미는 매우 다양할 수 있다. 상담자가 고개를 끄덕이는 것은 내담자에게 경청하고 있다는 느낌을 주게 된다. 반대로 상담자의 지나친 고개 끄덕임은 내담자의 말에 집중하지 않고 있다는 느낌을 줄 수 있다.

(5) 상담기법

상담은 내담자가 효율적으로 의사결정을 하도록 상담자가 도와주는 과정이다. 효과적으로 도움을 주기 위한 전문적인 상담기술이 상담기법이다. 상담에서 일반적으로 이용되는 8가지 상담기법을 살펴보면 다음과 같다.

① 집중하면서 따라가기

상담자는 내담자와 적절한 시선접촉을 통해서 신뢰감을 주고 상담 중 자연스럽고 편안한 경청자세를 유지한다. 언어적 또는 비언어적 반응을 통해 내담자의 이야기에 집중하며 따라가고 있다는 것을 알려주어 경험한 사실을 계속해서 이야기하라는 의미를 보낸다. 상담 중에는 침묵을 적절히 사용하여 내담자가 충분히 생각할 수 있도록 시간을 준다. 그러나 침묵이 지나치게 길어지면 상담자가 적절하게 개입하여야 한다.

② 효과적으로 질문하기

효과적으로 질문하기 위해서는 개방형 질문, 폐쇄형 질문, 격려 방법 등에 관한 지식이 필요하다. 예를 들면, “담배를 피우신 지는 얼마나 되었습니까?” 또는 “담배를 피우시고 계시지요?”라고 질문하는 것보다는 “담배를 피우시게 된 이유는 무엇인가요?” 라고 묻는 것이 개방형 질문으로 적절하다. 이렇게 질문하면 내담자는 담배를 피운 시점과 그 당시 담배를 피우게 된 이유를 이야기할 것이다. 만약, 내담자가 “담배를 피우는 일이 너무 많아요.” 라고 말을 할 경우에는 “무슨 문제로 주로 담배를 피우시나요?”라고 질문하기 보다는 “어떻게 하면 담배를 피우시지 않을 수 있다고 생각하세요?”라고 질문하는 것이 적절하다.

③ 감정반영하기

상담자는 내담자가 사용하는 언어로 내담자의 감정을 파악하고, 적절한 정서적 표현으로 내담자의 감정을 반영해 준다. 감정을 반영할 때에는 내담자가 사용한 정서적 단어들에 주목하고, 내담자가 한 말을 그대로 반복하지 않으면서 그 단어를 약간 변형시킨 말을 사용한다. 중요한 것은 내담자가 느끼고 생각하고 있는 것을 상담자가 정확하게 이해하고 있다는 것을 보여주는 것이다. 감정반영은 상담자와 내담자 사이의 라포(rapport)형성을 돕는다.

④ 내용반영하기

내용반영은 내담자가 직접적으로 말하지 않거나 가볍게 지나간 말에 대해서 상담자가 핵심 내용을 중심으로 정리하거나 내담자에게 다르게 표현하는 것을 말한다. 상담자가 파악한 내담자의 말에 담긴 느낌이나 의도를 다시 말해주는 것이다. 내담자는 상담자의 말에 반영된 표현이나 느낌, 경험을 자신의 것으로 깨닫고 받아들이는 기회를 가질 수 있게 된다. 이때 상담자는 내담자가 한 말을 다시 되풀이해서는 안 되고, 내담자가 말하는 단어보다 이야기의 본질에 세심한 주의를 기울여야 한다.

⑤ 직면하기

직면하기(confronting)는 내담자가 자신의 구체적 모순점을 행동, 말, 말과 행동 사이 등에서 인식할 수 있게 만드는 것을 말한다. 직면을 통해 내담자는 자신의 모순을 살펴볼 수 있게 되고, 자신의 문제를 더 명확하게 이해하여 긍정적인 변화를 가져올 수 있게 된다. 그런데 직면을 받으면 내담자는 괴로워하거나 혼란스러워할 수 있기 때문에 충분한 신뢰감이 형성되었을 때에 적용해야 한다. 직면하기는 자기노출(self-disclosure)과 피드백(feed-back)으로 표현된다. 상담자는 내담자에 대한 자신의 생각이나 느낌을 노출하여 나누고, 내담자가 다른 사람의 눈에 어떻게 보이는지와 관련하여 상담자의 생각을 이야기한다. 직면하기는 상담자가 내담자에게 행동과 말의 모순점에 대한 자신의 생각을 표현하고 피드백을 주면서 내담자 스스로가 모순점을 살펴볼 수 있게 만든다.

⑥ 정보제공하기

정보는 여러 방식으로 제공될 수 있다. 상담자는 내담자에게 관심사에 관련된 지식을 제공하거나 혹은 찾는 방법을 알려준다. 정보제공은 상담자가 지닌 여러 기술 중에서 중요한 기술이다. 정보제공 상담기술은 내담자가 규정된 방식으로 변화될 수 있도록 돕는다. 습득하거나 강화하거나 약화시키거나 버릴 필요가 있는 내담자의 행동과 관련된 정보를 설명을 통해 제공한다. 설명에는 행동변화를 위한 구체적 개입 또는 방법에 관한 내용이 담겨 있다.

상담자는 이런 정보를 요청형태로 제공하게 되는데 내담자가 무엇을 하고, 어떻게 하고, 그리고 제대로 했을 때와 제대로 하지 못했을 때의 잠재적 결과에 관해 알려준다.

⑦ 행동구성하기

상담자는 상담의 각 단계별로 관계목표와 행동목표를 갖게 되는데, 행동구성은 상담 시작부터 종결까지 상담자와 내담자 간의 관계를 체계화시켜 가는 것을 의미한다. 내담자는 여러 이유로 협조를 안 할 수 있다. 선택한 목표에 갈등을 느낄 수 있고, 목표 달성에 필요한 기술이 부족할 수 있고, 자기 행동을 바꾸고 싶지 않을 수 있고, 상담자와 내담자 간에 관계 문제를 겪을 수 있다. 상담자는 내담자가 협조를 안 할 때에는 장애물을 제거해 나갈 수 있도록 도와야 한다.

⑧ 협조구하기

내담자의 협조를 구하는 것은 간단하면서도 복잡한 일이다. 그래서 모든 상담이론에서는 내담자의 협력을 중요하게 고려한다. 내담자를 편안하게 만들어 주면서 상담에 덜 저항하도록 만들어야 전체 상담과정이 성공적으로 진행될 수 있다. 저항을 다룰 때에 상담자의 목표는 내담자의 협조를 되찾는 것이다. 상담과정이 시작되면 얼마 지나지 않아 내담자는 참여하는데 어려움을 경험한다. 따분한 태도를 보이거나 유혹하는 식으로 반응하거나 상담자를 치켜세우거나 혹은 논쟁을 벌이려 할 수 있다. 다른 사람 탓으로 돌리거나 자기변명에 급급하거나 논의 내용의 중요성을 깎아 내리거나 혹은 상담이 끝날 때까지 중요한 정보를 알려주지 않을 수 있다. 상담에 자발적으로 참여하거나 강제적으로 참여하는 것과 상관없이 상담 자체가 긴장감을 줄 수 있다. 비록 동기부여가 된 내담자도 어떤 주제에 관한 논의는 꺼릴 수 있다. 유능한 상담자는 이것을 수용하고 성급한 조언이나 허황된 보장을 하지 않으면서 내담자가 불편한 감정을 해소시킬 수 있도록 돕는다.

제8장

보건교육매체

HEALTH EDUCATION

1. 보건교육매체의 이해

1) 교육매체의 개념

매체(medium)는 송신자와 수신자 간의 정보를 전달하는 것으로 의사소통의 수단을 말한다. 교육적 관점에서 보면, 매체는 교육목표가 효과적 효율적으로 학습자에게 전달될 수 있도록 교육자와 학습자 또는 학습자와 학습자 사이에 학습에 필요한 의사소통이 일어날 수 있도록 도와주는 모든 수단과 방법을 포괄하는 것이다. 흔히 교재, 교구, 교육 기자재 등으로 불려진다. 다양한 매체가 교육목적으로 메시지를 전달하게 되면 교육매체가 되는 것이다. 그런데 교육매체는 교육이 달성하려는 목적과 관련되기 때문에 학습자의 학습을 촉진시킬 수 있도록 신중하게 선택해야 한다.

교육매체의 개념은 교육공학의 발달과 함께 변화되고 있다. 초기에는 교육매체를 교육활동의 교재나 자료와 같은 시각 보조물 또는 시청각 기자재(예: OHP, 슬라이드 등)와 같이 학습이 이루어지도록 도와주기 위한 도구적 보조물의 의미로 사용되었다. 그러나 오늘날에는 시청각 기자재 및 교재뿐만 아니라 인적자원[1](people), 교육내용(message), 학습환경(environment), 시설(facilities) 등 교육활동에 사용되는 모든 수단을 포괄하는 개념으로 변화되었다.

2) 교육매체의 기능

교육매체는 교육이 이루어지는 전체 과정에서 학습의 효과를 높이기 위해 활용되는 모든 것을 말한다. 교육매체를 이용하는 목적은 대상자들의 감각적인 경험을 확대하고, 교육과정에서 다양성을 소개하여 흥미와 동기를 유발하며, 추상적인 내용에 구체적인 의미를 더해 주고, 복잡하고 어려운 내용을 이해하기 쉽게 전달하는 것이다. 일반적으로 사람들은 학습내용을 읽기만 했을 때는 10%, 듣기만 했을 때는 20%, 본 것은 30%, 듣고 본 것은 50%, 말하고 쓴 것은 70%, 어떤 활동을 경험하면서 말한 것은 90% 정도를 기억하는 것으로 알려져 있다. 따라서 적절한 교육매체의 활용은 교육의 효과를 높이는데 매우 중요하다.

---

1) 인적자원에는 교육자, 학습자, 내용 전문가 등이 포함되는데, 학습자는 교육자, 동료 학습자 등을 통해서 배우기 때문에 인적자원도 교육매체에 포함된다.

교육매체의 보편적인 기능(권성호, 1990)은 매개적 보조 기능, 정보전달 기능, 학습경험 구성 기능, 교수 기능으로 볼 수 있다. 매개적 보조 기능은 교수-학습 과정에서 매체를 보조수단으로 사용하는 것을 말하며, 정보전달 기능은 매체를 사용하여 필요한 정보를 정확하게 전달하는 것을 의미한다. 학습경험 구성 기능은 매체의 활용기술이나 기능을 배우는 그 자체가 학습경험이 되는 것을 말하며, 교수 기능은 정보를 전달하는 과정에서 그 정보를 어떻게 전달하느냐에 따라 학습자의 지적 기능을 개발하는 것을 의미한다.

켐프와 스멜리(Kemp & Smellie, 1989)는 교육매체가 교육과정에 기여할 수 있는 기능을 8가지로 설명하였다. 첫째, 교육활동이 보다 표준화될 수 있다. 모든 학습자들이 같은 매체를 보고 듣게 되므로 동일한 메시지를 전달받게 된다. 둘째, 교육매체의 명료한 메시지, 특수효과의 사용 등은 학습자의 주의력을 끌 수 있기 때문에 가르치는 것을 재미있게 해준다. 셋째, 교육매체를 계획할 때에 학습자의 참여, 피드백, 강화 등이 고려되면, 학습을 보다 상호작용적으로 만들어 준다. 넷째, 교육매체는 많은 양의 정보를 짧은 시간에 전달할 수 있기 때문에 교육에 소요되는 시간을 줄여준다. 다섯째, 교육매체가 잘 조직되면 내용 전달을 분명히 할 수 있기 때문에 교육의 질을 높여준다. 여섯째, 어떤 교육매체는 개별적으로 사용할 수 있기 때문에 편리한 시간과 장소에서 학습을 할 수 있다. 일곱째, 교육매체가 동기를 유발시킬 수 있어서 학습자들은 배우는 것과 교육과정 자체에 대해 긍정적인 태도를 갖게 된다. 여덟째, 교육매체를 사용하면 교수가 같은 내용을 반복적으로 기술하거나 설명해야 하는 부담을 줄일 수 있기 때문에 교수의 역할이 긍정적인 방향으로 바뀔 수 있다.

3) 교육매체의 분류

교육매체는 여러 형태로 분류할 수 있다. 그런데 교육매체를 구체성과 추상성이라는 기준으로 분류한 것은 호반(Hoban)의 교육과정 시각화 이론, 데일(Dale)의 경험의 원추(core of experience) 이론, 브루너(Bruner)의 표상[2]이론(탐구-발견학습 이론)이 대표적이다.

(1) 교육과정 시각화 이론

호빈(Charles Francis Hoban, 1937)은 교육의 목적을 인간경험의 일반화로 보고, 교육과정을 구체적인 경험과 추상적인 언어로 시각화하면 경험을 일반화시킬 수 있다고 주장하였다.

2) 표상은 어떤 실체에 뒤따르는 마음에 떠올려진 것을 의미한다. 개인의 마음에 그려진 내적인 이미지나 묘사, 겉으로 표현된 작품, 실물과 상관없지만 그것을 표시하기 위한 인위적인 기호나 상징을 말한다.

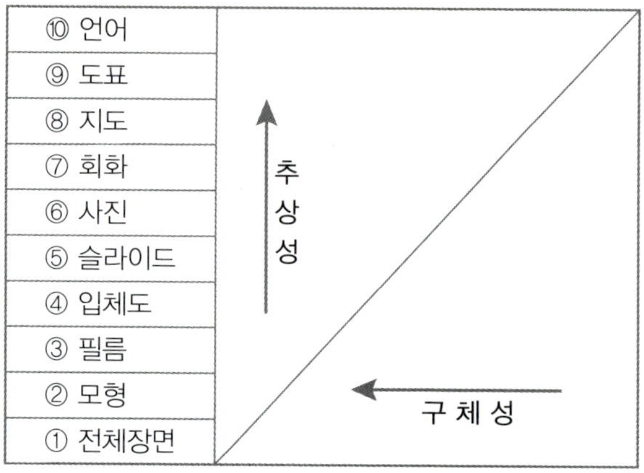

[그림 8-1] 교육과정 시각화 이론

그는 교육매체를 구체성과 추상성이라는 두 개의 기준으로 구분하여 가장 구체적인 매체부터 추상적인 매체까지 순서대로 나열하였다.

(2) 경험의 원추 이론

데일(Edgar Dale, 1969)은 교육매체를 구체성과 추상성을 기준으로 분류하여 경험의 원추(core of experience)를 개발하였다. 경험의 원추에서 위로 올라갈수록 매체의 추상성이 증대되고 짧은 시간에 보다 많은 정보가 압축될 수 있다. 그는 학습자들이 직접 경험하는 행동적 단계, 시청각 매체를 통하여 간접 경험을 해 보는 영상적 단계, 언어와 시각기호의 관찰과 사용을 통한 추상적 단계로 나누어 설명하였다.

(3) 표상이론

브루너[3](Bruner)는 어느 분야의 지식이든 어떤 문제이든 학습자의 인지발달을 표현양식의 3단계(작동적-영상적-상징적) 표상으로 나타낼 수 있다고 보았다. 이를 영문 앞쪽의 이니셜을 따서 브루너의 EIS이론이라고도 한다. 작동적 표상은 학습자의 직접 경험한 것이나 알고 있는 사실을 적절한 행동을 통해서 표상하는 것을 말한다. 영상적 표상은 간접적인 그림이나 영상

3) 브루너(Jerome Seymour Bruner)는 미국의 인지발달 심리학자로 아동의 지적발달이 교수-학습과 어떤 관계가 있는지에 관심을 기울였다.

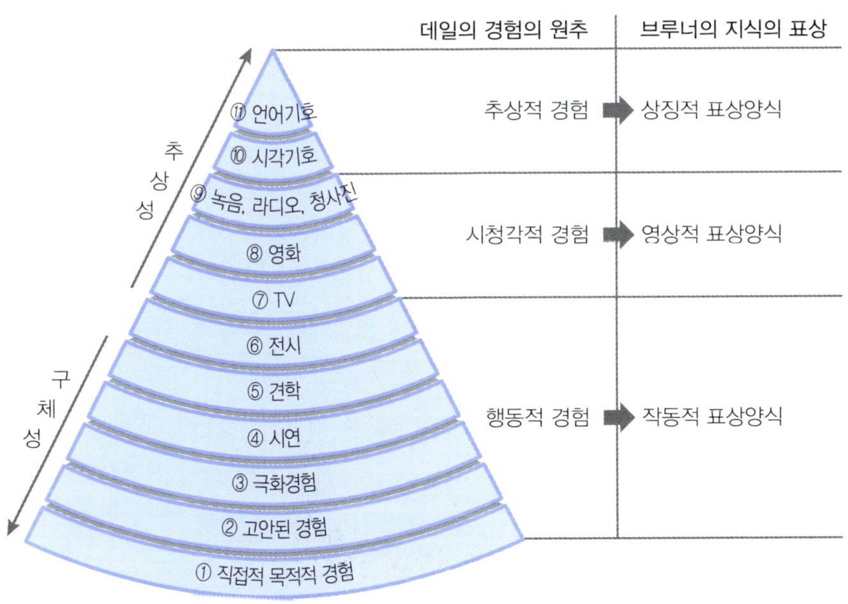

[그림 8-2] 경험의 원추 이론과 표상 양식

또는 모형을 사용하여 이해하는 것이며, 상징적 표상은 언어나 기호 등을 사용하여 추상적으로 이해하는 것이다. 브루너는 각각의 발달 단계의 특이한 지각 양식에 맞게 학습내용을 구조화시켜 표현하면, 어떤 교과든지 효과적으로 가르칠 수 있다고 주장하였다. 학습과제를 제공할 때에는 실제 경험(enactive)에서부터 시작해서 영상적(iconic) 표상, 상징적(symbolic) 표상으로 계열화시켜야 학습을 더욱 촉진시킬 수 있다.

2. 보건교육매체의 종류

과학기술의 발달로 교수-학습 과정에 사용할 수 있는 교육매체의 종류와 형태가 다양화되고 있다. 특히 최근에는 전통적인 매체 형태의 유형과는 달리 컴퓨터와 인터넷을 활용한 첨단매체 유형들이 크게 부각되고 있다. 여기에서는 실제 보건교육 현장에서 주로 사용되고 있는 교육매체를 중심으로 살펴본다.

1) 실물 및 실제상황

실물과 실제상황은 교육을 위해서 전혀 인위적 조작이 가해지지 않은 상태이다. 실물의 경우는 특별히 학습에만 사용되는 물건도 있지만 인공적인 것은 아니다. 금연교육에서 실제 담배를 사용하거나 구강건강교육에서 실제 칫솔과 치약을 사용할 경우, 이들 매체는 실물이 된다. 학습내용에 관련되는 실물을 이용하면 흥미를 유발하기 때문에 효과적인 교육이 가능하게 된다. 실제상황에서 교육을 하게 되면 교육 후 실생활에서 즉시 교육내용을 활용할 수 있게 된다. 그러나 교육목표에 맞는 실물이나 실제상황을 확보하는 것이 쉽지 않다.

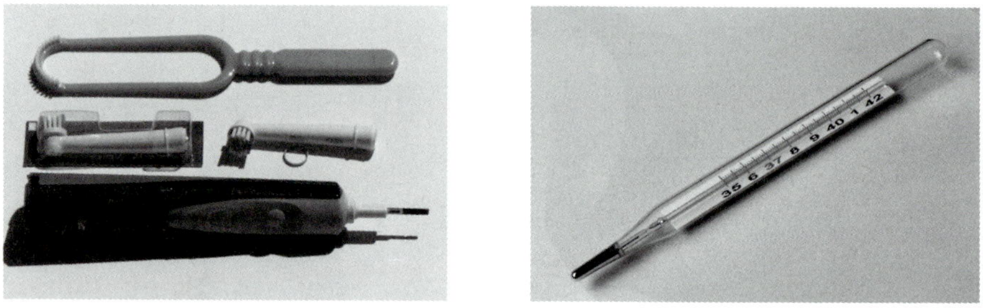

[그림 8-3] 실물

[표 8-1] 실물 및 실제상황의 장 · 단점

장 점	단 점
교육자와 학습자 간 의사소통 잘 됨	실물이 클 경우 사용에 어려움 있음
교육 후 실생활에 즉시 활용 가능	소규모 교육에 적합, 지역사회 교육은 제한
학습동기를 높일 수 있음	비용, 이동, 관리 등의 문제로 활용에 제한

2) 모형 및 유사물

모형은 실물을 나타내기 위해 인위적으로 만든 입체자료를 말하며, 유사물은 실물과 같이 움직이거나 기능을 할 수 있는 모형을 말한다. 대학의 강의용 실습실에서 볼 수 있는 인형들이나 의료장비들은 유사물이라고 할 수 있다. 모형 및 유사물은 실물이나 실제상황과 거의 비슷한 효과를 얻을 수 있어 학습자의 관심을 끌 수 있다.

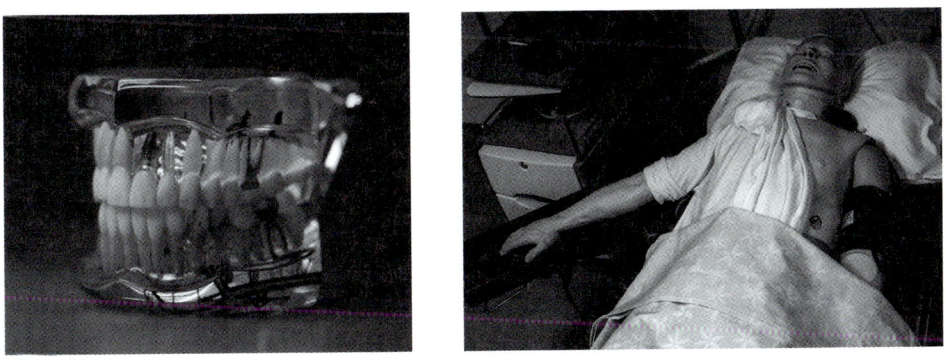

[그림 8-4] 모형 및 유사물

[표 8-2] 모형 및 유사물의 장 · 단점

장 점	단 점
실물을 통해서 할 수 없는 활동 가능	가격이 비싸 경제성 문제 발생
익숙해질 때까지 반복 실습 가능	학습자가 많으면 효과가 적음
입체적으로 볼 수 있어서 이해에 도움	파손 가능성, 보관 공간 필요, 이동 어려움

3) 칠판

칠판은 문자로 의사소통을 하기 위하여 사용되는 도구이다. 칠판에는 일반칠판, 화이트보드, 전자칠판 등이 있다. 일반칠판은 분필을 사용하기 때문에 먼지가 발생하지 않도록 지우개 관리가 중요하다. 화이트보드는 유성 마카펜을 사용하기 때문에 분필먼지는 없지만 조명의 반사 빛 때문에 글자가 선명하지 않을 수 있다. 전자칠판은 스크린 표면을 터치하여 칠판의 판서 기능을 할 수 있으나, 판서 내용을 출력하거나 전자파일로 저장할 수 있다. 그러나 비용이 비싸고 유지보수 비용이 지속적으로 발생하는 단점이 있다.

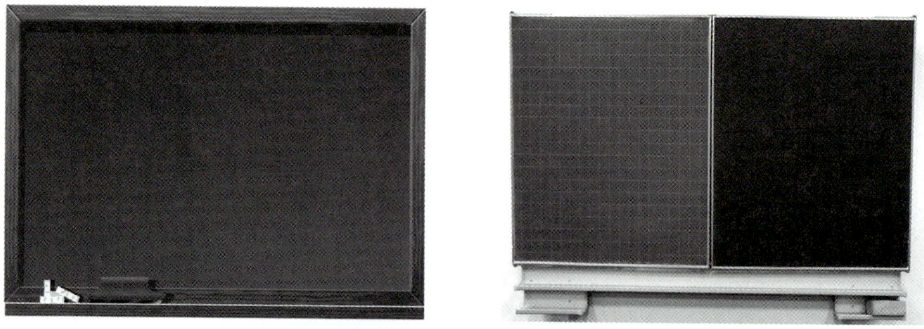

[그림 8-5] 칠판

[표 8-3] 칠판의 장 · 단점

장 점	단 점
설치되어 있어서 별도 준비가 필요 없음	판서할 내용을 미리 정리해 두어야 함
사용에 특별한 기술이 필요하지 않음	너무 많이 사용하면 흥미 및 집중 저하
다양한 방법으로 사용 가능	모든 지점에서 선명하지 않을 수 있음

4) 융판

융판은 합판이나 카드 보드에 융을 덮어 만든 판으로 그 위에 그림이나 숫자 등 각종 자료를 수시로 붙이거나 뗄 수 있다. 융판은 복잡한 이야기나 내용을 시각적으로 묘사할 수 있고,

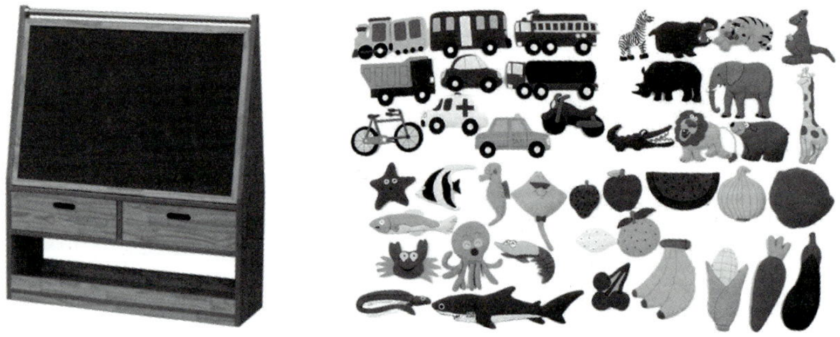

[그림 8-6] 융판

융통성 있게 자료를 제시할 수 있기 때문에 학습자의 흥미를 유발시킬 수 있다. 교육자가 적은 비용으로 직접 자료를 제작할 수 있고, 자료를 붙이거나 떼면서 교육의 진행을 임의대로 조절할 수 있다.

[표 8-4] 융판의 장 · 단점

장 점	단 점
자료의 제작과 사용이 쉬움	사전 준비에 많은 시간이 소요
한 번 만들면 반복해서 사용 가능	뒷면 사포 낡으면 자료 붙이기 어려움
다양한 주제에 융통성 있게 활용 가능	소규모 그룹에게만 활용 가능

5) 게시판

게시판은 메시지를 간결하게 시각화해서 전달하는 전시매체로 알림판이라고도 한다. 게시판은 사용목적에 따라 공고용과 학습용으로 구분할 수 있다. 일반적으로 게시판이라고 하면 어떤 공지사항이나 소식 등을 알리는 공고용으로 생각하는데, 게시판의 자료는 누구나 볼 수 있기 때문에 교육과정에서 충분히 다루지 못한 내용이나 학습내용을 요약하여 게시하면 학습효과를 높일 수 있다.

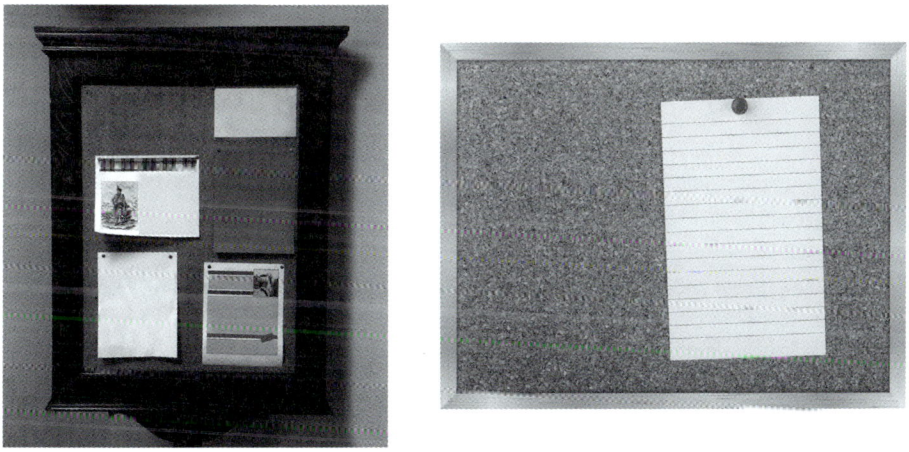

[그림 8-7] 게시판

[표 8-5] 게시판의 장 · 단점

장 점	단 점
하나의 자료를 모든 학습자 볼 수 있음	길고, 복잡한 메시지 전달에는 부적합
학습자의 흥미 유발시킬 수 있음	교육자와 학습자 간의 상호작용 없음
경제적으로 내용 전달 가능	오래 부착하면 전달 효과가 떨어짐

6) 사진 및 그림

사진과 그림은 신문, 잡지, 책, 인터넷 등에서 쉽게 구할 수 있고, 저렴하게 제작하거나 복사할 수도 있어서 다양한 형태로 학습에 활용할 수 있다. 학습자의 흥미와 상상력을 자극하여 학습에 도움이 될 수 있는 사진과 그림을 선택하여야 한다.

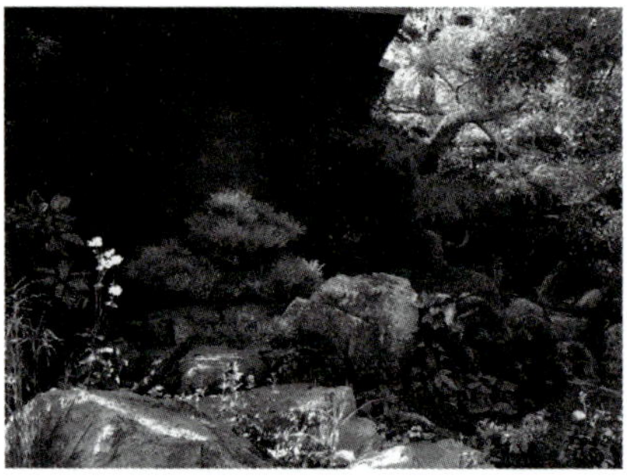

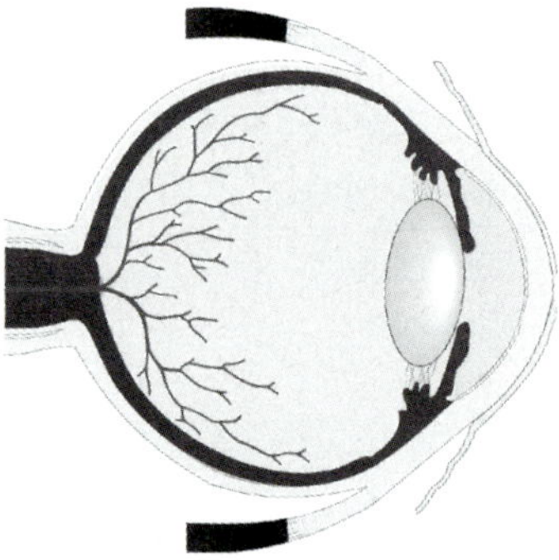

[그림 8-8] 사진 및 그림

[표 8-6] 사진 및 그림의 장 · 단점

장 점	단 점
추상적 내용을 구체적인 형태로 표현	자료가 평면적임
특정 현상을 효과적으로 간략하게 표현	움직임을 나타내지 못함
보관 편리, 복사 간편, 이동 간편	대규모 집단을 대상으로 사용하기 어려움

7) 포스터

포스터(poster)는 정보를 빠른 시간에 효과적으로 전달하기 위해 큰 종이에 만든 시각 자료를 말한다. 포스터는 사건과 사물에 관한 새로운 아이디어를 제공하는데, 새로운 정보를 제공하는 측면보다는 이전에 배운 사실을 상기시키거나 감정에 호소하게 된다. 포스터를 전시할 때에는 쉽게 볼 수 있는 눈높이와 적당한 빛이 있는 장소를 선택해야 한다. 한 번에 다량을 제작하여 장기간 부착할 수 있지만, 너무 오래 동안 게시하게 되면 학습자가 더 이상 관심을 갖지 않는다.

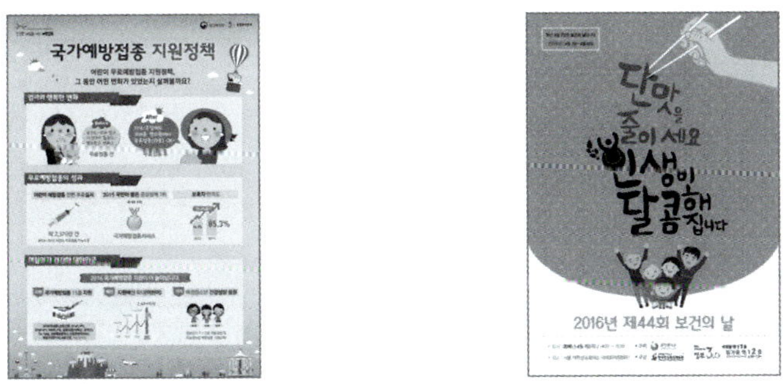

[그림 8-9] 포스터

[표 8-7] 포스터의 장 · 단점

장 점	단 점
한 번 제작으로 장기간 부착 가능	제작하는 데 전문 기술 필요
다수의 부수 제작하여 파급효과 증대	제작하는 데 많은 소요 시간 필요
학습자의 흥미와 자극 유발 가능	부착 장소에 따라 전달 효과 차이

8) 인쇄물

인쇄물은 글과 그림을 종이에 찍어 만든 물건을 말하며, 간편하고 가장 친숙한 매체라고 할 수 있다. 인쇄물에는 리플렛(leaflet), 팜플렛(pamphlet), 브로슈어(brochure) 등이 포함된다. 리플렛은 한 장으로 된 전단지이고, 팜플렛은 홍보용 소책자(booklet)로 여러 장으로 만들어져 있다. 흔히 팜플렛을 브로슈어(brochure)라고 부르기도 하는데, 브로슈어는 특정 기관 또

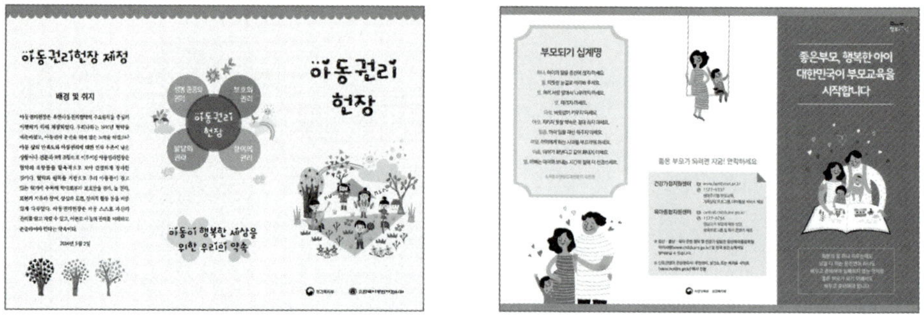

[그림 8-10] 인쇄물

는 조직, 제품 등을 설명하거나 광고하기 위하여 만든 얇은 책자이다.

[표 8-8] 인쇄물의 장 · 단점

장 점	단 점
쉽게 제작 가능, 사용하기 쉬움	학습자 수준별로 제작하기 어려움
경제적으로 다량 제작 가능	학습목표에 적합한 정보 제공은 제한
그림 등으로 효과적으로 내용 전달	학습자의 흥미와 집중 끌기 어려움

9) 투시환등기

투시환등기(over head projector; OHP)는 투명용지에 직접 쓰거나 복사한 투명도안(transparency; TP)을 그대로 확대하여 비추는 매체이다. 교육뿐만 아니라 그룹 토의를 할 때에 효과적이며, 내용을 설명하는 동안 많은 대상자들이 투사된 이미지를 볼 수 있다. 투시환등기는 밝은 조명 아래에서도 사용이 가능하고, 조작이 쉬워서 누구나 쉽게 사용할 수 있다.

[표 8-9] 투시환등기의 장 · 단점

장 점	단 점
밝은 조명 아래에서도 사용 가능	움직임이 없는 평면적 자료만 제시
학습자의 반응을 관찰하면서 교육 진행	OHP 너무 무겁고 커서 이동 불편
조작 간단, TP 제작이 쉽고 빠름	자료를 준비하는데 많은 시간 소요

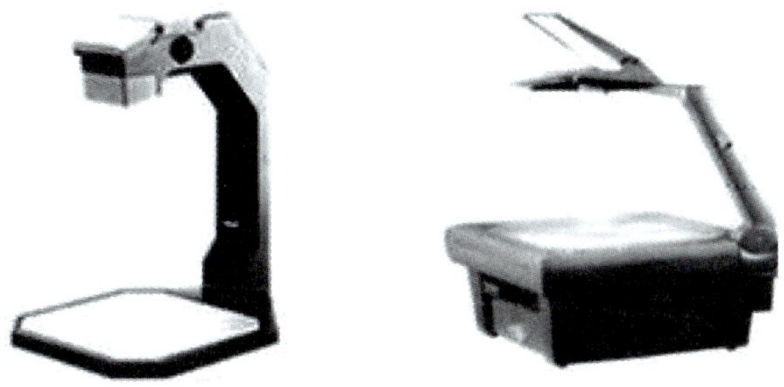

[그림 8-11] 투시환등기

10) 실물화상기

실물화상기는 자료대에 사진, 그림, 입체적인 사물 등을 올리면 그대로 확대하여 화면에 영사시키는 기구이다. 그림, 도표 등 평면적인 자료뿐만 아니라 보형, 꽃잎, 곤충 등 입체물도 확대 투사할 수 있다. 최근에는 비디오 카메라와 대형 TV로 구성된 실물화상기가 활용되고 있다.

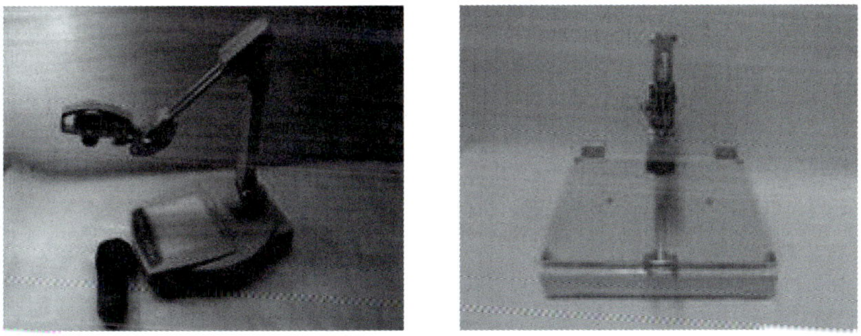

[그림 8-12] 실물화상기

[표 8-10] 실물화상기의 장 · 단점

장 점	단 점
자료를 특별히 제작할 필요가 없음	조명을 완전히 끄고 암막 사용
사실 그대로 정확한 상황을 보여줌	기구에서 상당히 뜨거운 열 발생
실물이 작을 경우에 확대할 수 있음	운반에 어려움 있음

11) 프로젝터

프로젝터(projector)는 빛으로 영상을 확대하여 스크린에 비추어 주는 기기이다. 컴퓨터, 캠코드, DVD 플레이어 등 다양한 매체에 연결하여 자료를 제공할 수 있는데, 이미지를 투사할 대형 스크린이 필요하다. 사진, 영상, 파워포인트 등 다양한 형태의 자료를 활용할 수 있어서 학습자의 동기를 유발하는데 도움이 된다. 천장에 고정하여 사용하는 방식과 휴대가 가능한 이동식이 있다.

[표 8-11] 프로젝터의 장 · 단점

장 점	단 점
다양한 형태의 이미지 투사 가능	스크린 및 컴퓨터 등 시설이 필요함
다양한 매체에 연결하여 사용 가능	설비를 갖추기 위한 비용 소요됨
다수 학습자 교육에 활용	활용할 자료를 사전에 준비해야 함

12) 비디오테이프

비디오테이프는 생생한 사실을 그대로 전할 수 있는 매체이다. 최근에는 CD(Compact Disc) 또는 USB(Universal Serial Bus)가 비디오테이프를 대체하여 사용되고 있는데, 학습자가 화면 속의 장면이나 내용을 간접 경험하도록 유도한다. 학습의 선행 자료로 사용하면 효과적이고, 동영상을 본 후 학습자가 무엇을 어떻게 해야 할지를 능동적으로 찾아가도록 할 수도 있다.

[표 8-12] 비디오 테이프의 장 · 단점

장 점	단 점
생생한 경험을 효과적으로 제공	제작에 많은 예산과 기술이 필요함
주의집중을 지속시키는데 도움	시설과 기구가 갖추어져 있어야 함
조작으로 빠른 진행과 느린 진행 가능	실제 학습현장에서 제작하기 어려움

13) 파워포인트

컴퓨터를 이용한 투사자료의 제작과 프레젠테이션을 위해서는 파워포인트(powerpoint;

PPT)가 주로 활용된다. 파워포인트는 마이크로소프트사가 개발한 프레젠테이션 전문 작성 프로그램으로 가장 큰 장점은 프레젠테이션에 필요한 사진이나 이미지 등을 만드는 데 있다. 파워포인트는 그림이나 글을 비출 수도 있지만 동영상 화면을 보여줄 수도 있다. 파워포인트를 구성하는 각각의 페이지를 슬라이드라고 한다. 그런데, 컴퓨터로 자료를 보여 주려면 자료 파일과 컴퓨터와 언결되어 자료를 제시하는 기구(projector)가 있어야 한다.

[표 8-13] 파워포인트의 장 · 단점

장 점	단 점
다양한 색상과 디자인으로 제작 가능	어느 정도의 전문 기술이 필요함
슬라이드 순서 재배치가 쉬움	슬라이드 제작에 많은 시간 소요
다양한 형태의 그래프, 그림 등 포함	시설과 기구가 갖추어져 있어야 함

14) 인포그래픽

인포그래픽(Infographics)은 인포메이션 그래픽(Information graphics)을 줄인 용어이다. 정보, 자료, 지식을 빠르고 분명하게 표현하기 위해서 시각적으로 표현한 것을 말한다. 복잡하거나 방대한 양의 정보를 함축적으로 전달할 수 있다. 차트, 다이어그램, 흐름도, 일러스트레이션 등이 인포그래픽에 해당된다. 최근에는 교통지도, 도로 표지판, 철도 또는 지하철 노선도 등에도 인포그래픽 기법이 사용되고 있다.

15) 스마트폰 앱

스마트폰(Smart phone)은 휴대전화에 인터넷 통신과 정보검색 등 컴퓨터 지원 기능을 추가한 지능형 단말기를 말한다. 개인용 컴퓨터와 같이 모바일 운영체제를 탑재하여 다양한 애플리케이션(application; App)과 콘텐츠를 이용할 수 있다. 스마트폰이 일반 휴대폰과 근본적으로 다른 부분은 용도에 따라 앱을 추가 실치해 활용할 수 있다는 점이다. 어떤 앱을 스마트폰으로 내려 받아 설치하느냐에 따라 스마트폰 활용도가 달라진다. 애플의 앱스토어, 구글의 구글 플레이 등에서 앱을 내려 받을 수 있다. 보건교육 활동에 건강과 관련된 앱을 활용하면 시간과 장소에 제약을 받지 않고 필요한 도움을 받을 수 있다.

16) 가상현실 및 증강현실

가상현실(virtual reality; VR) 및 증강현실(augmented reality; AR)은 실제로 존재하지 않은 현실을 구현해 사람이 이를 인지할 수 있도록 하는 기술이다. 가상현실이 컴퓨터 프로그램으로 만든 가상 세계에 접속해서 현실 세계에서처럼 시각, 청각 등의 감각을 경험할 수 있도록 한다면, 증강현실은 실제 존재하는 현실 공간에 홀로그램 등으로 가상물체를 겹쳐 보여 준다는 점에서 차이가 있다. 가상현실은 모두 허구의 상황이 제시되고, 증강현실은 현실 세계에 가상의 정보를 더해 보여 준다.

가상현실과 증강현실은 현실보다 더 재미를 주고, 생생한 현실을 보여 주고, 현실에서 경험하지 못하는 것을 가능하게 하는 새로운 현실감을 제공해 인간 경험의 폭을 크게 확장하는 데 기여할 수 있다. 보건교육에 가상현실 및 증강현실을 적용하면 실제 실습을 하는 것과 같은 몰입도 높은 교육이 가능하고, 학습자 맞춤형 교육이 가능해질 수 있다. 한편, 최근에는 증강현실 및 가상현실을 혼합해 현실 배경에 현실과 가상의 정보를 혼합시켜 제공하는 혼합현실(mixed reality; MR)이 활용되고 있다.

17) 브이로그

브이로그(vlog)는 비디오(video)와 블로그(blog)가 합성된 용어로 개인의 일상을 동영상으로 촬영한 영상 콘텐츠를 말한다. 과거에 텍스트와 이미지 중심으로 남기던 일상적인 이야기를 한 편의 영상으로 제작해 올리는 것이다. 브이로그는 유튜브 등 동영상 플랫폼 및 각종 인터넷 스트리밍 플랫폼을 매개로 하고 있으며, 특정 주제보다는 생활 이야기를 주로 다룬다. 유튜브, 아프리카TV 등이 대표적인 브이로그 플랫폼이다. 브이로그를 하는 사람을 '브이로거'라고 한다. 이들은 남들과 같이 공유하고 싶거나 기억하고 싶은 순간을 틈틈이 영상으로 남긴다. 이후 자막과 음악 등을 덧입히는 작업을 진행한 뒤 완성된 브이로그를 자신의 블로그나 SNS 등에 공유한다.

3. 보건교육매체의 선정 및 활용

교수-학습 과정에서 학습내용과 학습자가 결정되면 기대할 수 있는 최대의 결과를 이끌어

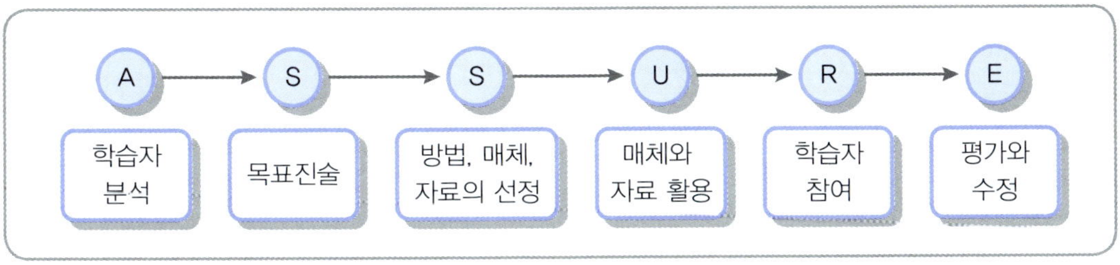

[그림 8-13] ASSURE 모형

낼 수 있는 방법을 찾아야 한다. 이 과정에서 교육매체를 잘 활용하기 위한 방법으로 활용되는 이론이 ASSURE 모형이다. ASSURE 모형은 하이니크(Heinich, 1996) 등이 제안하였으며, 교수-학습 과정에서 교육매체를 효과적이고 효율적으로 활용할 수 있는 방법을 제시하는 절차모형이다. 이 모형은 학습자 분석(Analyze learners), 목표진술(State objectives), 방법, 매체, 자료의 선정(Select methods, media and materials), 매체와 자료 활용(Utilize media and materials), 학습자 참여(Require learner participation), 평가와 수정(Evaluate and revise)의 6단계로 구성되어 있으며, 각 단계의 영문 첫 글자를 따서 ASSURE라고 부른다.

1) 학습자 분석

교육에 가장 적합한 매체를 선택하기 위해서는 학습자들을 이해하고 있어야 한다. 학습자 분석(analyze learners)은 일반적 특성, 구체적 출발점 능력, 학습양식으로 나누어 진행한다. 일반적 특성에 대한 분석은 수업의 수준을 결정하거나 적절한 사례를 제시할 때에 도움이 되는데, 이 특성에는 연령, 학년, 직업, 지위, 문화요인, 사회경제적 요인 등이 포함된다. 구체적 출발점 능력에 대한 분석은 학습자가 가지고 있거나 부족한 지식과 기능이 무엇인지를 확인하는 것이다. 학습자들이 기존에 가지고 있는 지식과 태도 같은 요인들은 다른 요인들보다 학습 방법과 과정에 더 큰 영향을 미친다. 학습양식은 학습자가 학습환경을 지각하고 상호작용하며 감정적으로 반응하는 방식을 결정하는 심리적 특성을 말하며, 학습자의 지각적 선호와 강점, 정보처리 습관, 동기적 요인, 생리적 요인과 관련된다.

2) 목표진술

교육목표는 학습자가 교육의 결과로 무엇을 할 수 있게 될 것인지를 진술한 것이다. 목표진술(state objectives)은 가능하면 명확해야 한다. 학습목표를 진술해야 하는 이유는 첫째, 교육방법과 매체를 적절히 선택할 수 있다. 둘째, 적절한 평가를 수행할 수 있다. 셋째, 교수-학습 과정이 하나의 목표를 지향하게 된다. 목표를 진술할 때에는 학습자들이 수행해야 하는 것과 수행의 준거가 포함되어야 한다. 잘 진술된 목표는 다음의 4가지(ABCD)를 포함한다. 목표의 분명한 대상(audience), 대상이 학습 후에 갖게 될 새로운 행동(behavior), 그 행동이 관찰될 조건(condition), 새로운 행동이나 기능이 숙달되어야 할 정도(degree)가 진술되어야 한다. 학습자는 개별적으로 서로 다른 특성을 가지고 있으므로 목표는 개별 학습자의 능력에 맞아야 한다. 또한 목표는 학습자가 성취해야 할 최대가 아닌 최소 수준을 제시하여야 한다.

3) 방법, 매체, 자료의 선정

세 번째 단계에서는 학습자와 목표 사이를 연결하기 위해 적절한 교육방법을 결정하고, 그 방법을 수행하기에 적합한 교육매체 유형을 선택하며, 매체유형 내에서 사용할 자료를 결정하게 된다. 교육방법을 결정할 때에는 학습목표 및 학습자의 특성을 고려하여 한 번 교육에서도 두 가지 이상의 방법을 선택할 수도 있다. 교육매체 유형을 선택할 때에도 각 매체의 특성과 학습자 특성, 학습목표, 교육내용 등을 함께 고려하여야 한다. 한편, 사용할 모든 자료를 교육자가 직접 개발할 필요는 없다. 교육에 사용할 자료를 획득하는 방법에는 첫째, 이용 가능한 기존의 자료 선정, 둘째, 기존의 자료를 수정, 셋째, 새로운 자료의 설계 및 개발이 있다. 이 중에서 가장 적합한 방법으로 진행하면 된다.

4) 매체와 자료 활용

네 번째 단계에서는 앞의 단계에서 선택하거나 만든 교육매체와 자료를 활용하게 된다. 교육자와 학습자가 매체와 자료를 활용하는 절차를 5p라고 하는데, 자료의 사전검토(preview the materials), 자료 준비하기(prepare the materials), 환경 준비하기(prepare the environments), 학습자 준비시키기(prepare the learners), 학습경험 제공하기(provide the learning experience)의 5단계로 구성된다. 각 단계의 세부내용은 다음과 같다.

(1) 자료의 사전검토

교육자료를 미리 확인해야 한다. 교육자는 자료가 학습자와 목표에 적합한지를 미리 검토해야 한다. 효과적으로 자료를 활용하기 위해서는 교육자가 사전에 검토하여 전체적인 내용을 이해하고, 부적절한 내용은 수정해야 한다.

(2) 자료 준비하기

교육활동에 필요한 매체와 자료를 준비해야 한다. 이를 위해서 필요한 매체와 자료를 수집하고, 그것을 어떤 순서와 방법으로 사용할지를 결정한다. 교육활동에 필요한 자료와 매체의 목록을 작성하여 준비하는 것이 바람직하다.

(3) 환경 준비하기

사용할 매체와 자료에 적합한 시설을 준비해야 한다. 교육장소, 조명과 환기, 분위기, 책상과 의자 등이 적당한지를 점검한다. 또한, 교육자는 음향시설을 포함하여 사용할 기자재가 제대로 작동하는지를 사전에 확인해야 한다.

(4) 학습자 준비시키기

학습자가 교육에 대한 기대감과 동기를 갖게 한다. 학습자의 교육준비 정도는 학습의 성과에 큰 영향을 미친다. 교육자는 학습자에게 교육의 개요를 소개하거나 학습목표를 알려 주어 교육활동에 대한 기대감과 동기를 갖도록 유도한다.

(5) 학습경험 제공하기

모든 준비가 끝나면 매체를 활용해서 교육활동을 진행한다. 교육자 중심의 교육인 경우는 전문가 입장에서 학습경험을 제공한다. 이때에 교육자는 적절한 자료를 제시하여 학습자의 주의를 집중시킬 수 있어야 한다. 한편, 학습자 중심의 교육인 경우에는 교육자는 학습자들이 주제를 탐구하여 활발한 토론이 진행될 수 있도록 돕는 안내사 또는 촉진자 역할을 담당하게 된다.

5) 학습자의 참여

효과적인 교육활동이 되기 위해서는 학습자들의 능동적이고 적극적인 참여가 필수적으로 요구된다. 학습자들이 직접 참여해서 실습하거나 퀴즈 등을 통해서 새로 배운 내용을 확인할 수 있는 기회를 주는 것이다. 이때에 학습자들은 자신들의 행동에 대해서 교육자로부터 피드백을 받아야 한다.

6) 평가와 수정

전반적인 교육활동을 평가하고, 그 결과를 다음 교육계획에 반영한다. 학습자의 성취도뿐만 아니라 매체와 자료가 목표달성에 도움을 주었는지에 대한 평가도 함께 이루어져야 한다. 교육자에 대한 평가도 실시하여 그 결과를 당사자에게 알려주어야 한다. 평가결과를 참고하여 다음 교육활동 계획을 수정하도록 한다.

제 9 장

보건교육평가

HEALTH EDUCATION

1. 보건교육평가의 이해

1) 평가 의미

평가(evaluation)는 여러 의미를 갖는 복합적인 개념인데, 여기에서 평가는 수행한 여러 활동결과를 객관적 방법으로 측정하여 계획한 목표를 얼마나 달성했는지를 판단하는 것을 말한다. 판단을 하기 위해서는 판단의 기준(criteria) 또는 표준(standard)이 있어야 하는데, 이런 측면에서 평가지표와 설정된 목표는 중요한 의미를 갖게 된다. 보건교육평가는 보건교육 활동 후에 학습자에게 기대했던 건강 관련 지식, 태도, 행동 등이 얼마나 바뀌었는지를 측정하여, 기준과 비교하는 활동이라고 할 수 있다.

그런데, 평가는 독립된 것이 아니라 앞뒤에 평가의 대상인 보건교육 활동들과 고리처럼 연결되어서 순환하는 과정을 보여준다. 이 순환과정은 가치판단(value formation)으로부터 시작해서 목표 설정(objective setting), 목표달성의 기준설정(criteria setting), 보건교육계획 수립(program planning), 보건교육 실행(implementation), 평가(evaluation)가 이루어지고, 그 평가결과에 따라 다시 새로운 가치판단이 이루어지는 순환과정이 시작된다.

2) 평가 목적

평가의 필요성과 목적에 따라 평가개념, 평가자료, 평가결과에 대한 해석이 달라질 수 있다. 평가를 실시하는 일반적 목적은 보건교육의 효과와 영향을 파악하고, 보건교육을 향상시키며, 보건교육의 이해당사자들에게 필요한 평가결과를 환류시키는 것이다. 평가의 일반적 목적을 구체적으로 살펴보면 다음과 같다.

첫째, 보건교육의 목표달성 정도를 파악한다. 보건교육이 목적지향적인 활동이기 때문에 평가는 보건교육이 계획한 변화를 일으켰는지, 계획된 방향으로 진행되는지 등을 확인 및 점검한다.

둘째, 보건교육의 효과 및 영향을 파악한다. 보건교육이 미친 영향이나 결과를 염두에 두고 보건교육 실행 전·후의 차이를 파악한다. 보건교육이 가져온 변화가 어느 정도인지에 초점을 두고, 관심 영역에 대한 사전 및 사후 측정결과를 활용하여 차이를 검증한다. 또한, 예산이 적절하게 사용되었는지, 비용–효과적이었는지 등을 분석할 수도 있다.

셋째, 보건교육의 질 개선과 새로운 중재방법을 모색한다. 평가결과를 보건교육 실행과정에 바로 반영하거나 다음 실행에 환류시켜 보건교육의 질을 향상시키는데 활용한다. 평가를 통해 보건교육의 장단점을 파악할 수 있기 때문에 보건교육의 문제점을 개선하거나 새로운 중재방법을 모색할 수 있다.

넷째, 보건교육과 관련된 의사결정을 지원한다. 기존 보건교육을 계속 실시할 것인지, 확대 또는 축소하여 재실시할 것인지, 수정하여 실시할 것인지, 아니면 폐지할 것인시 등을 결정하기 위하여 평가를 실시한다. 보건교육 운영과 관련하여 중요한 의사결정을 내려야 할 경우에 평가결과를 의사결정에 활용하게 된다. 평가를 실시하여 보건교육의 목표 달성정도를 확인하고, 그 효과와 가치를 어떻게 인정해 주느냐에 따라 확대 또는 폐지 여부가 결정될 수 있다.

다섯째, 보건교육 관련 담당자들의 임무를 점검 및 감독한다. 평가결과는 보건교육 관련 담당자들이 각자 맡은 임무를 충실하게 수행하고 있는지를 점검하는데 활용된다. 평가를 통하여 보건교육 실행의 질 관리를 높이고, 심리적 효과를 통하여 관련자들을 감독할 수 있다.

3) 평가 단계

평가 준비는 보건교육이 계획되는 초기단계부터 진행되는데, 평가의 목적, 내용, 규모에 따라 평가절차에는 다소 간의 차이가 있다. 그런데 모든 평가에서 공통적으로 적용되는 단계는 다음과 같다.

첫째, 평가계획 수립 단계이다. 앞에서 설명한 것처럼, 평가목적에 평가내용과 방법이 평가의 필요성과 목적을 확인하여야 한다. 평가와 관련된 평가모형 설계, 평가도구 개발, 평가일정, 자료수집 절차, 결과분석 방법, 결과활용 방안 등을 고려하여 평가계획을 수립하고 계획서를 작성한다.

둘째, 자료수집 단계이다. 평가계획서에 제시된 내용을 근거로 평가하고자 하는 대상과 관련된 자료를 수집하는 단계이다. 먼저 자료수집 방법을 결정하게 되는데, 자료수집은 개별조사, 기록분석, 전화조사, 면접, 관찰, 회의 등의 방법을 활용한다. 예비조사를 실시하고 예비조사 결과를 분석하여 자료수집 방법과 절차를 최종적으로 결정한다. 이때 평가대상을 표본조사로 할지 전수조사로 할지를 결정한다.

셋째, 자료분석 단계이다. 수집된 자료를 설정된 목표와 비교하여 분석하게 된다. 분석은 수집된 자료를 정리하여 평가목적에 따라 양적, 질적으로 살펴보는 것이다. 이 단계에는 보건교육의 최종결과를 판정하는 절차도 포함되는데, 결과판정에는 전문적인 기술이 필요하다.

넷째, 평가결과 활용 단계이다. 평가결과의 적용 단계라고 할 수 있는데, 평가결과를 어떻게 활용할지를 결정한다. 앞의 자료분석에 포함된 평가결과를 활용하여 진행 중이거나 앞으로 진행될 보건교육 활동의 내용이나 방법을 개선하게 된다.

2. 보건교육평가의 종류

평가에는 다양한 종류가 있는데, 이것은 상호배타적이지 않고 실제 평가를 실시할 때에는 서로 다른 평가 종류가 상호보완적으로 사용된다. 일반적으로 평가의 종류는 평가기준, 평가시기, 평가자료, 평가내용, 평가주체 등에 따라 구분된다.

1) 평가기준에 따른 구분

(1) 절대평가

절대평가(absolute evaluation)는 미리 정의된 수행기준에 따라 각 학습자가 교육목표에 얼마나 도달하였는지를 평가하는 방법이다. 절대평가는 학습자 간의 당락이나 등급차이를 결정하는 것이 목적이 아니라 학습자들이 설정된 교육목표에 도달되었는지를 파악하는 것이 핵심이다. 각 개인별 능력의 차이를 파악하여 학습의 점진적 시행과 개별학습을 통해 교육목표를 달성할 수 있도록 지원한다. 절대평가를 실시할 때에는 평가할 영역을 구체적으로 정하고 판단 기준을 객관적으로 설정하여야 한다.

(2) 상대평가

상대평가(relative evaluation)는 학습자의 성취도를 그가 속한 집단의 결과에 비추어 상대적으로 나타내는 평가방법이다. 집단의 점수를 성적의 높은 순으로 배열하기 때문에 집단 내에서 다른 학습자와 비교하여 어느 정도 수준인지를 쉽게 파악할 수 있다. 상대평가는 학습자가 무엇을 얼마만큼 아느냐에 중점을 두기보다는 다른 사람과 비교하여 무엇을 얼마나 더 알고 있는지를 판단하는 것이다. 구성원 간에 과도한 경쟁심을 유발시킬 수 있다.

2) 평가시기에 따른 구분

(1) 보건교육 실행 전

보건교육을 실행하기 전에 실시하는 평가에는 진단평가, 수행가능성 평가 등이 있다. 진단평가는 계획된 교육목표를 달성하기 위한 보건교육 활동이 시작되기 전에 학습자들의 준비 상태를 파악하는 것이다. 진단평가는 보건교육 대상자들의 지식수준, 태도, 흥미 등을 파악하여 계획을 수립할 때에 그 결과를 구체적으로 활용하게 된다. 이를 통하여 학습자들의 특성에 적합한 교육방법을 모색할 수 있다. 한편, 수행가능성 평가는 보건교육을 실행하기 전에 보건교육을 통하여 얻게 되는 결과물이나 비용을 산출하는 평가기법으로 새로운 사업을 시작하거나 기존의 보건교육을 확산하려고 할 때에 의사결정을 하는데 도움이 된다.

(2) 보건교육 실행 중

보건교육을 실행하는 도중에 진행되는 평가로 업무량평가, 형성평가, 수행평가, 과정평가 등이 있다. 업무량평가는 무엇을 어느 정도 충실히 했는지를 알아보는 것으로 투입한 시간, 활동량 등이 평가의 대상이다. 이것은 보건교육에 투입된 노력의 양을 조사하는 것이므로 비교적 파악하기 쉽다고 볼 수 있다.

형성평가는 보건교육이 시작되어 종료되기 전까지 실시하되 문제점이 발생하였는지, 문제점이 발생하였다면 파급 정도가 얼마나 되는지, 해결 방안이 무엇인지를 살펴보기 위하여 실시된다. 수행평가는 감사의 한 유형으로 보건교육이 계획한 대로 진행되고 있는지를 평가하는 것으로 보통 분기별로 실시된다. 한편, 과정평가는 보건교육이 실제로 어떻게 실행되고 있는지를 파악하는 것이다. 그러나 단순히 계획한대로 실행되었는지를 측정하는데 머무르지 않고 보건교육 실행의 양과 질을 측정하여 담당자에게 바로 환류하여 실행 중에 보건교육을 수정하도록 하는 것을 목적으로 한다.

(3) 보건교육 실행 후

보건교육을 실행한 후에 실시하는 평가에는 효과성 평가와 효율성 평가로 구성되는 총괄평가가 대표적이다. 총괄평가는 계획된 보건교육 활동이 끝났을 때에 교육목표의 달성도를 알아보기 위한 종합평가를 말한다. 효과성 평가에서는 의도했던 보건교육프로그램 효과가 과연 그 프로그램 때문에 나온 것인지, 보건교육프로그램 목표와 대비하여 발생한 프로그램의 효과는 어느 정도 인지, 보건교육프로그램 효과의 크기는 해결하고자 했던 문제를 해결하는데 충분한지 등을 알아본다. 또한 의도하지 않았던 부수효과(side-effect)에 대해서도 판단할 수 있다. 한편, 효율성 평가에서는 보건교육프로그램에 직접적인 비용은 얼마인지, 부작용이나 사회적 충격을 포함한 사회적 비용은 얼마인지, 보건교육프로그램 효과는 비용을 상쇄시킬 만큼 큰 것인지 등을 알아본다. 효율성 평가는 비용-편익분석이나 비용-효과분석 방법을 사용한다.

[표 9-1] 평가시기에 따른 평가 종류

<table>
<tr><th>평가시기</th><th colspan="2">평가 종류</th></tr>
<tr><td rowspan="2">보건교육 실행 전</td><td colspan="2">진단평가</td></tr>
<tr><td colspan="2">수행가능성 평가</td></tr>
<tr><td rowspan="4">보건교육 실행 중</td><td colspan="2">업무량평가</td></tr>
<tr><td colspan="2">형성평가</td></tr>
<tr><td colspan="2">수행평가</td></tr>
<tr><td colspan="2">과정평가</td></tr>
<tr><td rowspan="2">보건교육 실행 후</td><td rowspan="2">총괄평가</td><td>효과성 평가</td></tr>
<tr><td>효율성 평가</td></tr>
</table>

3) 평가자료에 따른 구분

(1) 양적 평가

양적 평가는 고전적인 평가기법으로 보건교육프로그램의 목적에 적합하도록 가설을 설정하고 양적인 자료를 수집 및 분석하여 사업을 평가하는 것이다. 동등성 대조군집단 사전·사후평가, 비동등성 대조군집단 사전·사후평가, 대조군 없는 사전·사후평가, 사후평가 등의 평가설계가 있다.

(2) 질적 평가

질적 평가는 보건교육프로그램의 역동적인 모습과 보건프로그램 참여자들이 인식하는 영향과 결과에 대한 개인적인 정보 등을 얻기 위해서 실시하는 것이다. 보건교육프로그램을 실행하기 전에 설정한 목표가 달성되고 있는지를 평가하는데 유용하게 사용된다. 또한, 평가방법의 실행가능성에 대한 정보를 제공한다. 질적 평가방법에는 참여관찰법 및 심층면접법이 있다. 질적 평가방법은 문제를 자세하고 깊이 있게 다루기 때문에 적은 수의 사례로도 풍부한 자료를 산출해 낼 수 있다.

4) 평가내용에 따른 구분

(1) 과정평가

과정평가(process evaluation)는 보건교육프로그램이 계획한 대로 실행되고 있는지, 보건교육프로그램이 실행된 후 참가자들에게 어떤 변화가 일어나는지, 보건교육프로그램 실행방법에서 개선되어야 할 것은 무엇인지를 파악하는 것이다. 과정평가를 위해서는 보건교육프로그램이 의도대로 전달되었는지를 체계적으로 검토해야 한다. 과정평가를 통하여 보건교육프로그램의 구성요소들이 실제로 충족되고 있는지를 확인할 수 있으며, 여러 활동들이 보건교육프로그램 과정의 목적 및 계획과 일치하는지를 증명할 수 있다. 또한 과정평가는 보건교육프로그램 실패의 원인이 프로그램 실행의 문제인지를 밝히는데 활용된다. 과정평가에는 관찰 중심의 질적 조사가 주로 사용된다. 과정평가의 대표적인 유형은 모니터링(monitoring)이다. 결과평가 또는 총괄평가로 보건교육프로그램 운영을 충분히 설명하지 못하기 때문에 최근에는 과정평가에 대한 관심이 증가하고 있다.

(2) 영향평가

영향평가(impact evaluation)는 보건교육프로그램이 의도한 방향으로 어떤 변화를 일으켰는지를 검토하는 것이다. 이를 통해 보건교육프로그램이 행동을 얼마나 변화시켰고, 지식을 얼마나 전달했는지를 평가할 수 있다. 보건교육프로그램이 미친 영향은 단기결과 및 장기결과로 구분해서 측정하는 것이 바람직하다. 단기적인 영향은 보건교육프로그램 시작 전 조사결과와 완료된 시점의 결과를 비교하여 측정한다. 단기결과는 지식·태도·행동 변화, 참가자 수 등으로 측정될 수 있다. 한편, 장기적인 영향은 단기적인 영향보다 결과를 측정하기 어렵다. 장기결과는 건강수준 향상, 질병 발생률 감소, 삶의 질 향상 등으로 측정될 수 있다.

영향평가를 위하여 전제적인 시계열 자료(time-series data)를 수집하게 된다. 어떤 활동이 개입되기 전에는 어떠하였으며, 개입이 도입된 후에는 결과적으로 어떻게 변화하였는지를 알아야 하기 때문이다. 그런데 이러한 개입의 효과는 자기중심적이고 이념적인 경향이 있어 영향평가의 결과에 대한 해석은 정치적 성격을 띠게 된다. 이러한 정치적인 해석 경향의 문제를 제거하고 실질적인 인과관계를 밝히기 위하여 영향평가에서는 다양한 비교 방법론을 활용한다.

5) 평가주체에 따른 구분

(1) 내부평가

내부평가(internal evaluation)는 실제 보건교육프로그램을 담당하고 있는 수행자에 의해서 이루어지는 평가이다. 수행자가 보건교육프로그램에 대해서 직접 평가하기 때문에 기관의 특성이나 보건교육프로그램의 독특한 성격을 반영할 수 있다는 장점이 있다. 그러나 평가자 자신이 보건교육프로그램 관리와 관련되어 있으므로 객관적이고 공정한 평가활동이 어려워 결과에 대한 신뢰성 문제가 제기될 수 있다.

(2) 외부평가

외부평가(external evaluation)는 내부평가로는 보건교육프로그램에 대해서 객관적으로 평가할 수 없다는 가정하에 주로 전문기관이나 전문가들로 구성된 패널에 의하여 실시된다. 보건교육프로그램에 대한 전문적인 지식을 가지고 객관적으로 평가할 수 있다는 장점이 있으나 비용과 시간이 많이 소요되고, 보건교육프로그램을 수행하는 기관이나 보건교육프로그램의 고유한 특성을 반영하기 어렵다는 단점이 있다.

(3) 참여평가

최근에는 내부평가와 외부평가를 절충한 참여평가의 개념이 널리 받아들여지고 있다. 참여평가는 보건프로그램 수행자와 전문가뿐 아니라 보건교육프로그램의 결과에 영향을 줄 수 있는 지역사회 집단 등 보건교육프로그램의 수혜자 대표자들이 평가에 참여하는 것이다. 참여평가 기법을 사용하는 경우에는 평가위원회를 구성하게 되는데, 위원회에는 보건교육프로그램 수행자, 전문가, 프로그램 참가자, 기타 지역사회 주민대표 등이 포함된다.

3. 보건교육평가의 방법

보건교육평가의 방법은 평가에 필요한 자료를 수집하는 과정과 관련된다. 그래서 평가방법은 평가에 필요한 자료수집 방법과 용어가 혼용되기도 한다. 평가는 평가방법으로 수집된 자료를 종합적으로 분석하므로 사용하는 평가도구가 중요하다. 특히 평가도구는 타당도와 신뢰도를 갖추고 있어야 한다. 그런데 평가방법과 평가도구를 명확히 구분하기 어려운 경우도 있다. 특히 평정법과 행동목록표의 경우에는 평가자료를 수집하는 평가도구의 성격과 평가방법의 특성을 함께 가지고 있다. 이 책에서는 평가도구로 분류하였다. 일반적으로 보건교육에서 많이 사용되는 평가방법은 질문지법, 관찰법, 구두질문법, 자기보고법 등이 있다. 구체적인 내용은 다음과 같다.

[표 9-2] 보건교육평가의 방법과 평가도구

평가방법	사용되는 평가도구	구성
질문지법	선택형 질문지	진위형 문항
		배합형 문항
		선다형 문항
	서답형 질문지	단답형 문항
		완성형 문항
		논문형 문항
관찰법	행동목록표	
	평정법	등위법
		숫자평정법
		도식평정법
구두질문법	개방형 질문지	
자기보고법	자기보고 결과보고서	

1) 질문지법

질문지법(questionnaire method)은 교육목표와 관련된 일련의 질문을 체계적으로 정리하여 학습자에게 제시하고 필답으로 응답하게 하는 방법이다. 질문지법은 평가와 관련된 많은 양의 정보를 표준화된 조사표에 따라 통일적이며 일관적으로 얻을 수 있는 방법으로 가장 많이 사용된다. 면접자의 도움 없이 학습자가 스스로 답을 기입한다는 점에서 조사표(interview schedule)에 의거한 표준화된 면접법과 차이가 있다. 질문지법에도 면접자와는 달리 응답자의 대답을 듣고 조사원이 단순히 기록만 하는 타기식 방법도 있다.

질문지는 응답형식에 따라 선택형 질문지와 서답형 질문지로 구분할 수 있다. 선택형 질문지는 학습자에게 질문에 응답할 항목을 제시하고 그중에서 선택하도록 하는 것으로 진위형

(true–false type) 문항[1], 배합형(matching type) 문항[2], 선다형(multiple choice type) 문항[3]으로 구성된다, 확인 및 인지하는 능력을 주로 평가한다. 한편, 서답형 질문지는 학습자가 질문에 자신의 생각을 직접 작성하는 것으로 단답형(short answer type) 문항[4], 완성형(completion type) 문항[5], 논문형(essay type) 문항[6]으로 구성된다.

2) 관찰법

관찰법(observation method)은 평가자가 학습자를 현장에서 일정한 기간 동안 관찰하는 방법이다. 보건교육에서 배운 내용을 실제로 얼마나 실천하는지를 측정하는데 유용하게 사용된다. 올바른 관찰이 이루어져 평가에 필요한 정보를 수집하기 위해서는 사전에 면밀하게 계획해야 하고, 타당하면서도 신뢰할 수 있고 객관적인 관찰이 이루어져야 한다. 유아를 대상으로 하는 보건교육을 평가할 때에는 관찰법을 주로 사용한다. 유아는 아직 자신의 생각이나 느낌을 제대로 표현할 수 없어서 질문지법 등 다른 방법으로 필요한 정보를 얻기가 어렵기 때문이다. 관찰법은 직접 관찰법과 간접 관찰법으로 구분되며, 관찰법에 사용되는 평가도구에는 행동목록표와 평정법이 있다.

(1) 직접 관찰법

직접 관찰법은 학습자가 새로운 지식, 태도, 기술을 실제 상황에 적용하는지를 관찰하여 평가한다. 직접 관찰법에는 자연적 관찰법, 일화기록법 등이 있다.

① 자연적 관찰법

자연적 관찰법(uncontrolled observation)은 특별한 관찰도구나 구체적인 계획 없이 어떤 행동에 대해서 있는 그대로를 자연스럽게 관찰하는 것이다. 보건교육을 실행할 때에 대

1) 진위형 문항은 응답자에게 서술문을 제시하고 그것의 진위를 판단하도록 한다. 예를 들어, '다음의 설명 중 올바른 것은 o로 틀린 것은 x로 표시하시오'. 같은 문항이다.

2) 배합형 문항은 일련의 질문과 일련의 응답을 나열하고, 질문에 대한 응답을 서로 연결하도록 하는 문항이다.

3) 선다형 문항은 질문을 명확히 제시한 후에 제시된 문항 중에서 정답을 하나 선택하도록 하는 문항이다.

4) 단답형 문항은 간단한 단어, 숫자 등 제한된 형태로 대답하는 문항이다.

5) 완성형 문항은 질문 문장의 일부분을 비워 놓고 거기에 적절한 단어, 숫자, 문장 등을 기입하여 전체 내용을 완성하도록 하는 문항이다.

6) 논문형 문항은 어떤 질문에 학습자가 의견을 기술하는 문항이다.

상자들의 참여 태도, 건강행동의 변화 등을 있는 그대로 관찰하여 그 결과를 평가에 활용한다.

② 일화기록법

일화기록법(anecdotal records)은 학습자가 특정한 행동을 할 때마다 이를 상세히 종단적으로 관찰·기록한 후 그 자료를 활용하여 평가하는 방법이다. 이 방법은 학습자의 입장에서 행동이나 사건을 관찰하여 질적으로 기술하는 것이다. 객관적인 사실과 관찰자의 해석이 엄격히 구별되어야 하고, 기록이 계속적으로 장기간에 걸쳐서 보존될 때에 의미가 있다. 학습자의 문제되었던 건강행동이 어떻게 변화되고 있는지를 평가하는데 도움이 된다.

(2) 간접 관찰법

간접 관찰법은 보건교육에서 배운 기술이나 행동을 평가하기 위하여 설정된 상황에서 시범을 보이도록 하는 것이다. 학습자가 배운 기술이나 행동을 실행하는 방법을 정확히 알고 있는지를 평가하는데 효과적이다. 예를 들어, 심폐소생술에 관한 보건교육을 실시한 후에 긴급 상황을 설정한 후에 인형모형을 이용하여 학습한 내용을 재연하도록 하는 것이다. 이때 시범과정을 영상으로 녹화하여 학습자가 볼 수 있도록 하고, 표준화된 행동목록표를 이용하여 실행과정을 평가하게 된다.

(3) 관찰법에 사용되는 평가도구

관찰법은 대상자의 행동변화 정도를 연속적으로 측정할 수 있어 학습자의 전반적 변화를 평가할 수 있다. 관찰법에 사용되는 평가도구에는 행동목록표와 평정법이 있다.

① 행동목록표

행동목록표(behavior check list)는 관찰하려는 행동 단위를 미리 자세히 분류하고, 평가자가 이것을 기초로 예측한 행동이 나타났을 때에 표시될 수 있도록 만든 기록지이다. 행동을 조직적으로 관찰·기록한 후 그 자료를 누적하여 전체적으로 이해하는 방법이다. 보건교육 실행 후에 학습자가 어떤 행동을 학습한 순서에 따라 실천하는지를 평가할 때에 행동목록표를 가지고 관찰하여 표시한다.

[표 9-3] 금연교육 후 활용할 수 있는 행동목록표(예시)

관찰 행동 목록	예	아니오
• 담배 등 흡연 관련 용품을 버린다.		
• 주변에 금연 결심을 알린다.		
• 보건소 금연클리닉에 등록한다.		
• 금연을 시작한다.		
• 금연상담사의 도움을 받아 문제를 해결한다.		
• 땀을 흘리도록 규칙적으로 운동을 한다.		
• 커피, 탄산음료 등 자극적인 음료를 피한다.		
• 물을 자주 마신다.		

② 평정법

평정법(rating method)은 주어진 특성의 정도나 수준을 변별하여 평가하고자 할 때 사용되는 방법이다. 평정법은 관찰자의 판단에 관한 정보를 체계적으로 얻는 방법의 하나이다. 평정은 관찰 즉시 기록할 수도 있고 또는 과거에 기억된 행동들에 근거하여 평정할 수도 있는데, 일정한 기준에 따라 일정 수치를 부여하거나 몇 개의 범주로 구별하여 만든 평정척도(rating scale)를 사용한다. 평정법은 평정양식에 따라 등위법, 숫자평정법, 도식평정법 등으로 나눌 수 있다.

㉠ 등위법

등위법(ranking method)은 어떤 평정치를 주는 대신에 높은데서 부터 낮은 순으로 배열하여 등위를 정하도록 하는 방법이다. 등위를 순서로 정하는 것보다 더 좋은 방법은 양극단에 시작하여 중앙으로 순위를 정해가도록 하는 방법이다. 주어진 특성에 대해서 양극단에 해당되는 학습자를 먼저 선정하고 다음에 양극단 다음 단계에 해당되는 학습자를 선정해 나가는 식으로 순서를 정하게 된다. 이렇게 하면 지나치게 극단적이거나 또는 모두 후한 평정을 하게 될 수 있는 가능성을 막을 수 있다.

㉡ 숫자평정법

숫자평정법(numerical rating method)은 평가자가 주어진 특성의 정도를 숫자로 표시하는 방법이다. 일반적으로 주어지는 특성의 정도를 1~5범위로 많이 사용하지만, 필요한 경우에 7이나 10단계로 나누어 사용할 수도 있다. 각 숫자에 관한 설명은 평가자에게 상세하게 설명해 주는 것이 바람직하다.

• 학습자는 보건교육에서 배운 내용을 실천하고 있습니까?
(1: 전혀 그렇지 않음, 2: 보통 이하, 3: 보통 , 4: 보통 이상, 5: 대단히 그럼)
1 2 3 4 5

[그림 9-1] 숫자평정법 예시

㉢ 도식평정법

도식평정법(graphic rating)은 평가자가 어떤 평정치를 준다는 점에서 숫자평정법과 같으나 다른 점은 주어진 척도 상에서 어떤 평정치라도 배정할 수 있는 방법이다. 점수로 평정치를 줄 수 있을 뿐만 아니라 평가자의 의견에 따라 소수치로 평정할 수도 있다. 이 방법은 같은 지면에 여러 개의 특성을 동일한 평정척도로 평정한 경우에 개별 학습자에 관한 전반적인 윤곽을 파악할 수 있다.

• 보건교육 강의시간에 학습자의 참여도는 어느 정도 됩니까?

0	1	2	3	4	5	6	7	8	9	10

전혀 참여 없음 적극적으로 참여

[그림 9-2] 도식평정법 예시

3) 구두질문법

구두질문법(oral question method)은 학습자의 이해 정도를 확인하기 위하여 평가자와 학습자가 일대일로 질문하고 응답하는 방법이다. 질문지법이나 관찰법으로는 학습자가 보선교육과 관련된 원리나 기초지식을 얼마나 알고 있는지를 파악하기 어렵기 때문에 구두질문을 통해 확인할 수 있다. 구두질뮤법은 학습자의 이해 정도를 바로 파악할 수 있는 장점이 있시난, 일대일로 구두질문을 실시하려면 많은 시간이 걸리기 때문에 학습자가 많은 경우에는 적절하지 않다.

4) 자기보고법

자기보고법(self-report method)은 학습자가 자신을 관찰한 결과를 스스로 보고하도록 하는 방법이다. 보건교육에서 배운 내용과 관련된 지식·태도·행동 등과 관련된 질문지를 학습자에게 제공하고 학습자 스스로 자신을 관찰할 수 있는 기회를 제공한다. 자기 자신을 객관적으로 관찰할 수 있다는 것을 전제로 한다. 자기보고에 의한 결과를 점수화하여 최종평가에 그대로 반영하거나 다른 객관적 평가결과 점수에 자기보고 결과의 점수를 합산하는 방식이 있다.

4. 평가지표

1) 평가지표의 개념

지표(indicator)는 특정 사건(event)의 속성을 지칭하는 척도를 말한다. 평가지표는 평가대상의 속성이나 가치, 효과 등을 표현하는 척도라고 할 수 있다. 그러므로 평가지표는 평가대상을 구체적으로 측정할 수 있어야 한다.

2) 평가지표의 요건

평가지표는 설정된 평가기준의 달성여부를 확인하는데 활용된다. 평가지표가 기본적으로 갖추어야 할 요건은 측정가능성(measurability), 통제가능성(controllability), 개선가능성(improvability), 충분성(sufficiency), 비교가능성(comparability) 등이다. 구체적인 내용은 다음과 같다.

(1) 측정가능성

측정가능성은 평가자가 계량적으로 측정할 수 있는 것을 말한다. 평가지표는 직접적인 계량지표로 제시되는 것이 바람직하다. 계량적인 지표를 사용할 수 없거나 질적 측면에서 평가가 이루어질 경우에도 상태를 측정할 수 있도록 매우 우수, 우수, 보통, 미흡, 매우 미흡 등으로 최대한 계량화 시켜야 한다.

(2) 통제가능성

통제가능성은 조직이나 담당자가 업무 권한 범위 내에서 직접 통제할 수 있는 것을 말한다. 만약 평가지표가 직접 통제할 수 없는 내용이라면 평가를 받는 조직이나 담당자는 의욕이 저하될 수밖에 없다.

(3) 개선가능성

개선가능성은 나쁜 상황을 고쳐 나아질 수 있는 잠재력을 말한다. 평가지표는 개선 잠재력이 높은 분야를 자극할 수 있는 내용이어야 한다. 향후 평가지표가 개선될 경우에 성과가 향상될 가능성이 높아야 한다.

(4) 충분성

충분성은 모든 측면을 반영하는 것을 말한다. 바람직한 평가지표는 성과와 관련된 모든 요소를 반영하여야 한다. 평가지표 내용이 분명하여 누구나 이해할 수 있어야 하고, 평가지표 간에 중복되는 사항이 없어야 한다. 또한, 평가지표 측정에 필요한 자료수집이 가능한 지표이어야 한다.

(5) 비교가능성

비교가능성은 둘 이상을 서로 견주어 비슷한 점이나 차이점을 찾을 수 있는 것을 말한다. 평가지표는 과거 또는 유사한 프로그램과 비교할 수 있어야 한다. 비교가능성은 평가지표가 계속성을 유지하여 연도별 개선 정도를 비교할 수 있도록 하는 것이다.

Health Education 제IV부

보건교육 활동

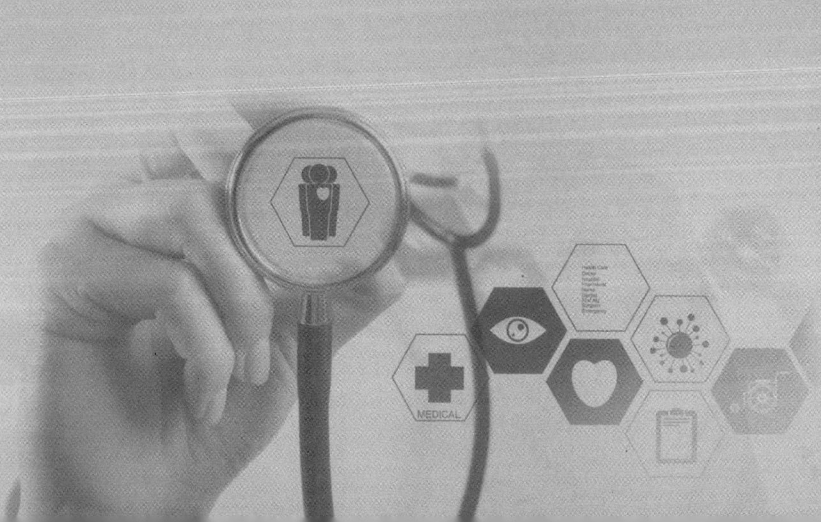
MEDICAL

제10장

주제별 보건교육

1. 건강생활실천 관련 보건교육 주제
   1) 금연
   2) 음주
   3) 영양
   4) 운동
   5) 스트레스

2. 질병예방 관련 보건교육 주제
   1) 고혈압
   2) 당뇨병
   3) 이상지질혈증

3. 건강검진
   1) 건강검진의 의미
   2) 건강검진 종류

HEALTH EDUCATION

1. 건강생활실천 관련 보건교육 주제

보건교육은 개인 또는 인구집단의 건강향상에 관심을 두고, 구체적인 방법으로 건강생활실천과 질병예방을 강조한다. 그런데 질병예방이 소극적 건강향상 방법이라고 한다면, 건강생활실천은 적극적 방법으로 건강할 수 있는 잠재력을 키워 건강수준을 향상시킨다. 대부분의 질병예방 서비스가 보건의료인과 관련되어 있는 것과 달리, 건강생활실천은 건강습관과 관련된 행동변화로 자신의 의지와 노력이 중요하다. 건강생활실천은 지나치게 의료전문화되어 있는 건강관리 방법을 벗어나 자신의 건강관리를 위해서 스스로 실천할 수 있는 생활양식을 알려준다. 건강생활실천 개념은 우리에게 일상생활 속에 건강관리 방법이 있다는 것을 알려준다. 2005년 전국 보건소를 중심으로 시작된 우리나라의 건강증진사업은 기존 질병예방과 차별화되는 건강생활실천사업으로 진행되었다. 초창기부터 건강생활실천사업은 4개 주제(금연, 음주, 운동, 영양)를 중심으로 추진되고 있으며, 최근에는 스트레스, 비만 등으로 건강생활의 주제가 확대되고 있다.

1) 금연

(1) 담배 종류

일반적으로 담배라고 하면 종이로 말려 있는 제품을 연상하는데, 이것은 담배 종류의 하나인 궐련(cigarette)이다. 이러한 궐련이 등장하기 전에는 곰방대나 파이프를 이용하여 흡연하거나, 담뱃잎을 말아 시가를 만들어서 피웠다. 원래 담뱃잎은 간단한 가공만하여 사용되어 왔으나, 1880년에 궐련으로 담배를 가공하는 방법이 발명되어 공장에서 대량 생산하게 되자, 이후 현재까지 전 세계적으로 담배 제품의 형태는 궐련이 많이 이용되고 있다.

17세기 말 유럽에서 담뱃잎을 종이에 말아 피는 최초의 궐련이 등장하였지만, 대량생산이 되지는 않았다. 그런데, 1880년 미국인 본색(Bonsack)이 종이에 담배를 놓고 자동으로 말 수 있는 기계를 최초로 발명하였는데, 이 기계의 발명으로 궐련은 대량 생산되기 시작되었다. 현재는 궐련 형태의 제조 담배가 세계적으로 가장 많이 소비되고 있다. 궐련형 담배는 잘게 자른 담배에 멘톨 등 수백 개의 화학물질과 다양한 맛으로 처리되어 종이에 말려져 판매되고 있으며 담배 끝에 셀룰로오스 아세테이트 필터가 있으며, 필터 반대쪽으로 불을 붙이고 필터 있는 쪽으로 흡입을 하게 된다. 한편, 담배에는 다양한 종류가 있는데, 우리나라에서는 궐련형 외의 다른 형태 담배는 과거에는 거의 유통되지 않다가 최근에 여러 종류가 유통되고 있다. 궐련형 외에 세계적으로 많이 유통되고 있는 담배 종류는 다음과 같다.

① 직접 말아 피우는 담배

가늘게 썬 담배와 담배 종이를 이용해 흡연자가 직접 말아 피우는 담배이다. 분진, 타르, 니코틴, TSNAs(tobacco-specific nitrosamines)의 농도가 높으며, 인두, 후두, 폐, 식도에 암을 일으키는 위험물질을 포함하고 있다. 유럽과 뉴질랜드에서 가장 널리 사용되고 있다.

② 비디

마른 담배 잎을 손으로 말아 끈으로 묶어 사용하며, 동남아시아, 인도에서 가장 많이 소비되고 있다. 작은 사이즈이기 때문에 흡연할 때 불이 꺼지지 않도록 하기 위해서 일반담배보다 좀 더 강하게 흡입해야 한다. 그러다 보니 타르와 일산화탄소를 더 많이 흡입하게 된다.

③ 파이프

연초를 종이에 마는 게 아니라 파이프에 다져 넣어서 피우는 담배이다. 브라, 슬레이트, 점토 등으로 구성되어 있으며, 동남아시아에서는 점토 파이프가 가장 널리 사용되고 있으며 전 세계적으로도 널리 사용되고 있다.

④ 시가

그늘에 말려서 발효시킨 담배를 담배 잎으로 싸서 만든 제품이다. 오랜 숙성과 발효 과정은 연소되면서 배출되는 발암성 화학물질의 농도를 높인다고 알려져 있다. 시가는 독성과 자극이 다른 담배에 비해 높으며 여러 가지 형대와 사이즈로 출시되고 있으며, 시가는 전 세계적으로 널리 사용되고 있는 담배 중에 하나이다.

⑤ 씹는 담배

씹는 담배는 입, 뺨, 입술 안에 두고 빨거나 씹는 구강 무연제품이다. 이것은 보통 흡연자들이 침을 뱉으면서 사용한다고 해서 침 담배라고도 한다.

⑥ 전자담배

전자담배는 궐련, 엽궐련, 파이프 담배 등의 흡연식 담배의 대안 제품으로 교환식 카트리지에 들어있는 용액을 증기 상태로 흡입할 수 있도록 만든 전자기기를 말한다. 우리나라 국민건강증진법 시행령(제27조의2)에서는 전자담배를 니코틴 용액이나 연초 및 연초 고형물을 전자장치를 사용해 호흡기를 통해 체내에 흡입함으로써 흡연과 같은 효과를 낼 수 있도록 만든 담배와 이와 유사한 형태의 담배라고 규정하고, 니코틴 용액을 사용하는 전자담배와 연초 및 연초 고형물을 사용하는 전자담배로 구분하고 있다. 액상형은 니코틴이 들어있는 액상을 끓여 그 수증기를 흡입하는 것이고, 궐련형은 담뱃잎을 찌거나 가열해서 피우는 원리이다. 미세 입자인 에어로졸을 발생시키는 전자담배는 니코틴에 중독되게 하며, 담배를 완전히 그만두는 것이 아니라 전자담배로 바꾸는 것일 뿐이다. 전자담배는 건강에 많은 해를 끼치며, 호흡기, 심혈관계, 신경계, 면역계, 구강 등의 질병 발생을 증가시킨다.

⑦ 무연담배

연기 외에 다른 방법으로 사용되는 담배제품으로, 주로 씹거나, 코로 들이마시는 방법, 입안에 놓는 방법이 사용된다. 무연담배의 종류로는 스너프(snuff), 스누스(snus), 씹는 담배(chewing tobacco) 등이 있으며 스웨덴을 비롯한 스칸디나비아 반도와 서남아시아, 중남미에서 많이 사용되고 있다.

⑧ 물담배

물을 통해 한번 걸러진 담배연기를 파이프로 마시는 담배로 중동과 서남아시아권에서 널리 사용되고 있다. 헤드에 담뱃잎과 허브를 넣고, 그 위에 구멍을 뚫은 호일과 석탄 조각을 넣어 담배를 연소시킨다. 마우스피스로 흡입하면 연기가 관을 타고 단지에 있는 물을 통과한 후, 호스를 통해 입으로 들어오는 것이다. 대개 한번에 40분 이상 사용하게 되고, 0.15~0.5L 정도의 연기를 흡입하게 된다. 세계보건기구는 담배 1개피보다 더 많은 연기를 흡입하게 되고, 물을 통과한 연기라도 독성화합물의 농도가 높기 때문에 궐련의 안전한 대체제가 아님을 분명히 하고 있다.

(2) 주요 유해성분

담배에는 니코틴과 타르 외에 약 4,000가지 정도의 화학적 성분이 포함되어 있다. 그 중에서 69가지 이상이 암을 유발하는 물질로 알려져 있다. 일반적으로 담배연기를 한 번 들이마실 때 약 50cc의 연기가 폐 속으로 들어가게 되는데, 이산화탄소 전량과 니코틴의 90%, 타르의 70%가 몸속으로 흡수된다. 담배의 주요 유해성분은 타르, 일산화탄소, 니코틴이라고 할 수 있다.

① 타르

담배가 발생시키는 질병의 대부분은 타르 속에 들어 있는 각종 독성물질과 발암물질에 의한 것으로, 약 20여 종의 A급 발암물질이 포함되어 있다. 담배의 독특한 맛은 바로 이 타르에서 오는 것이며, 타르는 담배연기를 통하여 폐로 들어가 혈액에 스며들어 우리 몸의 모든 세포, 모든 장기에 피해를 주기도 하고, 잇몸, 기관지 등에는 직접 작용하여 표피세포 등을 파괴하거나 만성 염증을 일으키기도 한다. 담배 한 개피를 피울 때에 흡입되는 타르의 양은 대개 10mg 정도이다.

② 일산화탄소

일산화탄소는 우리에게 연탄가스로 알려진 물질이다. 담배를 피우는 것은 적은 양의 연탄가스를 맡고 있는 것과 같다. 일산화탄소는 낮은 농도에서는 증상이 없으나 농도가 높아지면 기억력 상실, 호흡곤란, 구토 등을 나타내고 60% 이상 되면 사망하게 된다. 그러므로 담배를 계속 피우게 되면, 혈액의 산소 운반 능력이 떨어져 만성 저산소증 현상을 일으켜 모든 세포의 신진대사에 장애가 생기게 된다. 담배를 많이 피우거나 담배연기가 자욱한 방에 오래 있으면 머리가 아프고 정신이 멍해지는데, 이것은 일산화탄소 때문이다.

③ 니코틴

흡연은 정신적, 육체적으로 의존을 생기게 하는데, 이것은 담배 속에 들어 있는 니코틴 성분 때문이다. 니코틴은 강력한 습관성 중독물질로 마약류보다 더 빨리 중독되기 때문에 위험하다. 니코틴 의존은 내성, 금단증상, 갈망, 끊으려는 노력의 실패, 사회적 직업적 능력의 저해 등의 증상을 보이며, 니코틴이 중단되면 우울한 기분, 불면, 불안, 두려움, 안절부절못함, 체중증가, 심박동수 감소 등의 증상이 생긴다. 담배 한 개비에는 10mg 정도의 니코틴이 들어 있는데, 이 중 흡수되는 니코틴 양은 1mg 정도이지만 흡연 양상에 따라 3mg을 넘을 수도 있다. 흡연을 하면 니코틴은 빠르게 동맥 내 혈류를 통해 들어가서 뇌로 이동한다. 니코틴의 반감기는 평균 두 시간 정도이며, 흡입된 니코틴이 몸 밖으로 완전히 배출되는 데는 약 3일이 걸린다. 작은 양의 니코틴은 신경계에 작용하여 교감 및 부교감신경을 흥분시켜 쾌감을 얻게 하고, 많은 양의 니코틴은 신경을 마비시켜 환각상태에까지 이르게 한다. 또한, 말초혈관을 수축하며 맥박을 빠르게 하고 혈압을 높이며 콜레스테롤을 증가시켜 동맥경화증을 악화시킨다.

(3) 흡연이 일으키는 주요 질병

① 암

흡연은 암의 확실한 원인으로 전체 암의 30%가 담배 때문에 생긴다. 담배연기와 직접 접촉되는 장기(구강, 식도, 폐, 기관지)의 암 중 90% 정도가 흡연에 의해 생기며, 담배연기와 직접 접촉하지 않는 인체 장기 중 자궁경부, 췌장, 방광, 신장, 위장, 조혈 조직의 암 발생률은 비흡연자와 비교하여 1.5~3배 정도 높다. 담배의 발암 효과가 가장 큰 부위는 담배연기에 직접적으로 노출되는 기관지 표면 등을 들 수 있다. 그러나 담배연기에서 멀리 떨어진 장기도 담배연기의 다양한 발암물질에 의해 영향을 받는다. 또한, 담배연기내의 보조 발암물질은 환경인자나 인체 내에서 형성된 적은 양의 발암물질과 상호작용하여 발암 작용을 강화하게 된다. 흡연과 관련된 대표적인 암 종류는 다음과 같다.

㉠ 폐암

흡연은 폐암의 가장 확실한 발병요인으로 흡연자는 비흡연자와 비교하여 폐암에 걸릴 위험이 15~80배까지 증가한다. 또한 공기 중의 벤즈피린, 방사성 물질, 비산화물질, 크롬 및 니켈 혼합물, 비연소성 지방족 탄화수소 등이 발암물질로 폐암을 일으키는 주요 원인이 된다. 이러한 물질에 노출되면서 함께 흡연을 하게 되면, 폐암 발생에 상승효과가 생기게 된다. 비흡연자와 비교하여 흡연자의 폐암위험도는 하루 반갑 이하 흡연하면 15배, 하루 10~20개피 흡연하면 17배, 1갑~2갑 사이이면 42배, 하루 2갑 이상 흡연하면 64배 더 높다. 하루 40개피 이상 담배를 피울 경우 10명 중 1명은 폐암으로 사망하게 된다.

㉡ 후두암

후두암은 전체 암의 2~5%를 차지한다. 후두의 조직은 담배 연기와 가스에 직접적으로 노출되어 접촉성 발암 기전으로 후두암의 원인이 된다. 후두암의 발생위험은 비흡연자와 비교하여 흡연 남성에서 10배, 흡연 여성에서 8배 더 높다. 음주를 같이 하면 상승작용으로 인해 발병률이 50% 정도 높아진다.

㉢ 구강암

구강암은 전체 암의 5% 정도를 차지하며, 다른 암보다 악성도가 높아 사망률이 높다. 흡연은 입술, 혀, 볼의 내막, 구상, 편도선, 입천장, 인두에 암을 일으키게 한다. 남성에서 구강암의 92%, 여성에서 61%가 흡연과 직접 관련이 있다. 구강암은 음주와 동반되면 위험도가 50~100% 증가한다. 흡연인구가 늘면서 암의 빈도도 늘어나는데 암 발생 위치도 종래에는 혀의 앞 2/3 부위에서 대부분 발생하던 것이 이제는 혀 뒤 1/3 부분에서도 그 발생빈도가 크게 증가하고 있다. 암은 혀의 가장자리에서 발생하며, 가운데 부위에서부터 발생하는 경우는 드물다. 초기에는 전혀 증상이 없는 것이 특징으로 상당히 커진 후에 증상을 느끼게 되어 조기발견의 장애가 되고 있다.

㉣ 식도암

식도암의 80% 정도가 흡연 때문에 발생하는 것으로 알려져 있다. 일반적으로 흡연자가 비흡연자보다 식도암에 걸릴 위험이 8~10배 더 높다. 그러나 금연하게 되면 식도암의 위험은 급격히 감소하여 15년 후에는 비흡연자 수준에 도달한다. 식도가 흡입된 담배연기와 직접 접촉하지는 않지만 구강과 인두점막에 침착된 물질이 삼켜지고 폐에서 배출된 점액을 접촉하여 접촉성 발암 기전으로 식도암이 발생하는 것으로 추정되고 있다. 술과 담배를 같이 할 경우 식도암에 걸릴 확률이 매우 커진다.

② 심혈관 질환

흡연자의 경우 비흡연자와 비교하여 심혈관계 질환에 걸릴 위험이 60~70% 더 높다. 흡연이 심혈관계 질환을 유발시키는 이유는 심근에 필요한 산소소비량에 비하여 심근으로 보내는 산소공급량이 줄어들어 심근에 산소부족 상태를 초래하기 때문인데, 이로 인해 심근허혈 상태가 되고 협심증, 심근경색 등의 증상이 나타나게 된다. 담배연기 중에 일산화탄소는 혈소판이 손상된 내피에 붙으면서 분비되는 혈소판 생성 성장인자에 의해 평활근 세포를 증식시킨다. 만성 흡연자는 관상동맥 협착이 40~50% 더 심하며, 심근 미토콘드리아의 산화장애와 세혈관 질환으로 동맥경화적 협착과는 독립적으로 심근증을 일으킨다. 흡연은 말초혈관 저항, 혈압, 맥박을 증가시키고 관상동맥 필요 혈류를 증가시켜 심근의 산소 요구량을 증가시키고, 담배연기의 3~6%를 차지하는 일산화탄소는 혈색소에 결합되어 혈액의 산소운반력을 감소시킨다. 일산화탄소는 독립적인 심근 수축력 감소작용을 가지며 폐질환으로 인한 만성적 저산소증은 적혈구과다증을 유발하여 관상동맥 혈류를 감소시키는 원인으로 작용한다.

③ 폐질환

지속적인 흡연은 호흡기능을 약화시킨다. 담배를 지속적으로 피우면 일차적으로 기관지를 자극하여 염증을 일으켜 기침과 가래를 만들며, 기관지벽이 두꺼워지면서 기관지가 좁아져 호흡기능을 약화시킨다. 또한, 기관지점막에 있는 섬모기능을 약화시켜 가래를 내뱉는 능력이 줄어든다. 담배속의 독성물질이 직접 폐포에 작용하여 폐포 벽에 신축성을 떨어뜨려 만성폐쇄성 폐질환을 유발하며, 20~30년간 담배를 계속 피우면 조금만 움직여도 숨이 찬 폐기종에 걸리게 된다. 이런 상태들이 지속되면 최종적으로 폐암에 걸릴 수도 있다.

④ 구강질환

흡연자는 비흡연자와 비교하여 구강암으로 사망할 확률이 13배 정도가 높으며, 거의 대부분 치주조직이 약화되어 치주염을 앓고 있고 치아의 색이 누렇게 변해 담배진으로 검은 태가 끼어 있다. 치아의 색상변화는 담배를 끊어도 원상태로 돌아오지 않는다. 담배 피우는 사람은 치아 마모율 및 결손율이 크게 높아지고, 구취가 나며 맛을 보는 기능이 저하될 뿐만 아니라 냄새 맡는 능력도 저하된다. 특히 청소년 시절의 흡연은 어른이 되어서 치주조직이 더 많이 손상되고 더 심해진다. 이러한 문제들은 술을 마시며 담배를 같이 피울 때에 더욱 촉진된다.

(4) 간접흡연

① 2차 흡연

2차 흡연(second-hand smoke; SHS)은 직접흡연의 대응 개념으로 담배를 피우지 않는 사람이 타인이 피우는 담배연기를 간접적으로 마시게 되는 상태이다. 남이 피우는 담배연기를 마신다는 의미에서 수동적 흡연(passive smoking), 본인의 의사가 아니라 남의 흡연행동에 의해서 담배연기를 마신다는 뜻으로 무의식적 흡연(involuntary smoking), 그리고 비흡연자가 실내 환경에서 담배연기에 노출되므로 일종의 환경공해라는 취지에서 환경성 담배연기 노출(environmental tobacco smoking, ETS) 등의 용어들이 사용되고 있다.

② 3차 흡연

3차 흡연(third-hand smoke; THS)은 흡연자의 흡연행동으로 인한 담배연기가 실내 가구, 외벽 또는 카펫, 커튼과 같은 직물에 스며들게 되어 흡연을 하고 있는 사람이 없더라도 특정 공간에서 담배연기의 위해성에 노출되는 것이다. 다수의 연구결과들은 2차 흡연(SHS)만큼이나 3차 흡연이 건강에 해롭다는 것을 밝히고 있다. 이는 흡연 부모들이 밖에서 흡연 후 들어온다고 해도 자녀를 간접흡연으로부터 완벽하게 보호하지 못한다는 것을 의미한다. 흡연할 때 배출된 담배연기가 부모의 옷, 피부, 머리카락에 스며들어 이를 통해 자녀를 간접흡연의 위험에 노출시키기 때문이다.

2) 음주

(1) 알코올이 신체에 미치는 영향

세계보건기구(2010)는 해로운 음주(harmful use of alcohol)를 건강에 나쁜 영향을 미치는 주요 요소로 규정하였다. 전세계적으로 사망과 장애의 3.5%가 해로운 음주로 발생한다고 보고하였는데, 이는 흡연에 의한 것(2.7%)보다도 더 높은 비율이다.

술은 에탄올이라고 부르는 화학물질의 한 종류이다. 혈액의 알코올 양은 혈중 알코올 농도로 불리는 수치로 측정한다. 이는 혈액 속의 알코올의 백분율이다. 이 수치는 혈액 자체의 중량에 대한 혈액 속의 알코올 중량을 대비한 것이다. 우리나라는 도로교통법에서 혈중알코올 농도가 0.03% 이상일 때를 음주운전으로 규정하고 있다.

[표 10-1] 혈액 알코올 농도별 신체에 미치는 영향

혈중 농도	음주량 (소주 25도 기준)	신체에 미치는 영향
0.05%	소주 1~2잔	자극에 대한 반응 시간과 판단력이 경미한 감소; 부주의해짐; 자제력이나 운동 조절 능력이 부분적인 상실
0.1%	소주 3~4잔	운동 조절 능력, 시각 능력, 판단력의 현저한 감소; 자제력의 이완
0.2%	소주 5~6잔	자제력, 명료한 사고 능력, 기억력의 현저한 상실; 근육 조절이 어려워짐
0.3%	소주 7~8잔	보기나 듣고, 거리를 판단하는 능력이 거의 없어짐; 거의 인사불성 상태에서 심신을 겨우 가눔
0.4%	소주 9~10잔	뇌가 거의 기능하지 않음; 계속 토하거나 소변을 볼 수 있음; 움직일 수 없음
0.5%	소주 11잔 이상	신체는 혼수 상태에 빠짐; 뇌가 체온이나 호흡 조절을 할 수 없어 사망에 이를 수 있음

(2) 과음에 대한 기준

우리나라 사람들은 알코올 분해효소가 서양인과 비교하여 유전적으로 적게 존재하기 때문에 훨씬 적은 양의 음주로도 더 심각한 문제가 발생한다. 따라서 일상생활에서 쉽게 적용할 수 있는 과음에 대한 기준이 필요하여, 그 기준으로 표준잔의 개념이 활용되고 있다.

모든 술에는 고유의 잔이 있다. 소주는 소주잔, 맥주는 맥주잔, 양주는 양주잔, 와인은 와인잔, 막걸리는 막걸리 사발이 있다. 또한 술 마다 포함된 알코올의 양이 다른데, 대략 맥주는 4~5%, 소주는 18~24%, 양주는 40% 정도가 된다. 각 술을 고유의 잔에 따르게 되면, 한 잔에 포함된 알코올 양은 대략 8~10그램 정도로 비슷해진다. 술마다 알코올의 양이 다르고, 술잔의 크기도 다르기 때문에 편의상 각 술에 적절한 한 잔의 술을 1 표준잔이라고 부르고 있다. 표준잔을 기준으로 할 때에 과음에 대한 우리나라의 기준은 일주일에 남성은 13 표준잔 이상, 여성은 6 표준잔 이상이 된다. 미국 국립알코올남용중독연구소(National Institute on Alcohol Abuse and Alcoholism, NIAAA) 가이드라인은 고위험 음주(과음, 만취, 폭음 등)를 주당 평균 음주량이 남성은 8잔 초과, 여성은 4잔을 초과하거나 1회 평균 음주량이 남성 4잔 초과, 여성 3잔을 초과하는 경우로 정의하고 있다.

(3) 알코올의 장기 영향

알코올의 신체적인 만성효과는 내성과 의존성이다. 내성은 소위 주량이 증가한다는 것으로 술을 마신 후에 경험하게 되는 여러 가지 효과를 계속 얻으려면 알코올의 양이 늘어나야 한다. 한 잔이면 취하던 사람이 어느 정도 기간이 지난 후에는 똑같은 정도로 취하려면 두 잔을 마셔야 되는 것을 의미한다. 이러한 식으로 알코올에 대한 내성이 강화되다보면 결국은 알코올에 의존하게 된다. 알코올에 대한 의존을 흔히 알코올중독이라고 한다. 알코올중독 상태에 이르게 되면, 다음과 같은 증상이 나타난다.

① 내성

내성은 물질에 대하여 신체가 적응한 결과를 말한다. 술에 취하기 위한 알코올 용량이 반복된 음주를 통하여 늘어나는 경우 또는 같은 용량의 술을 마셔도 이제는 취하지 않는 경우를 말한다.

② 금단

금단은 물질을 지속적으로 사용하다가 갑자기 중단하는 경우 나타나는 복합적이고 다양한 증상군을 말한다. 흔히 금연을 시작할 경우에 경험하는 금단증상이 많이 알려져 있는데, 술에서도 유사한 증상이 관찰된다. 갑자기 술을 중단하면 과도하게 활성화된 신경계 작용에 의한 불균형으로 맥박이 빨라지고, 불안감이 증가하고, 환각을 경험하며, 난폭해지기도 하는 금단증상이 발생한다. 이때 술을 대신하는 약물치료가 필요하기 때문에 전문가의 도움을 받아야 한다. 금단증상은 알코올 섭취를 줄인 후 5~10시간 이내에 발생하며 2~3일째에 가장 심화되었다가 4~5일 이후부터는 완화된다.

③ 집착

집착은 술을 마시기 위해서 자신이 해야 할 일을 뒤로 미루는 상태를 말한다. 술을 계속 마시기 위해 중요한 사회적 및 직업적 기능을 줄이고, 술을 구하는데 많은 시간을 할애한다.

④ 상박적 사용

알코올 중독자들은 습관적 행위로 인하여 문제가 발생하고 후유증이 발생됨에도 불구하고, 계속해서 반복적으로 술을 마시게 된다. 술에 취한 상태가 지속되어 직장에 출근하지 못한다거나, 음주 때문에 가족 간에 불화가 악화되는데도 계속 술을 마시게 된다.

(4) 음주와 만성질환

술은 알코올 중독의 원인이고, 간질환, 사고 등의 주요 원인이 된다. 지나치게 마시는 알코올은 우리 신체의 구강, 식도, 간장, 췌장 등 소화기관에 강한 자극을 주어 탈수 또는 염증을 일으키고, 세포 조직의 복구 기능을 떨어뜨리며 뇌세포 파괴를 촉진시켜 학업 능력, 기억력, 사고 능력을 저하시키고 호르몬 분비 및 약물 대사 장애와 비만한 사람의 질병발생률을 증가시킨다. 또한, 간장에 알코올성 지방간, 알코올성 간염, 간경화증을 유발시켜 사망을 초래하기도 한다.

① 암

사람의 경우 행동방식이나 취미가 다르고, 식사의 패턴과 주거 환경이 각기 다르지만, 암의 발생 빈도와 음주량과는 밀접한 상관관계가 있다. 특히 구강암과 식도암의 경우는 음주량과 암의 발생 빈도가 비례한다. 우리가 술을 마시면 위장관에서 흡수되기 전에 가장 먼저 접촉하는 신체 부위가 구강과 식도이다. 간이나 다른 조직에 비해 구강 및 식도에는 유해산소를 중화시킬 수 있는 여러 가지 항산화제나 복구에 관여하는 효소들이 적어서 암이 쉽게 발생할 수 있다고 한다. 알코올 도수가 높은 소주, 위스키, 고량주 등을 물에 희석하지 않고 오랫동안 마시면 구강 점막이나 식도를 싸고 있는 표피층(상피층)에 강한 자극을 주고 이러한 과정에서 발생하는 화합물들이 돌연변이를 일으키게 되고, 특히 세포 조직에 돌연변이를 복구하는 기능이 떨어지면 암으로 진행될 수 있다.

② 만성 간질환

간은 우리 몸에서 가장 큰 장기로, 필요로 하는 각종 영양분의 대사는 물론 뇌에 필요한 에너지를 공급하고, 독성물질들을 해독시키는 기능을 한다. 알코올을 자주 또는 지나치게 마시면 알코올성 지방간이 생기고, 심하면 알코올성 간염이나 간의 섬유화를 일으킨다. 더 심하면 알코올성 간경화증을 일으킨다. 알코올성 간염이나 간경화증이 바로 나타나지 않고 오랜 기간 과음 후 나타나는 이유는 간세포 특유의 재생능력으로 간세포가 죽어도 일부는 다시 살아나고 또 아픈지 모르고 지나치기 때문이다. 같은 양의 술을 마셔도 사람마다 알코올성 간염이나 간경화증의 발병이 다른 이유는 각 개인마다 갖고 있는 유전적인 요인과 성별의 차이에 있기 때문이다. 알코올 대사에 관련된 효소들이 사람마다 다르다. 여자의 경우 남자보다 체내 수분량이 적고, 알코올 대사 관련 효소의 활성이 적어서 혈중 알코올 농도가 높게 나타난다. 이런 이유로 여자가 남자와 비교하여 알코올 관련 질병에 더 예민하다.

③ 췌장 질환

장기간 음주를 하면, 당뇨병과 비슷한 증상이 나타난다. 혹시 당뇨병인가 하고 진료를 해보면, 알코올성 급성 또는 만성 췌장염으로 밝혀질 때가 많다. 미국인의 경우 췌장염 환자의 65~70% 정도가 음주와 관련된 것으로 보고되고 있다. 알코올 또는 아세트 알데히드가 췌장 내의 랑게한스섬 세포(langerhans islands)를 직접·간접적으로 파괴시켜 췌장의 기능이 저하되고 당뇨병 증상이 나타난다. 또한, 알코올에 의한 간기능의 약화로 췌장의 분해 효소가 많이 분비되어 만성 췌장염을 일으킬 수도 있다.

④ 위장 질환

우리가 마시는 술은 구강 및 식도를 통해서 위장에 도달하는데, 일부(20~30%)는 위에서 흡수되고 나머지 대부분은 소장 및 대장에서 흡수된다. 심한 스트레스나 불규칙적인 식사, 위산과다로 위에 염증이 있는 상태에서 음주를 계속하면 신체에 해로운 결과를 가져올 수 있다. 한국인을 비롯한 동양인들은 위염 또는 위궤양을 일으킨다고 알려진 헬리코박테리아를 75% 이상 갖고 있다. 이런 헬리코박테리아를 갖고 있는 사람들이 음주를 많이 하면 위장의 정상 기능에 더욱 나쁜 영향을 미쳐 더 빨리 위염이나 위궤양으로 진전된다.

⑤ 근골격계 질환

적절한 양의 음주는 술을 안 마신 경우보다 관상동맥 질환에 도움이 된다는 연구결과가 많이 있다. 그러나 장기간 과음을 계속하면 심근, 골격근, 평활근 등의 악화와 마비를 가져온다. 알코올을 단시간에 과량 섭취하면 부갑상선 호르몬의 분비가 적어지고 오줌으로 칼슘의 배출이 증가되어, 칼슘의 체내 농도가 감소한다. 장기간 만성적으로 음주를 할 경우 비타민 D의 대사장애로 칼슘의 흡수가 떨어지고 조골세포에 직접 손상을 주어 뼈가 약해진다.

특히 뼈가 약한 노인이나 골다공증의 위험이 높은 폐경기가 지난 여성이 과음을 할 경우 술에 의한 영향이 더 크게 나타난다. 폐경기 이후 여성이 소량의 술을 마시면 여성 호르몬에 에스트로겐이 증가하여 뼈 건강 유지 또는 심장질환 예방에 좋다는 의견도 있다. 이러한 찬반된 의견도 알코올 양이나 횟수에 관계된다는 사실을 기억해야 한다. 그래서 미국의 국립알코올연구소에서는 금주해야 하는 노인이나 임산부를 제외한 여성의 경우 하루에 한 잔 정도만 음주할 것을 권고하고 있다.

⑥ 뇌신경계 질환

알코올을 조금 마시면 처음에는 중추 및 말초신경이 흥분되고 위산 분비가 촉진된다. 아울러 도파민(dopamine)이라는 신경전달물질이 분비되어 기분이 좋아지게 된다. 그러나 술을 과음하거나 장기간 남용 또는 과용하면 뇌세포 파괴를 촉진시켜 우리 뇌의 기능을 억제시킨다. 정상인들도 매일 뇌세포가 십만 개씩 죽는데, 알코올을 다량 마시면 더 많은 뇌세포가 죽는다. 이에 따라 학업이나 기억 또는 사고능력 모두 떨어지고 이는 알코올의 농도에 정비례하여 나타난다고 한다. 술을 장기간 복용하면 뇌의 정상 구조에 영향을 주어 알코올성 치매를 일으킨다. 알코올성 치매는 성인 치매 중에 10% 정도를 차지하는데, 그 증상은 노인성 치매와 비슷하여 심한 기억상실 증세를 보인다.

⑦ 면역기능

지속적인 음주는 동물이나 사람 모두에게 모든 종류의 백혈구 양을 현저히 저하시키고, 면역 단백질인 항체의 생성량도 감소시킨다. 지속적인 음주는 실험 동물이나 사람 모두에게 모든 종류의 백혈구 양을 현저히 저하시키고, 면역 단백질인 항체의 생성량도 감소시킨다.

알코올 과음자들은 정상인에 비하여 훨씬 낮은 면역기능을 보유하여, 외부의 세균성 또는 바이러스성 질환(감기 포함)에 걸릴 확률이 훨씬 높게 된다.

⑧ 알코올성 태아증후군

임신 중에 술을 마시게 되면 알코올은 태반을 통해 자궁속에 있는 태아에 스며든다. 그 결과 태아의 발육이 지연되고 미숙아 또는 지진아가 생긴다. 알코올에 의한 태반 혈관의 수축으로 영양분 공급 감소, 산소 공급 저하, 또 정상 발육에 필요한 비타민 A와 엽산의 저하 등이 나타난다. 알코올에 의한 태아의 영향을 특별히 알코올성 태아증후군(Fetal Alcohol Syndrome ; FAS)이라고 부른다. 이 아동의 특징은 코밑의 인중이 없고, 윗입술이 아래 입술에 비하여 현저히 가늘며 미간이 짧고, 눈이 작은 특이한 얼굴 모습을 가진다. 뇌의 기능도 저하되어 이들의 평균 지능지수(IQ)는 70 정도 되어 일생 동안 학습장애를 나타낸다. 특히 주의가 산만하고, 암기 및 사고력의 저하로 문제를 잘 못 풀며 성격도 원만하지 못하다. 알코올성 태아증후군을 예방하기 위해서는 임신일 가능성이 있거나 임신 중인 경우 술을 금하는 것이 최선이다.

3) 영양

(1) 영양소의 특성

영양(nutrition)은 생물체가 외부로부터 물질을 섭취하여 신체조직을 만들고, 체내에서 에너지를 발생시켜 생명을 유지하는 일을 의미한다. 영양에 관심을 갖는 이유는 질병과 관련되기 때문이다. 질병은 영양이 결핍되었을 때뿐만 아니라 영양이 과잉 공급되었을 때도 발생한다. 사람이 성장이나 건강을 유지·증진하기 위해서 음식물로부터 몸에 필요한 물질을 섭취하게 되는데, 이 물질을 영양소(nutrient)라고 한다. 신체 내에서 합성되지 못하기 때문에 성장과 정상기능을 위해 식품을 통하여 공급되어야 하는 영양소를 필수영양소라고 한다.

(2) 영양소의 역할

우리는 식품 섭취를 통하여 영양소를 공급받는다. 영양소는 생명을 유지하고 건강상태를 양호하게 만드는데 필요한 물질로 무려 40여종이 있지만 크게 탄수화물, 단백질, 지질, 비타민과 무기질, 물로 구분된다. 우리의 생명 유지와 활동에 필요한 에너지를 제공하는 영양소는 탄수화물, 단백질, 지질이다. 비타민과 무기질은 주로 신체의 기능을 조절하는 역할을 한다. 비타민 중 비타민 A, D, E, K는 지용성이며 이를 제외한 비타민(비타민 B군과 C 등)은 수용성이다. 무기질은 다량무기질(칼슘, 인, 나트륨, 칼륨, 황, 염소 등)과 미량무기질(철분, 아연, 구리, 요오드, 불소 등)로 구분된다.

우리 몸에 꼭 필요한 탄수화물, 지방, 단백질을 3대 영양소라고 한다. 여기에 비타민과 무기질을 포함하여 5대 영양소라고 하며, 물을 포함하여 6대 영양소라고 한다. 3대 영양소(탄수화물, 지방, 단백질)를 통하여 에너지가 공급되며, 비타민과 무기질은 에너지 공급은 하지 않지만 에너지 생산과정에 참여한다. 그리고 물은 영양분이 흡수되고 운반되기 위해서 필요하다.

[표 10-2] 영양소의 구분 및 역할

영양소	역할			주요 식품
	에너지 제공	신체조직 구성	체내기능조절	
탄수화물	○			곡류, 전분류, 당류
단백질	○	○		고기, 생선, 계란, 콩류
지방	○			유지류, 기름기 있는 식품
비타민(지용성)			○	동물성 식품, 녹황색 채소
비타민(수용성)			○	채소, 과일류, 곡류
무기질		○	○	우유 및 유제품
물			○	

(3) 영양소의 기능

영양소는 체내의 기능에 따라 열량소, 조절소, 구성소로 구분된다. 구체적인 내용은 다음과 같다.

① 열량소

인체에 필요한 에너지를 공급한다. 몸속에서 산화·연소하여 활동에 필요한 에너지를 공급하는 영양소로 탄수화물, 지방, 단백질 등이 해당된다. 탄수화물과 단백질은 1g당 4kcal의 열량을 발생하고, 지방은 1g당 9kcal의 열량을 발생한다.

㉠ 탄수화물

탄소화물(carbohydrate)은 일반적으로 탄소, 수소, 산소의 세 원소로 이루어져 있는 화합물이다. 당류 또는 당질이라고도 하며, 생물체의 구성성분이거나 에너지원으로 사용되는 등 생물체에 꼭 필요한 화합물이다. 탄수화물은 그것을 구성하는 단위가 되는 당의 수에 따라 단당류, 소당류, 다당류로 구분된다. 생물체 내에서의 기능은 생물체의 구성성분인 것과 활동의 에너지원이 되는 것으로 크게 나눌 수 있다. 구조를 유지하는 데에 사용되는 탄수화물은 모두 다당류이고, 에너지원으로 사용되는 탄수화물은 생물체에서 중요한 비중을 차지한다. 녹색식물은 광합성을 통해 단당류인 글루코스(포도당)를 합성하여 이것을 다당류인 녹말로 합성하여 저장한다. 동물은 자신이 탄수화물을 합성하지 못하므로 이것을 식물에서 섭취하여야 한다. 탄수화물을 과잉섭취하면 살이 찌고, 지방간이 생겨서 혈중 콜레스테롤이 증가하여 동맥경화 및 고혈압을 발생시킨다.

㉡ 지방

글리세롤과 고급지방산이 에스터 결합을 이루고 있는 분자로 우리 몸의 주요 에너지원으로 사용되는 화합물이다. 상온에서 고형(固形)을 이루는 것을 지방이라 하여 액상인 기름과 구별하지만 본질적인 차이는 없다. 흡수된 지방은 일단 간이나 피하의 결합조직, 장간막, 근육 사이에 축적되고, 필요에 따라 분해되어 에너지원이 된다. 지방은 연소할 때 생기는 물의 양도 단백질이나 탄수화물의 2배나 되므로 육상의 생물, 특히 사막에서 생활하는 동물에게는 중요한 영양저장물질이다. 지방은 체온 유지에 중요한 역할을 하며 지방의 한 종류인 인지질의 경우 세포막의 중요한 구성성분으로 사용된다. 지방을 과잉 섭취하게 되면 비만, 당뇨병, 심혈관 질환의 원인이 되고, 부족하면 어지러움, 두통, 근육무기력 등의 저혈당 증세가 나타난다.

㉢ 단백질

단백질(protein)은 모든 생물의 몸을 구성하는 고분자 유기물로 수많은 아미노산(amino acid)의 연결체이다. 단백질은 생물체의 몸을 구성하는 대표적인 분자로 단백질을 이루고 있는 아미노산에는 약 20 종류가 있는데, 이중에서 체내에서 합성되지 않기 때문에 반드시 음식물을 통해서 섭취해야 하는 아미노산을 필수아미노산이라고 한다. 단백질의 주요 기능은 성장과 체격 유지, 효소와 호르몬 생성, 항체의 생성, 에너지 생성, 체액의 유지와 전해질 균형유지, 각종 기관의 구조물질 등이다. 단백질이 부족하면 발육저하, 부종, 빈혈, 저항력 감소 등이 발생한다.

② 조절소

체내의 생리기능을 조절한다. 인체가 늘 정상상태를 유지할 수 있도록 도와주는 작용을 하는 영양소로 무기질, 비타민 등이 해당된다. 비타민은 체내 대사가 정상적으로 이루어지도록 돕는 역할을 하며 부족하면 결핍증을 유발한다.

㉠ 무기질

무기질(minerals)은 유기물질을 만들고 있는 탄소, 수소, 산소, 질소를 제외한 나머지 원소를 일괄하는 것으로 미네랄이라고도 한다. 우리 몸의 약 4%를 차지하며, 에너지원은 아니지만 여러 가지 생리 기능을 조절한다. 소화액이나 세포 안과 주위에 있는 체액을 만들고 유지하는 데에도 반드시 필요하다.

사람의 영양에 필요한 무기질은 나트륨(Na), 칼륨(K), 염소(Cl), 칼슘(Ca), 마그네슘(Mg), 인(P), 황(S), 철(Fe), 아연(Zn), 동(Cu), 망간(Mn), 코발트(Co), 크롬(Cr), 요오드(I), 몰리브덴(Mo), 셀레늄(Se)의 16원소이다. 이 중 나트륨(Na)에서 인(P)까지의 6원소는 주요 무기질이라고 하며, 하루에 100mg 이상을 식품으로부터 섭취하고 있다. 무기질은 조직 구성, 생체 기능의 조절 작용, 효소의 성분 및 효소 반응의 촉진작용 등의 기능을 담당한다. 무기질은 체내에서 합성하지 못하기 때문에 식품을 통하여 섭취하게 된다.

[표 10-3] 주요 무기질이 함유된 식품과 관련 질병

종 류	함유 식품	관련 주요 질병
나트륨(Na)	조개류, 우유, 치즈, 육류, 간장, 된장 등	열중증, 고혈압 등
칼륨(K)	콩류, 곡류, 과일, 채소, 육류 등	식욕부진, 근육경련 등
칼슘(Ca)	우유, 치즈, 멸치, 새우젓, 양배추 등	골다공증, 구루병 등
마그네슘(Mg)	콩류, 우유, 육류, 호두, 코코아 등	신경성 근육경련 등
인(P)	콩류, 곡류, 우유, 치즈, 수육 등	성장위축, 골다공증 등

㉡ 비타민

비타민(vitamin)은 매우 적은 양으로 물질 대사나 생리 기능을 조절하는 필수적인 영

양소이다. 생명체의 주 영양소는 아니지만 생명체의 정상적인 발육과 영양을 유지하기 위해서는 반드시 필요하다. 비타민의 필요량은 매우 적지만 필요량이 공급되지 않으면 영양소의 대사가 제대로 이루어지지 못한다. 비타민은 지용성과 수용성으로 분류된다. 지용성 비타민은 지방이나 지방을 녹이는 유기용매에 녹으며 A, D, E, F, K, U가 해당된다. 이들은 열에 강하여 식품의 조리가공 중에 비교적 덜 손실되며, 장(腸) 속에서 지방과 함께 흡수된다. 한편, 수용성 비타민은 물에 녹으며 비타민 B복합체, 비타민 C, 비오틴, 폴산, 콜린, 이노시톨, 비타민 L, 비타민 P 등이 해당된다.

[표 10-4] 주요 비타민이 함유된 식품과 관련 질병

종 류	함유 식품	관련 주요 질병
비타민 A	호박, 마가린, 당근, 시금치, 고구마 등	야맹증, 안구 건조증 등
비타민 B	곡류, 감자, 우유, 계란, 동물의 간 등	B1: 각기병, B12: 악성빈혈
비타민 C	귤, 딸기, 파인애플, 시금치, 미나리 등	괴혈병, 피부염 등
비타민 D	생선, 달걀노른자, 버터, 마가린 등	구루병, 골연화증 등
비타민 E	콩, 옥수수, 호두, 녹색야채 등	빈혈 등
비타민 K	케일, 양배추, 상추, 토마토 등	혈액응고장애 등

③ 구성소

신체조직을 구성하는 물질을 공급한다. 신체조직을 구성하고 오래된 조직을 새로운 조직으로 만드는데 필요한 영양소로 단백질, 지방, 무기질(칼슘, 인, 나트륨 등) 등이 해당된다. 물은 인체의 가장 많은 성분으로 체중의 60%를 차지하고, 단백질 20%, 지방 15%, 무기질 4%, 기타로 구성되어 있다.

(4) 한국인을 위한 식생활지침

식생활지침은 건강한 식생활을 위해 일반 대중이 쉽게 이해할 수 있고 일상생활에서 실천할 수 있도록 제시하는 권장 수칙이다. 「국민영양관리법」 제14조 및 동법 시행규칙 제6조는 보건복지부장관이 식생활지침을 매 5년 주기로 제·개정하여 발표 및 보급하도록 규정하고 있다. 2016년부터 보건복지부·농림축산식품부·식품의약품안전처가 공동으로 지침을 마련하여 발표하고 있다. 2021년 4월에 개정되었다. 구체적인 내용은 다음과 같다.

① 매일 신선한 채소, 과일과 함께 곡류, 고기·생선·달걀·콩류, 우유·유제품을 균형있게

먹자.
② 덜 짜게, 덜 달게, 덜 기름지게 먹자.
③ 물을 충분히 마시자.
④ 과식을 피하고, 활동량을 늘려서 건강체중을 유지하자.
⑤ 아침식사를 꼭 하자.
⑥ 음식은 위생적으로, 필요한 만큼만 마련하자.
⑦ 음식을 먹을 땐 각자 덜어 먹기를 실천하자.
⑧ 술은 절제하자.
⑨ 우리 지역 식재료와 환경을 생각하는 식생활을 즐기자.

4) 운동

(1) 신체활동과 운동의 의미

미국국립보건원(NIH)은 신체활동(physical activity)을 에너지 소비를 필요로 하면서 점진적인 건강편익을 만들어내는 골격근에 의해서 생성된 모든 형태의 신체적 움직임이라고 정의하였다. 이와 달리 운동(exercise)은 하나 이상의 체력 개선 또는 유지를 목적으로 하는 계획적, 구조적, 반복적으로 하는 신체활동의 한 종류를 말한다. 일반적으로 운동은 체력, 수행력, 건강 등의 개선 및 유지를 위한 목적으로 여가시간에 수행하는 신체활동을 의미한다.

(2) 신체활동의 종류

신체활동은 중등도 신체활동(moderate level physical activity), 격렬한 신체활동(rigorous physical activity), 비의식적인 신체활동(incidental physical activity) 등으로 구분할 수 있다. 중등도 신체활동[1]은 심장이 평소보다 빠르게 뛰고, 호흡이 조금 가쁘지만 힘들이지 않고 편안하게 옆 사람과 2~3마디의 대화가 가능한 수준으로 이루어지는 활동이고, 격렬한 신체활동[2]은 심장이 훨씬 빠르게 뛰고, 호흡이 가쁘며 옆 사람과 대화가 어려운 정도의 활동이며,

1) 우리나라 지역사회 건강조사에서는 중등도(중강도) 신체활동으로, 천천히 하는 수영, 복식테니스, 배구, 배드민턴, 탁구, 가벼운 물건 나르기 등의 직업활동 및 체육활동을 예시하고 있다.

2) 우리나라 지역사회 건강조사에서는 격렬한(고강도) 신체활동으로, 달리기(조깅), 등산, 빠른 속도로 자전거 타기, 빠른 수영, 축구, 농구, 줄넘기, 스쿼시, 단식테니스, 무거운 물건 나르기 등의 직업활동 및 체육활동을 예시하고 있다.

비의식적인 신체활동은 교통수단을 이용하기 위해 걸어가거나 집안일, 일상생활 동작의 수행과 같이 하루에 생활하는 과정에서 일어나는 비구조화된 활동이다.

신체활동 부족은 명백한 독립적인 건강위험요인이며, 신체활동 부족과 관련된 질환으로는 심혈관계 질환, 고혈압, 제2형 당뇨, 골다공증, 그리고 일부의 암이 포함된다. 노인의 신체활동 저하는 관상동맥질환, 고혈압, 당뇨, 비만, 변비, 골다공증, 우울을 포함한 만성질환의 위험성을 증가시키는데, 이러한 만성질환의 발생은 노화보다는 오히려 신체활동의 저하로 인하여 근력과 근육량이 감소되기 때문에 일어난다. 그러나 과도한 신체활동은 건강에 이득이 되기보다는 부상과 같은 부작용의 위험이 높아질 수 있으므로 주의해야 한다. 자신의 체력수준에 적합한 신체활동을 선택해야 한다.

(3) 유산소운동

① 유산소운동의 의미

유산소는 영어로 에어로(aero)이고, 에어로빅스가 유산소운동을 의미한다. 유산소운동이란 용어를 이해하기 위해서는 에너지 시스템을 알아야 하는데, 우리는 여러 가지 에너지 시스템을 가지고 있다. 순간적으로 무거운 중량을 들어 올릴 때 폭발적으로 사용할 수 있는 에너지인 PC-ATP 시스템도 있으며, 웨이트 트레이닝이나 단거리 달리기를 할 때 사용하는 젖산시스템도 있다. 유산소운동은 유산소시스템인데 오랫동안 할 수 있는 운동들이 여기에 해당된다. 여기서 사용하는 에너지는 주로 지방이 많고 그 외에는 탄수화물계 화합물도 있으며, 우리가 들이마신 산소와 결합하여 에너지를 발생시키게 된다. 그래서 에어로(aero)란 용어가 생기게 되었다. 에어로빅스라고 하면 에어로빅 댄스를 생각하는데, 이것은 에어로빅 운동 중의 하나일 뿐이다. 이외에도 걷기, 조깅하기, 자전거 타기, 등산 등도 유산소운동이다. 유산소 운동기구로는 러닝머신, 실내자전거, 스텝머신, 로윙머신, 클라이머 머신, 스카이 워크 등이 있다.

유산소운동은 무리 없이 누구나 할 수 있는 운동이기 때문에 연령에 상관없이 쉽게 할 수 있다. 유산소운동은 심박수와 혈압을 낮춰주고 혈액순환이 원활해지며 심장과 폐가 튼튼해진다. 또한 지방을 사용하여 에너지를 생성하므로 체지방감소를 통한 체중관리에 효과적이고 심혈관질환, 당뇨병, 이상지질혈증 등 만성질환의 예방과 치료에 효과적이다.

② 유산소운동 종류

㉠ 걷기

안전하고 장소에 구애 받지 않으며, 누구나 쉽게 할 수 있는 운동이다. 특히 운동을 처음 시작하는 사람이나 노인, 비만인 및 환자들에게 권장되는 운동으로 보다 높은 운동효과를 얻기 위해서는 너무 천천히 걷는 것 보다 올바른 자세를 유지하면서 빠른 걸음으로 걷되 옆 사람과 대화를 할 수 있는 정도의 강도를 유지해야 한다.

㉡ 자전거 타기

심폐기능을 강화시켜주는 대표적인 유산소운동이다. 지방 연소뿐 아니라 하체 관절에 부담이 적어 근골격계의 상해를 예방할 수 있고, 자신의 체력에 알맞게 운동의 힘과 양을 조절할 수 있다.

㉢ 등산

심폐지구력을 향상시키는 것뿐만 아니라 경사를 오르내리는 동작을 반복함으로써 근력과 근지구력 강화에도 도움이 되는 운동이다. 또한 맑은 공기와 아름다운 경치를 보며 걷기 때문에 신체적 효과뿐만 아니라 정신적, 심리적으로도 긍정적인 효과를 볼 수 있다.

㉣ 수영

심폐지구력의 향상과 근력 및 유연성 향상에 도움이 되는 운동이다. 수영은 올바른 수영법을 익히는 것이 운동의 효과를 높이는 데에 중요하다. 심장에 무리를 주지 않도록 물에 들어가기 전에 반드시 적절한 준비운동을 실시해야 한다.

㉤ 실내운동

실내운동은 날씨와 상황에 상관없이 편안하게 할 수 있다. 실내운동용 유산소운동으로 사람들이 가장 많이 사용하는 것이 바로 러닝머신과 실내자전거 타기이다. 특히 유산소 운동기구는 심박수, 칼로리소모량, 시간, 거리 등을 제공하기 때문에 원하는 강도와 시간에 맞추어서 효과적으로 운동할 수 있다.

③ 유산소운동 방법

유산소운동은 매일하는 것이 좋다. 부득이한 경우에는 최소 주 3회 이상은 규칙적으로 하는 것이 좋다. 운동시간은 최소 20분 이상은 해야 한다. 유산소운동은 적절한 강도로 오랫동안 하는 운동이다. 특히 20분 이상부터는 본격적으로 체지방이 연소되는 단계이므로 20분 이상은 해야 효과를 볼 수 있다.

(4) 올바른 걷기운동

① 걷기운동의 특성

걷기는 누구나 어디서든 할 수 있는 운동이다. 운동의 긍정적인 효과에 대해서 알지만, 이를 실천하기 위해서는 시간, 장소, 비용 등 여러 가지 이유로 인해 운동을 꾸준히 하는 데 걸림돌이 되고 있다. 그러나 걷기는 시간, 장소, 비용문제 모두에 구애 받지 않으면서 건강을 유지하기 위해 가장 쉽게 접근할 수 있는 운동이다.

걷는 것은 몸 전체를 한 지점에서 다른 지점으로 이동시키는 것으로 단순해 보이는 동작이지만, 이 과정이 제대로 진행되려면 관절, 뼈, 근육, 신경 등이 모두 조화롭게 움직여야 한다. 이 중 한 부분이라도 이상이 생기면 정상적인 걷기가 불가능해진다. 걷기운동을 처음 시작하는 초보자의 경우 운동 강도가 30~40% 정도인 완보나 산보로 걷기를 하다가 점차 운동 강도를 높여 40~70% 정도인 속보, 급보로 걷는 것이 효과적이다. 운동시간은 자신의 목표 심박수에 도달한 상태에서 30~60분 정도 지속하는 것이 이상적이고, 초보자는 주당 3회 정도가 적당하며 체력이 향상되면 그 횟수를 늘려가도록 한다. 걷기운동은 운동 강도가 낮기 때문에 속도를 빠르게 해도 목표 심박수에 도달하기 어려울 수 있을 것이다. 이때는 운동시간을 늘리면 효과를 얻을 수 있다.

② 올바른 걷기운동 방법

걷기를 시작하여 최초 1~2분은 산소를 필요로 하지 않기 때문에 혈관에 있는 에너지를 쓴다. 이때 무산소운동을 하는 것이다. 걷기운동은 10분이 지나면 서서히 근육에 산소가 공급이 되고 유산소운동의 효과가 나타나기 시작한다. 걷기 시작해서 15분 이상 지나면 본격적으로 지방을 분해하여 에너지로 쓰기 시작한다. 체지방 1분자는 에너지와 함께 130개의 물분자로 분해된다. 땀이 많이 나지 않는 겨울철에 도보여행을 하다 보면, 하루 종일 걸어서 지쳤는데도 물이나 음식물이 먹히지 않을 때가 있다. 그 이유는 필요한 에너지와 물을 몸에 있는 지방을 분해해서 사용했기 때문이다. 걷기운동은 지방 분해가 많아 건강관리에 도움이 되며, 올바른 방법으로 자세를 바르게 해서 걷는 것이 중요하다. 올바른 걷기운동 방법은 다음과 같다.

㉠ 팔은 앞뒤로 흔들고 무릎은 펴고 걷는다. 등은 곧게 펴고 배에 힘을 주며 걷는다. 턱은 당겨 시선을 전방에 멀리 두고 내디딘 다리의 발가락 끝으로 땅을 차면서 앞으로 나아간다.

㉡ 발바닥 전체를 한꺼번에 땅에 딛지 않도록 한다. 매번 발바닥이 뒤꿈치, 발 중앙, 발가락 순서로 땅에 닿게 하고 발가락으로 밀면서 앞으로 나아가야 한다.

㉢ 두발은 11자를 유지하며 팔꿈치는 옆으로 움직이지 않게 한다.

㉣ 팔꿈치는 90도로 구부리고 주먹은 자연스럽게 쥔다.

㉤ 호흡은 자연스럽게 하지만 인위적인 호흡도 한다. 한번 들이마시고 두 번 내뱉는다. 코와 입으로 동시에 하는 것이 좋다.

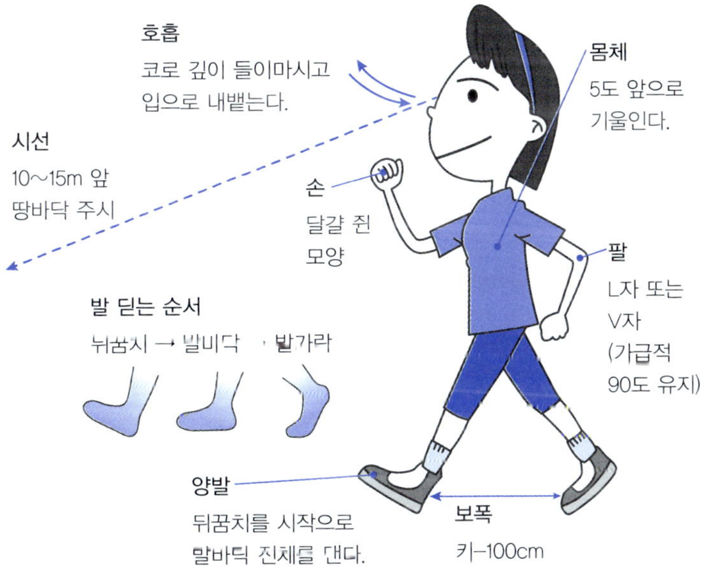

[그림 10-1] 올바른 걷기자세

5) 스트레스

(1) 스트레스의 특성

스트레스(stress)는 라틴어인 stringer(팽팽히 조인다)에서 기원된 단어로 19세기 물리학 영역에서 사용되기 시작하였다. 그러다가 미국의 캐논(Canon)이 생명체의 생존을 위한 시스템을 연구하면서 스트레스라는 단어를 생리학적으로 사용하였다. 그는 스트레스가 항상성 유지 기능을 혼란시켜서 질병이 발생된다고 보았으며, 유기체가 스트레스 상황에 접하면 심장박동이나 호흡증가 같은 위급반응이 나타나고, 이를 해결하기 위해 투쟁하거나 이 상황에서 벗어나려고 한다고 주장하였다. 1936년 캐나다의 셀리(Hans Selye)가 스트레스를 정신적, 육체적 균형과 안정을 깨뜨리려고 하는 자극에 대하여 자신이 있던 안정 상태를 유지하기 위해 변화에 저항하는 반응으로 정의하면서 의학영역에서 일반적인 용어가 되었다. 최근에는 스트레스를 환경과 개인의 복잡하고 역동적인 상호작용으로 보는 관점이 지배적이다. 개인에게 내적 또는 외적 요구가 생겨났을 때에 이 요구에 대응하는 적응 반응이 쉽게 일어나지 않거나 부적절하게 되면 스트레스를 경험하게 된다는 것이다.

스트레스는 일상생활에서 누구에게나 일어날 수 있는 보편적인 생활사건으로 모든 연령에서 경험하게 되는 삶의 일부라고 할 수 있다. 스트레스를 일으키는 요인은 매우 다양하기 때문에 간단히 설명하기는 어렵다. 가장 극심한 스트레스 반응을 보이는 것은 가까운 사람과 헤어진 상황, 즉 죽음, 이별, 별거이다. 그 외에도 질병, 신체손상, 운동부족, 영양결핍, 수면장애 등 생리적 이상이 나타나는 상태나 청소년기, 여성의 갱년기, 노년기 등 생리적 변화가 급격히 일어나는 시기 등도 스트레스 반응이 커질 수 있다. 또한 가정, 직장 등에서 갈등이나 일상적인 문제도 정신적 부담을 가중시켜 건강을 위협할 수도 있다. 그런데, 스트레스 요인이 전혀 없는 것도 건강에 반드시 좋은 것은 아니다. 지겨움이나 권태가 지속되면 무기력한 상태를 거쳐 우울증 등으로 발전할 수 있다. 따라서 적당한 스트레스는 정신건강과 신체적 건강에 도움이 될 수 있다.

(2) 스트레스의 유형

스트레스는 긍정적 스트레스(eustress)와 부정적 스트레스(distress)로 나눌 수 있다. 당장에는 부담스럽더라도 적절히 대응하여 자신의 향후 삶이 더 나아질 수 있는 스트레스는 긍정적 스트레스이고, 자신의 대처나 적응에도 불구하고 지속되는 스트레스는 불안이나 우울 등의 증상을 일으킬 수 있는 부정적 스트레스이다. 스트레스에는 긍정적 혹은 부정적 생활사건 모두가 포함될 수 있으나, 우리가 일반적으로 스트레스라고 말하는 것은 부정적 생활사건과 관련된 상황이라고 할 수 있다.

똑같은 스트레스 요인이라고 할지라도 받아들이는 사람에 따라 긍정적 스트레스로 작용할 수도 있고, 부정적 스트레스로 작용할 수도 있다. 스트레스 요인이 발생하면 먼저 그것이 얼마나 위협적인지 또는 도전해 볼만한지에 대한 일차평가가 일어난다. 만약 위협적이라고 평가하면 위협에 따른 부정적인 감정을 처리하기 위한 다양한 대처를 고려하는 다음 단계를 거치게 된다. 이것은 스트레스 상황을 부정적으로 받아들이면 질병이 되지만, 긍정적으로 받아들이면 생산적이 될 수 있다는 것을 의미한다. 긍정적 스트레스는 생활의 윤활유로 작용하여 자신감을 심어 주고 일의 생산성과 창의력을 높여 줄 수 있다.

(3) 스트레스가 건강에 미치는 영향

스트레스가 일으키는 질병은 가벼운 감기와 발열에서부터 암에 이르기까지 매우 다양하며, 흔히 스트레스를 만병의 근원이라고 한다. 그런데 웬만한 일상의 스트레스로는 몸에 무리가 오거나 신체 기능이 손상되는 일은 없지만, 작은 스트레스가 지속적으로 계속 공급이 되면 문제가 생길 수 있다. 일반적으로 스트레스는 온몸이 아프거나 소화불량과 무기력증이 나타나는 1단계, 눈 충혈과 얼굴 화끈거림을 보이는 2단계, 고혈압, 뇌졸중 등이 일어나는 3단계로 구분한다. 전체적으로 스트레스가 건강에 미치는 영향을 살펴보면 다음과 같다.

① 정신질환

스트레스를 받으면 초기에는 초조, 걱정, 근심 등의 불안증상이 발생하고 점차 우울 증상이 나타나게 된다. 대부분의 경우 불안이나 우울 증상은 일시적이며, 스트레스가 끝나면 사라지게 된다. 그러나 스트레스 요인이 너무 과도하거나 오래 지속되면, 개인이 스트레스 상황을 이겨낼 힘이 약화되어 적응장애, 불안장애, 기분장애, 식이장애, 성기능장애, 수면장애 등이 발생할 수 있다.

② 신체질환

스트레스가 신체질환의 발생 원인이나 악화 요인으로 작용한다는 사실은 잘 알려져 있는데, 이를 정신건강과에서는 정신신체장애라고 부른다. 이것은 정신·심리적인 요인에 의해 신체적인 질병이 발생하거나 악화될 수 있다는 것을 의미한다. 특히 스트레스에 취약한 우리 몸의 기관인 근골격계(긴장성 두통 등), 위장관계(과민성 대장증후군), 심혈관계(고혈압) 등이 영향을 더 많이 받는 것으로 알려져 있다.

③ 면역기능

장기간 스트레스를 받으면 면역기능이 저하되어 질병에 걸리기 쉬운 상태가 된다. 다양한 정신신체장애의 발병과 악화는 물론이고, 암과 같은 심각한 질환도 영향을 많이 주는 것으로 알려져 있다.

(4) 스트레스 관리 방법

스트레스가 쌓이기 시작하는 초기단계에 적절히 관리하면, 스트레스와 관련된 질병을 예방할 수 있다. 스트레스가 해소되지 않고 쌓이기만 할 경우에는 신체에 이상 징후가 시작될 수 있기 때문에 일상생활에서 적절하게 스트레스를 관리하는 것이 중요하다. 일상적으로 쉽게 실천할 수 있는 스트레스 관리 방법은 다음과 같다.

첫째, 즐거운 대화는 스트레스 해소에 가장 큰 도움이 된다. 많이 웃을수록 긴장이 완화되고 스트레스를 억제시켜 준다. 재미있는 이야기를 들으면서 늘 머릿속으로 걱정만 하던 복잡한 상황을 잊을 수도 있다. 스트레스를 받는 답답한 일이 있으면 친구 또는 가족에게 자신의 감정을 표현하는 것도 도움이 된다.

둘째, 카페인을 줄이거나 끊는다. 커피, 차, 초콜릿, 콜라 등에 함유된 카페인은 신체에 스트레스 반응을 일으킬 수 있는 강력한 자극제이다. 카페인을 끊으면, 마음이 좀 더 편해지고 신경과민이 덜해져 불안감이 줄어들고 숙면을 취할 수 있게 된다.

셋째, 식사는 적당히 규칙적으로 섭취한다. 몸의 신체적 리듬을 유지시켜 주기 위해서는 규칙적인 식사를 하는 것이 중요하다. 너무 허기지거나 배부름을 느끼는 것은 스트레스를 일으키는 요인이 된다. 따라서 규칙적으로 적당한 양의 영양분을 섭취해 우리 몸의 신진대사를 원활하게 해 주는 것이 필요하다.

넷째, 적절한 수면 시간을 확보해야 한다. 만성 스트레스 환자는 대부분 스트레스로 인해 제대로 잠을 이루지 못하고, 다시 수면 부족으로 스트레스를 받게 되는 악순환을 반복하게 된다. 따라서 스트레스 관리를 위해서는 6~8시간 수면할 수 있도록 노력해야 한다.

다섯째, 규칙적으로 운동을 한다. 과도한 스트레스가 생길 때에는 즉시 신체적인 출구를 찾아서 배출하는 것이 중요하지만 쉽지가 않다. 그런데 규칙적인 운동은 신체의 면역력을 증가시켜서 급격한 스트레스를 받았을 때에 신체를 조절하여 자연스럽게 배출할 수 있도록 도와준다. 운동은 매일 규칙적으로 30분 이상 실천하는 것이 바람직하다.

여섯째, 이완으로 스트레스를 완화시킨다. 이완을 잘 시키기 위한 조건은 조용하고 간섭 받지 않는 곳에서 편안한 자세, 근육을 이완하고 깊고 천천히 숨을 쉬는 복식호흡을 하거나 명상을 하는 것이다. 마음을 차분하게 가라앉히고 조용한 음악을 듣거나 책을 읽으면 스트레스로 흥분된 몸이 한결 부드럽게 된다.

2. 질병예방 관련 보건교육 주제

질병예방은 특정 질병이 발생하지 않은 시점에서 질병발생 자체를 억제하는 활동이다. 이것은 질병 위험군(특정한 건강위험요인을 가진 대상자)에게 질병이나 특정한 건강문제가 발생하기 전에 예방하거나 만일 발생하더라도 그 정도를 약화시키는 것이다. 질병예방은 특정한 대상자의 건강수준을 유지·향상시키려는 활동과 특정한 질병을 예방하려는 활동으로 구성된다. 앞에서 설명한 건강생활실천과 차이점은 특정한 대상자 또는 질병을 염두에 두고 있다는 것이다. 여기에서는 만성질환관리에서 중요하게 다루고 있는 고혈압, 당뇨병, 이상지질혈증(고지혈증)에 대해서 알아보려고 한다.

1) 고혈압

(1) 개념

고혈압은 혈압이 기준보다 높은 상태이며 발생 원인에 따라 1차성 고혈압과 2차성 고혈압으로 구분된다. 1차성 고혈압은 본태성 고혈압이라고도 하며 발생 원인이 명확하지 않다. 우리나라 고혈압 환자의 대부분이 1차성 고혈압이며 전체 고혈압 환자의 90~95%를 차지한다. 유전적 요인 외에 위험요인으로 흡연, 음수, 약물, 연령, 식습관, 스트레스 등 환경적 및 심리적 요인이 있다.

2차성 고혈압은 다른 질환이 원인이 되어서 갑자기 혈압이 급상승하는 증상이 나타난다. 전체 고혈압 환자의 5~10% 정도를 차지한다. 주로 젊은 연령층에서 많이 발생하며, 1차성 고혈압보다 더 높은 혈압 상승이 나타난다. 치료를 위해서는 원인이 되는 질환을 먼저 치료하여야 한다.

(2) 고혈압 기준

혈압은 혈관 속을 흐르는 혈액의 압력으로 측정부위에 따라 동맥압, 정맥압, 폐동맥압, 폐정맥압 등 다양한 종류가 있으나 일반적으로 이야기하는 혈압은 팔의 동맥에서 측정한 동맥압력을 의미한다. 압력을 기록하는 단위는 흔히 기압을 측정할 때 이용되는 mmHg(밀리미터 머큐리)를 사용한다. 1mmHg는 수은기둥을 1mm까지 밀어 올릴 수 있는 압력을 의미한다. 심장의 펌프작용은 심장의 수축과 이완에 의해 발생하기 때문에 팔에서 측정한 동맥의 압력은 좌심실이 수축할 때 높아지고 이완할 때 낮아지면서 파동 모양을 그리게 된다. 좌심실의 수축에 의해 가장 높아진 순간의 압력을 수축기 혈압이라고 하며, 좌심실의 이완에 의해 가장 낮아진 순간의 압력을 이완기 혈압이라고 한다.

고혈압은 성인에서 수축기 혈압이 140mmHg 이상이거나 이완기 혈압이 90mmHg 이상일 때를 말한다. 고혈압은 관상동맥질환과 뇌졸중, 신부전 등 전신에 걸쳐 다양한 합병증을 일으키며, 이 중 상당수는 환자의 생명과 건강을 직접적으로 위협할 정도로 심각한 문제를 발생시킨다. 일반적으로 고혈압은 증상이 없으므로 혈압을 측정해 보기 전까지는 진단이 되지 않고, 혈압이 심각한 수준까지 올라갈 때조차도 무증상인 경우가 많다. 그러나 혈압이 높은 상태가 장기적으로 지속되면 신체 각 부위에 다양한 합병증이 발생할 수 있으며, 이들 중 상당수는 심장발작이나 뇌졸중처럼 치명적인 문제를 발생시킨다. 이런 이유 때문에 고혈압을 침묵의 살인자라고 부른다. 따라서 정기적으로 혈압을 측정하는 것이 좋다. 고혈압은 여러 차례 병원 방문을 통해 적어도 2회 이상 측정하여 지속적으로 혈압이 140/90mmHg 이상일 경우에 고혈압으로 진단할 수 있다.

[표 10-5] 성인 고혈압 기준

혈압		수축기(mmHg)		이완기(mmHg)
정상		< 120	그리고	< 80
고혈압 전단계		120~139	또는	80~89
고혈압	1단계	140~159	또는	90~99
	2단계	≥ 160	또는	≥ 100

(3) 혈압 측정방법

혈압은 활동, 기호식품 복용여부, 자세 등에 따라 크게 변화될 수 있어 정확한 측정을 위해서는 몇 가지 유의사항을 지켜야 한다. 첫째, 혈압 측정 전 30분 이내에 흡연, 음주, 카페인 섭취를 하지 않는다. 둘째, 등받이가 있는 의자에 등을 기대고 발을 바닥에 붙이고 앉는다. 혈압계

작동 중 움직이거나 말을 하지 않는다. 셋째, 팔은 심장 높이 정도의 탁자 위에 올려놓는다. 팔이 편하게 노출될 수 있도록 가능하면 짧은 소매의 옷을 입는 것이 좋으며, 두꺼운 상의는 혈압을 높게 할 수 있으므로 벗고 재는 것이 좋다. 넷째, 혈압 측정 전에 화장실은 미리 다녀오는 것이 좋다. 방광이 꽉 차게 되면 혈압측정값이 달라질 수 있기 때문이다. 다섯째, 최소한 2번 이상 혈압을 측정하여 평균값으로 혈압을 표시한다. 매번 혈압을 잴 때마다 1~2분 간격을 둔다.

가정에서 혈압 측정은 가정용 전자혈압계로 주로 측정하는데, 수축기 혈압은 비교적 정확히 측정해 주지만 이완기 혈압은 수은 혈압계와는 약간의 차이가 있다. 특히 팔뚝에서 측정하지 않고 손목이나 손가락에서 측정하는 전자혈압계의 경우 오차가 더욱 커서 권고되지 않는다. 혈압은 측정할 때마다 다르기 때문에 정해진 시간에 혈압을 측정해야 한다. 아침 시간에는 기상 후 1시간 이내에 소변을 본 후, 아침 식사 전, 고혈압 약을 복용 중이라면 혈압약 복용하기 전에 측정한다. 저녁 시간에는 잠자리에 들기 전에 혈압을 측정한다.

(4) 단계별 고혈압 관리 방법

① 고혈압 전단계

고혈압으로 발전할 수 있는 단계이기 때문에 적절한 생활습관 교정을 통해 고혈압 발생 가능성을 줄이는 것이 좋다. 특별한 질환이 없는 건강한 성인이라면 고혈압 전단계에 약물치료를 할 필요는 없다. 금연을 하고, 과일과 야채, 저지방 유제품의 섭취와 저염분 식사 등 건강한 식습관이 필요하다. 적정 체중을 유지하고 매일 중등도 강도로 30분 정도 운동을 하는 것이 바람직하다.

② 1단계 고혈압

수축기 혈압이 140mmHg 이상 또는 이완기 혈압(최저혈압)이 90mmHg 이상라면 1단계 고혈압으로 진단한다. 물론 수축기와 이완기 혈압 둘 다 이 범위에 속해도 1단계 고혈압이다. 이 단계부터는 약물요법과 함께 건강한 생활습관 교정이 이루어져야 한다.

③ 2단계 고혈압

수축기 혈압이 160mmHg 또는 그 이상이거나 이완기 혈압이 100mmHg 또는 이를 넘는 경우(두 숫자 모두 이 범위를 넘겨도) 2단계 고혈압으로 진단한다. 이 단계에서는 최대한 빨리 고혈압으로 인한 합병증 발생을 막거나 늦추는 것이 중요하므로 즉시 약물치료를 하여야 한다.

④ 고립성 수축기 고혈압

최고 혈압(수축기 혈압)만 증가된 경우가 있는데, 이를 고립성 수축기 고혈압이라 한다. 60세 이상에서 많이 발생하며 고혈압 약물복용을 통한 조절이 중요하다.

(5) 고혈압의 비약물적 치료

금연, 절주, 식이요법, 규칙적인 운동 등 비약물적 치료법은 고혈압의 치료를 위해 필수적으로 수행되어야 한다. 전단계 고혈압이나 정상혈압을 가진 성인 모두에게도 고혈압의 예방을 위해 추천되고 있다.

① 체중감소

비만은 그렇지 않은 사람에 비해 고혈압의 위험이 약 5배 가량 높고, 체지방이 10% 증가하면 수축기 혈압은 6mmHg, 이완기 혈압은 4mmHg 정도가 높아지는 것으로 알려져 있다. 따라서 비만한 사람이 본인 체중의 10%를 줄이면 혈압은 5~20mmHg까지 감소할 수 있다.

② 운동요법

운동은 주 3회, 한 번 시행 시 30분 정도의 속보 운동이 추천된다. 운동요법을 규칙적으로 시행할 경우 비록 체중이 감소되지 않더라도 운동 그 자체로 인해 수축기 및 이완기 혈압이 각각 5mmHg 정도 하강하는 효과를 얻을 수 있다. 운동 전 충분히 준비운동을 하고, 운동 후에도 가볍게 정리 운동을 해야 한다. 운동 강도는 점진적으로 높이도록 한다.

③ 식이요법

㉠ 저염식

소금 섭취를 감소시키는 자체만으로도 어느 정도의 혈압강하 효과를 기대할 수 있다. 우리나라의 경우 싱겁게 먹는 사람의 경우도 하루 15g의 소금을 섭취하기 때문에 저염식을 제대로 시행하는 것은 매우 어려울 수 있지만, 국이나 찌개류 먹는 것을 줄이고 싱겁게 먹도록 한다.

㉡ 칼륨 및 칼슘 섭취

칼륨과 칼슘을 섭취하는 것이 혈압 강하에 도움이 된다. 그러나 신장기능이 나쁜 사람의 경우는 고칼륨 혈증 등 치명적인 부작용이 생길 수 있으므로 반드시 의사와 상의하여 결정하도록 한다.

④ 기타 건강습관

㉠ 금연

흡연 시 수축기 혈압은 4.8mmHg, 이완기 혈압은 3.9mmHg 정도 상승하며, 이러한 효과는 노인에서 더 크게 나타난다. 이처럼 흡연은 혈압을 직접적으로 상승시킬 뿐 아니라 동맥경화를 촉진시켜 관상동맥질환이나 뇌혈관질환, 말초혈관질환의 위험을 크게 증가시킨다. 그러므로 고혈압이 있는 사람은 반드시 금연해야 한다.

㉡ 절주

음주는 음주 당시에는 혈압을 다소 감소시키지만 그 직후 및 만성적으로 혈압을 상승시키는 효과가 있다. 성인 남성에서 허용되는 알코올 섭취량은 하루 28g 이내로 소주(50cc) 또는 맥주(350cc) 2잔에 해당한다. 음주는 1주에 2회 이내로 하는 것이 바람직하다.

㉢ 스트레스 관리

성인 고혈압의 상당 부분은 스트레스와 관련이 있다. 스트레스가 심할 경우 교감신경이 항진되면서 혈압이 상승된다. 간단한 스트레칭, 이완요법과 10분 이내의 명상법은 스트레스를 줄이는데 도움이 된다.

(6) 고혈압의 약물치료

장기적으로 생활습관을 교정하는 것이 혈압조정에 가장 중요하다. 그러나 사람들은 연령의 증가에 따라 동맥의 탄력성이 떨어지고, 석회화가 생기는 동맥경화가 발생하게 된다. 이러한 이유로 고혈압 환자들은 생활습관 교정만으로는 충분히 혈압을 떨어뜨릴 수가 없으며, 혈압을 소설하기 위해 약물치료를 필요로 한다. 고혈압은 혈압이 상승해도 증상이 나타나지 않는 경우가 많아 뇌졸중이나 뇌출혈, 동맥경화, 심근경색 등 합병증이 발생한 후 알게 되기 때문에 주기적으로 혈압을 측정하고 고혈압으로 진단되면 반드시 약물복용을 병행해야 한다. 고혈압약 복용 시 혈압이 정상으로 측정되었다고 임의로 약물복용을 중단하면 다시 혈압이 상승하기 때문에 위험하다. 고혈압은 단기간 약물복용으로 완치되는 질환이 아니며 약물복용과 생활습관 교정으로 합병증이 발생하지 않도록 정상 혈압으로 유지 및 관리하는 것이 중요하다.

2) 당뇨병

(1) 개념

당뇨병은 신체 내에서 혈당조절에 필요한 인슐린이 부족하거나 인슐린 수용체의 기능 장애로 인해 발생된 고혈당을 특징으로 하는 대사성 질환이다. 포도당은 우리 몸이 사용하는 가장 기본적인 에너지원으로 혈액 속의 포도당 농도를 혈당이라고 하며, 혈당은 췌장에서 생산되는 인슐린(insulin)과 글루카곤(glucagon)으로 일정한 수준으로 유지된다. 인슐린은 혈당을 낮추는 역할을 하고, 글루카곤은 혈당을 높이는 역할을 한다. 인슐린 분비가 부족하면 포도당이 에너지원으로 사용되지 못하고 혈액 속을 떠다니다가 고농도의 당이 소변으로 배출된다. 당뇨병이 오래 지속되면 혈관이 좁아지거나 막혀서 신체 각 기관의 손상과 기능 부전을 초래하게 되는데, 만성 고혈당은 망막, 신장, 신경에 나타나는 미세혈관 합병증과 동맥경화, 심혈관, 뇌혈관질환과 같은 거대 혈관 합병증을 유발시킨다.

(2) 당뇨병 진단기준

당뇨병 검사는 8시간 금식 후 공복 시 1회 그리고 식후 2시간 후 2회 혈액를 채취하여 실시한다. 공복 시 혈당이 100mg/dL 미만, 식후 2시간 혈당이 139mg/dL 미만일 때 정상이다. 당뇨병 전단계는 혈당수치가 정상보다 높지만 당뇨병의 진단기준에는 못 미치는 상태이며, 크게 공복혈당장애와 내당능장애로 구분된다. 공복혈당장애는 8시간 금식 후 혈당을 측정하여 혈당이 정상범위보다는 높지만 당뇨병 진단기준 보다는 낮은 상태(100~125mg/dL)이며, 내당능장애는 금식 후에 경구로 포도당을 섭취하고 2시간 후 혈당이 정상범위보다는 높지만 당뇨병 진단 기준보다는 낮은 상태(140~100mg/dL)를 말한다.

당뇨병의 진단기준은 식사 시간에 관계없이 측정한 혈당이 200mg/dL 이상, 8시간 공복 상태에서 측정한 공복 혈당이 126mg/dL 이상, 경구당부하검사에서 75gm의 포도당을 섭취한 뒤 2시간 후 측정한 혈당이 200mg/dL 이상, 이 조건 중에서 어느 한 조건만 만족하면 당뇨병으로 진단할 수 있다. 그러나 명백한 고혈당의 증상이나 급성대사이상이 있는 경우를 제외하고는 다른 날에 반복 검사를 시행하여 두 번 이상 진단기준을 만족할 때 당뇨병으로 진단한다.

[표 10-6] 당뇨병 진단기준

공복혈당(mg/dL)	식후 2시간 혈당(mg/dL)	진단
126 이상	200 이상	당뇨병
100~125 미만	140~199 미만	내당능 장애
99 이하	139 이하	정상

(3) 당뇨병 전단계의 관리 방법

고혈당은 혈당치가 비정상적으로 높은 상태를 말한다. 정상인 경우에도 식사 후에는 일시적으로 혈당이 상승할 수 있다. 그런데 정상적으로 허용되는 범위를 벗어난 혈당치의 증가는 당뇨병이 있거나 당뇨병으로 진행될 가능성이 있다. 당뇨병 전단계는 혈당수치가 정상보다 높지만 당뇨병의 진단기준에는 못 미치는 상태이며, 공복혈당장애와 내당능장애로 구분된다. 정상혈당인 사람이 당뇨병에 걸릴 위험은 1년에 약 0.7%이지만, 공복혈당장애나 내당능장애가 있는 사람은 5~10%로 높다. 당뇨병 전단계는 당뇨병으로 이행될 가능성이 정상인보다 10배 높으며, 심혈관계 질환의 발생 가능성도 2배 정도 높다. 공복혈당장애 또는 내당능장애가 있는 경우에는 5~10%의 체중 감량과 적어도 주당 150분 정도의 중등도 운동과 같은 생활습관이 필요하다.

(4) 당뇨병 증상

혈당이 높아지면 소변으로 당이 빠져나가게 되는데, 이때 포도당이 다량의 물을 끌고 나가기 때문에 소변량이 증가한다. 따라서 몸 안의 수분이 부족해져서 갈증이 심해지고 물을 많이 마시게 된다. 또한, 포도당이 에너지로 이용되지 못하고 소변으로 배출되어 공복감은 심해지고 많이 먹어도 체중이 감소하고 피로감이 증가한다. 당뇨병의 대표적인 3대 증상은 다음, 다식, 다뇨이며 이외에도 여러 증상이 있다. 대부분 당뇨병은 증상이 나타나지만 특별한 증상이 없는 경우도 있어서 자신이 당뇨병인지 모르고 지내다가 뒤늦게 진단받는 경우도 있다.

(5) 당뇨병 종류

당뇨병은 병태 생리적, 임상적 특징에 따라 분류되며, 대부분의 경우는 제1형 당뇨병과 제2형 당뇨병에 속하고 그외 기타 당뇨병, 임신성 당뇨병 등이 있다.

① 제1형 당뇨병

우리나라 당뇨병의 2% 미만을 차지하며, 주로 소아에서 발생하나 성인에서도 발생할 수 있다. 심하게 급성 발병을 일으킨 후에 다음, 다뇨, 체중감소 등과 같은 증상들이 나타나며, 인슐린 결핍으로 케톤산증이 일어난다. 고혈당의 조절 및 케톤산증에 의한 사망을 방지하기 위해 인슐린 치료가 반드시 필요하다.

② 제2형 당뇨병

우리나라 당뇨병의 대부분을 차지하며 40세 이후에 많이 발생하고 50% 이상의 환자가 과체중 또는 비만증을 가지고 있다. 고단백, 고지방 등 칼로리 과잉섭취, 운동량 감소, 스트레스 증가에 노출되면 인슐린의 성능이 떨어져서 당뇨병이 나타난다. 제1형 당뇨병에 비해 임상증상이 뚜렷하지 않고 당뇨병의 가족력 경향이 있다. 초기에 식사와 운동요법에 의하여 체중을 감량하고 근육을 키우면 호전되는 경우가 많다.

③ 기타 당뇨병

췌장질환, 내분비질환, 특정한 약물, 화학물질, 인슐린 혹은 인슐린 수용체 이상, 유전적 증후군에 의해 2차적으로 당뇨병이 유발되는 경우가 있다.

④ 임신성 당뇨병

임신성 당뇨병은 임신 중 처음 발견되었거나 임신의 시작과 동시에 생긴 당조절 이상을 말하며, 임신 전 진단된 당뇨병과는 구분된다. 임산부의 2~3%가 발병하며, 대부분은 출산 후 정상이 된다. 그러나 임신 중에는 혈당 조절의 정도가 정상범위를 벗어나는 경우 태아 사망률 및 선천성 기형의 비율이 높아지기 때문에 주의가 필요하다. 당뇨병의 가족력이 있거나 거대아, 기형아, 사산아를 출산한 분만력이 있는 경우, 산모가 비만한 경우, 고혈압이 있거나 요당이 나오는 경우는 보통 임신 24~28주에 간단한 임신성 당뇨병 검사를 받아야 한다.

(6) 당뇨병 관리 방법

① 자가혈당측정 방법

당뇨병 관리는 엄격한 혈당 조절을 통해 합병증의 발생과 진행을 억제하는 것이다. 자가혈당측정은 엄격한 혈당 관리를 위해 매우 중요하며, 인슐린을 사용하고 있는 환자들은 하루에 3~4차례 자가혈당측정을 하는 것이 원칙이다. 자가혈당측정 방법은 다음과 같다. 첫째, 측정 전 흐르는 물에 손을 비누로 깨끗이 씻고 건조한다. 손을 씻을 수 없을 경우에는 알코올 솜으로 채혈할 부위를 소독하고 완전히 건조시킨 후 측정한다. 둘째, 채혈할 손을 약 10~15초간 심장보다 아래쪽으로 내리고, 이쪽을 반대편 손으로 어깨에서부터 손가락 끝 쪽으로 쓸어내리면서 압박을 주어 손가락 끝에 피가 모이도록 한다. 셋째, 손가락의 가장자리를 채혈침으로 찔러 피가 충분히 나오도록 손끝을 살짝 누른다. 넷째, 시험지 반응 부위에 충분한 양의 혈액을 떨어뜨린다.

② 식이요법

식이요법은 당뇨병 치료에 기본으로 일차적인 목표는 혈당과 지질 농도, 혈압을 목표수준으로 유지하는 것이다. 과체중 또는 비만한 당뇨병 환자의 경우 체중조절만으로도 혈당이 정상화되는 경우가 많다. 체중 감량을 위해 단기간의 저 칼로리 식사가 효과적일 수 있으며, 비타민과 미네랄 등의 필수영양소의 적절한 섭취, 포화 지방산 섭취의 제한, 신체활동을 늘리도록 권고한다.

단백질 섭취 요구량은 일반인들과 차이가 없으며 전체 칼로리 섭취량에 약 10~20%가 되도록 한다. 과일에 많이 들어 있는 과당은 혈당을 적게 올리는 효과는 있지만 너무 많이 먹으면 콜레스테롤의 일종인 중성지방의 수치를 높일 수 있기 때문에 적당량만 먹어야 한다. 섬유소는 하루 20~35g을 섭취하는 것이 좋으며, 수용성 섬유소는 당의 흡수를 억제시켜 주므로 혈당 조절에 도움이 되고 혈중 지질 농도를 개선시키는 효과가 있다.

③ 운동요법

운동은 인슐린 감수성을 증가시켜 혈당을 낮추고, 제2형 당뇨병 위험 집단에서 당뇨병의 발생을 낮춘다. 운동의 효과는 1~3일간 지속되므로 최소한 2~3일마다 하는 것이 좋은데, 1일에 30~40분간 1주일에 150분 정도가 되도록 한다. 환자는 저혈당을 대비하여 사탕, 초콜릿 등을 준비하는 것이 좋다. 운동 전 혈당이 100mg/dL 이하로 너무 낮으면 탄수화물이 포함된 간식을 미리 먹도록 하고, 탈수에 빠지지 않도록 수분을 섭취해야 한다.

규칙적인 운동은 제1형 당뇨병에서도 필요하고, 이로운 점이 많지만 간혹 호르몬에 의한 조절기선이 소실되면 문제가 발생되기도 한다. 평소 인슐린 치료를 잘 받지 않아 인슐린 농도가 매우 낮은 상태에서 운동을 하면 혈당이 급격히 높아져 케토산증을 유발할 수 있고, 반대로 체외 인슐린 공급이 과다한 상태에서 운동을 하면 저혈당이 발생할 수도 있다. 또한 증식성 당뇨병성 망막질환이 있는 환자는 과도하게 힘을 쓰는 운동을 하면 출혈이나 망막박리가 일어날 수 있으므로 주의해야 한다. 신장병증이 있는 경우 운동 능력이 떨어지는 경우가 많아서 지나치게 격렬한 운동은 피하는 것이 좋다. 그리고 당뇨병성 말초신경병증이 있는 환자들은 발에 대한 보호 능력이 떨어지므로 체중 부하 운동은 피해야 한다.

④ 약물요법

경한 당뇨병이 아닌 경우 생활습관 개선만으로 혈당이 정상화되기는 어렵다. 따라서 식이요법, 운동요법과 더불어 약물치료를 병행한다. 제2형 당뇨병 치료는 보통은 진단 시점에서 경구혈당강하제를 사용한다. 당화혈색소가 8.5% 이상으로 높거나 경구혈당강하제로 혈당조절이 안되면 인슐린을 병용한다. 당뇨병은 혈액 속에 고농도의 혈당에 의해 혈관질환을 유발하기 때문에 당뇨병 환자의 경우 고혈압이나 지질대사이상이 나타나는 경우가 많다. 고혈압은 신장 및 심혈관질환 등 합병증으로의 진행을 촉진시키기 때문에 혈압을 측정하여 필요한 경우에 약물요법을 함께 고려하여야 한다.

3) 이상지질혈증

(1) 개념

이상지질혈증은 흔히 고지혈증이라고도 한다. 지방대사의 조절 이상으로 혈액 속에 콜레스테롤 및 지방질 성분이 많이 있는 질환을 말한다. 이상지질혈증은 콜레스테롤과 중성지방 등의 지질의 상승, 고밀도지단백 콜레스테롤(HDL cholesterol)이 감소한 상태를 말한다. 장기간 이상지질혈증이 지속되면 콜레스테롤이 동맥 벽에 침착되어 혈관 내경이 좁아져 혈액이 원활하게 흐르지 못하는 상태인 동맥경화를 일으킬 수 있으며, 동맥경화증이 생기면 협심증, 심근경색과 같은 심혈관 질환과 중풍, 뇌졸중, 뇌경색과 같은 뇌혈관 질환 등 각종 혈관질환의 유발 가능성이 증가한다. 이상지질혈증을 발견하기 위해서는 정기적인 건강검진을 통한 혈액검사 확인이 필수적이다.

혈액 속에 들어있는 지방질은 크게 4가지 종류(총콜레스테롤, 저밀도지단백 콜레스테롤, 고밀도지단백 콜레스테롤, 중성지방)로 나누어진다. 저밀도지단백 콜레스테롤(LDL cholesterol)은 혈관 벽에 쌓여 심혈관질환과 뇌혈관질환을 일으키는 동맥경화를 유발하기 때문에 나쁜 콜레스테롤이고, 고밀도지단백 콜레스테롤은 혈관 벽에 쌓인 콜레스테롤을 간으로 운반하는 역할을 하므로 동맥경화를 예방하는 효과가 있어 좋은 콜레스테롤이다. 중성지방은 음식으로 섭취된 과잉에너지를 저장하기 위해 생성된 것으로 평상시에는 지방세포에 저장되어 있다가 필요시에 방출되어 에너지원으로 사용된다.

(2) 이상지질혈증 진단기준

이상지질혈증은 증상이 없기 때문에 성인은 공복 후에 혈청지질검사(총콜레스테롤, 중성지방, 고밀도지단백 콜레스테롤, 저밀도지단백 콜레스테롤)를 적어도 5년에 1회 이상 측정하는 것이 바람직하다. 이상지질혈증은 혈액검사로만 알 수 있다. 이상지질혈증 검사를 제대로 하려면 최소한 12시간 이상 금식해야 한다. 이상지질혈증 검사를 간단하게 하는 경우에는 보통 총콜레스테롤만을 측정한다. 혈액 속에 들어있는 콜레스테롤은 크게 저밀도지단백과 고밀도지단백이라는 물질에 실려 돌아다니는데, 총콜레스테롤은 어떤 종류의 지단백 콜레스테롤인지 구별하지 않고 그 양을 잰 것이다.

[표 10-7] 총콜레스테롤 수치의 의미

총콜레스테롤 수치(mg/dL)	진단
< 200	정상
200~229	경계치
≥ 230	높음

그러나, 총콜레스테롤의 수치만 가지고 치료를 결정하지는 않는다. 검사에서 200mg/dL 이상의 수치가 나오면 혈액검사로 중성지방, 고밀도지단백 콜레스테롤, 저밀도지단백 콜레스테롤 수치를 추가로 측정해야 한다. 추가로 확인된 검사에서 치료 목표로 삼는 항목은 저밀도지단백 콜레스테롤이다. 저밀도지단백 콜레스테롤은 최소한 130mg/dL보다 낮아야 한다.

[표 10-8] 저밀도지단백 콜레스테롤 수치의 의미

저밀도지단백 콜레스테롤 수치(mg/dL)	신난
< 100	정상
100~129	정상
130~149	경계치
≥ 150	높음

고밀도지단백 콜레스테롤은 다른 이상지질혈증 수치와 달리 높을수록 좋다. 40mg/dL보다 적은 수치를 나타내면 심혈관질환의 위험이 증가하고, 60mg/dL보다 높으면 그 반대로 심혈관질환의 위험이 감소한다. 중성지방은 150~199mg/dL이면 주의를 해야 하는 수치이고, 200mg/dL이면 치료가 필요할 수 있다.

[표 10-9] 고밀도지단백 콜레스테롤 수치의 의미

고밀도지단백 콜레스테롤 수치(mg/dL)	진단
≥ 60	높음
< 40	낮음

[표 10-10] 중성지방 수치의 의미

중성지방 수치(mg/dL)	진단
< 150	정상
150~199	경계치
≥ 200	높음

(3) 이상지질혈증의 관리 방법

이상지질혈증의 진단은 앞에서 설명한 기준을 적용하게 되는데, 해당 수치를 넘어선다고 해서 바로 약물치료를 시작하는 것은 아니다. 콜레스테롤을 떨어뜨리기 위한 방법은 크게 두 가지로 구성된다. 첫째, 비약물요법으로 생활습관개선이다. 생활습관개선은 콜레스테롤을 낮추어 주는 식이요법, 운동, 체중관리, 금연 등이다. 생활습관개선은 저밀도지단백 콜레스테롤 수치가 조절목표보다 높은 사람은 반드시 실천해야 한다. 둘째, 약물요법이다. 생활습관개선을 하고도 조절목표에 도달하지 않는 경우에 약을 사용하게 되는데, 이때 생활습관개선은 포기하는 것이 아니라 약물치료와 함께 실천해야 한다.

(4) 식이요법

이상지질혈증 관리의 기본은 식이요법이다. 식이요법의 목표는 포화지방과 콜레스테롤 섭취를 줄이고 적절한 체중을 유지할 수 있도록 섭취하는 열량을 조절하는 것이다. 포화지방을 전체 칼로리의 10%로 할 경우 총콜레스테롤은 평균 5~7% 떨어지며, 7% 미만으로 줄이면 추가로 3~7% 더 줄일 수 있다. 콜레스테롤 수치가 높은 사람은 포화지방이나 콜레스테롤을 더 많이 섭취하는 경향이 있기 때문에, 이들에 대한 관심이 필요하다.

① 포화지방

포화지방은 저밀도지단백 콜레스테롤양을 증가시키므로 이상지질혈증 식이요법에서 가장 먼저 줄여야 할 항목이다. 콜레스테롤양을 증가시키는 포화지방은 쇠고기, 돼지고기 등 육류와 버터 등의 동물성 지방, 팜유와 코코넛기름과 같은 식물성 기름에 많이 들어 있다. 팜유는 야자열매에서 짠 기름으로 라면, 과자, 아이스크림, 초콜릿 등의 식품에 주로 함유되어 있으며, 식물성 기름을 원료로 하는 마가린이나 빵, 과자 등을 만들 때 바삭바삭하고 고소한 맛을 내기 위해 사용되는 쇼트닝에는 트랜스 지방(trans fatty acid)이 많이 들어 있다. 트랜스 지방은 저밀도지단백 콜레스테롤양을 증가시키고, 고밀도지단백 콜레스테롤양을 감소시킨다. 따라서 트랜스 지방이 많이 함유된 음식은 가능한 적게 섭취하는 것이 좋다.

② 콜레스테롤

세계보건기구에서는 하루 콜레스테롤 섭취를 300mg 미만 또는 1000 칼로리 당 100mg 미만으로 제한하고 있다. 콜레스테롤은 육류와 생선류에 비슷한 양이 들어 있지만, 육류에는 포화지방이 함께 들어 있기 때문에 제한할 필요가 있다. 새우, 조개 등 갑각류에는 콜레스테롤이 많이 포함되어 있지만, 포화지방이 적기 때문에 너무 많이 섭취하지만 않으면 허용될 수 있다. 그러나 계란 노른자와 간은 제한하는 것이 좋다.

③ 식품 선택 방법

식사는 콩 등의 곡류, 채소와 과일, 유제품, 고기와 생선 등 모든 종류의 식품을 다양하게 골고루 먹는 것이 좋다. 콜레스테롤 양을 감소시키는 식사라고 해서 고기나 생선, 유제품을 완전히 빼고 섭취할 필요는 없다. 일반적으로 유제품과 육가공품은 저지방 제품을 선택하고, 고기는 눈에 보이는 기름을 제거한 살코기를 사용하도록 한다. 닭고기, 칠면조, 오리 등의 가금류는 껍질이나 껍질 아래의 지방층을 제거한 후 먹도록 한다. 생선은 콜레스테롤이 들어 있기는 하지만, 포화지방이 적고 불포화지방이 들어 있으므로 자주 섭취해도 좋다.

(5) 운동요법

규칙적인 운동은 저밀도지단백 콜레스테롤 수치를 낮출 뿐만 아니라, 몸에 이로운 고밀도지단백 콜레스테롤 수치를 증가시키며, 체중도 줄여준다. 유산소운동을 매일 30분씩 규칙적으로 하는 것이 필요하다. 유산소운동 종류에는 빨리 걷기(1시간에 6km 정도 갈 수 있는 속도), 조깅, 걷기와 달리기 번갈아 하기, 수영, 자전거 타기, 노젓기 운동, 에어로빅 댄스, 미용체조, 줄넘기, 테니스, 스키 등이 있다.

3. 건강검진

1) 건강검진의 의미

건강검진은 질병이 있는지 조기에 판단하기 위해서 실시되는 2차 예방으로 일정한 선택 기준에 따른 검사항목으로 구성되어 있다. 모든 검사항목이 포함된 것은 아니며, 검진결과는 현재의 건강상태를 반영할 뿐이지 건강검진 이후 질병발생까지 예측할 수는 없다. 우리나라는 건강검진기본법에서 국가건강검진 체계[3]를 제시하고 있는데. 국가건강검진은 건강상태확인과 질병예방 및 조기발견의 목적으로 검진기관을 통해 진찰 및 상담, 이학적 검사, 진단검사, 병리검사, 영상의학 검사 등을 수행하는 선별검사와 사후관리이다. 선별검사(screening test)는 질병증상이 없는 사람들을 대상으로 질병 및 위험요인을 가지고 있을 가능성이 큰 사람들을 구분하기 위해 실시하는 검사이며, 사후관리(follow-up procedure)는 질병의 선별검사 결과 추가적인 조치가 필요한 사람들을 대상으로 확진, 치료, 교육상담 등을 연계하는 추가적인 개입조치를 의미한다.

건강검진의 실시목적은 심근경색, 뇌졸중, 협심증 등 심뇌혈관 질환예방과 5대 암 조기발견과 치료를 통해 국민건강 수준 및 삶의 질 향상을 위해 실시하며, 영유아 검진에서 생애전환기 진단까지 생애주기별 맞춤형 건강서비스 제공을 통해 국민들의 만족도를 높이기 위해 실시한다. 건강검진 검사비용은 검진항목별 요양급여비용을 반영하고 일반검진, 영유아 검진은 국민건강보험공단에서 전액부담하며, 암 검진의 경우에는 건강보험공단 90%, 수검자 10% 부담을 원칙으로 실시하고 있으며, 자궁경부암은 건강보험공단에서 전액 부담하고 있다. 또한 국가

---

3) 국가건강검진에 해당하는 것은 「모자보건법」에 따른 영유아에 대한 건강검진, 「영유아보육법」에 따른 영유아에 대한 건강검진, 「학교보건법」에 따른 초·중·고등학교 학생의 건강검사, 「청소년복지지원법」에 따른 청소년 건강진단, 「국민건강보험법」에 따른 건강검진, 「산업안전보건법」에 따른 일반건강진단, 「의료급여법」에 따른 건강검진, 「암관리법」에 따른 암검진, 「노인복지법」에 따른 건강진단, 그 밖에 보건복지부령으로 정하는 건강검진 등이다.

암대상자는 수검자 부담액 10%를 국가와 지방자치단체에서 부담하고 있다.

건강검진 항목 선정원칙은 중요한 건강문제로 조기에 발견하여 치료가 가능한 질병이어야 한다. 이때 질병을 조기에 진단할 수 있는 정확한 선별검사방법과 검사주기가 존재하고 조기 발견에 따른 근거 있는 치료 및 관리방법이 있어야 한다. 검진방법이 수용성이 있어야 하고 수검자가 쉽게 받아들일 수 있는 방법으로 인프라[검진기관, 시설, 장비, 인력(임상병리사, 방사선사 등]가 구축되어 있는 곳에서 실시해야 한다.

2) 건강검진 종류

건강검진의 종류는 일반건강검진, 암검진, 영유아 건강검진이 있으며 해당하는 연령을 기준으로 수검대상자가 분류된다.

(1) 일반건강검진

일반건강검진은 고혈압, 당뇨병, 신장질환, 이상지질혈증 등 생활습관과 관련된 질환의 조기발견과 치료, 생활습관을 개선하기 위해서 실시한다. 일반건강검진은 국가건강검진으로 불려진다. 일반건강검진 대상자는 지역세대주, 직장가입자, 만 20세 이상 세대원과 피부양자, 만 19세~64세 의료급여수급권자이다. 일반건강검진 주기는 2년마다 출생년도에 따라 짝·홀수년도를 구분하여 실시하는데, 2026년 경우에는 짝수년도 출생자를 대상으로 실시한다. 다만, 직장가입자 중에서 비사무직으로 등록된 경우에는 매년 실시한다. 일반건강검진 결과 고혈압·당뇨병 질환의심자는 일반건강검진 결과표와 신분증을 지참하고 가까운 병·의원에서 확진검사 및 진료를 실시한다. 일반건강검진의 해당되는 검진비는 국민건강보험공단에서 전액 부담한다. 만 40세 및 66세 대상자에게 실시되던 생애전환기 건강검진은 2018년 일반건강검진으로 통합되었다.

(2) 암검진

암검진은 국내 발병률이 높고 조기 진단하여 치료할 수 있는 5대 암(위암, 대장암, 간암, 유방암, 자궁경부암)에 대하여 실시한다. 암검진은 일반적으로 신체적 이상이나 증상이 없고 스스로 건강하다고 생각될 때 검사를 받아 병을 조기에 발견하여 치료하려는 것이다. 검진을 통하여 암을 조기에 발견하여 치료하면 완치율을 높일 수 있기 때문이다.

암검진은 증상이 없는 사람들을 대상으로 진찰, 검사 또는 여러 가지 시술 등을 통하여 인지하지 못한 암이나 전암병변(precancerous lesion)이 있는지 확인하여 확률적으로 암 발생의 위험이 높은 사람을 찾아내는 것이며, 암을 확실하게 진단하기 위한 보다 정밀한 확진 검사와는 구분된다. 암검진에서 암 의심 또는 치료대상으로 판정 받은 경우에는 반드시 암 판정을 받기 위한 추가적인 검사가 필요하다.

위암검진은 2년마다 위내시경 검사 또는 위장조영검사 중 원하는 한 가지 방법으로 선택하여 검진가능하다. 간암검진은 만 40세 이상 고위험군에서 6개월마다 초음파 검사와 혈청알파태아단백 검사(혈액검사)를 실시한다. 대장암검진은 만 50세 이상에서 1년마다 분변잠혈검사(대변검사)를 통해 진행하고 소견이 있을 경우에는 대장내시경 또는 대장이중조영검사를 실시한다. 유방암검진은 만 40세 이상 여성에서 2년마다 실시하며 유방촬영검사(촉진권장)는 유방질환의 진단에 있어 무증상 조기유방암을 발견하는 가장 필수 기본적인 방법이다. 자궁경부암검진은 만 20세 이상 여성을 대상으로 2년마다 자궁경부세포검사를 실시한다.

(3) 영유아 건강검진

영유아의 건강을 관리하기 위하여 6세 이하(71개월까지) 모든 영유아를 대상으로 건강검진제도를 만들어 2007년 11월 15일부터 시행하고 있다. 60개월 이하(5세) 대상이었지만 2012년 4월 1일부터 71개월 이하(6세)로 확대시행 되었다. 국민건강보험공단에서 실시하는 영유아 건강검진은 영유아의 가장 중요한 건강문제인 성장·발달 사항을 평가하는 것에 중점을 두고 있다. 영유아 건강검진은 검진시기별로 12차례(구강검진 4회 포함) 받을 수 있으며, 개인이 부담하는 비용은 전혀 없다.

[표 10-11] 영유아 건강검진 시기 및 검진항목

횟수	시기	문진/진찰	신체계측	발달평가/상담	구강검진	보건교육						
						안전사고예방	영양	수면	구강	개인위생	취학준비	간접흡연
1차	14~35일	○	○			○	○	○				
2차	4~6개월	○	○			○	○	○				
3차	9~12개월	○	○	○		○	○		○			
4차	18~24개월	○	○	○	○	○	○					
5차	30~36개월	○	○	○	○	○	○					
6차	42~48개월	○	○	○	○	○	○			○		
7차	54~60개월	○	○	○	○	○	○				○	
8차	66~71개월	○	○	○		○	○					○

제 11 장

생활터 영역별 보건교육

1. 지역사회 보건교육
   1) 지역사회 보건교육의 이해
   2) 지역사회 보건교육의 접근방법
   3) 지역사회 보건교육의 실행
   4) 보건교육 활동을 위한 지역사회 참여 및 자원 활용

2. 학교 보건교육
   1) 학교 보건교육의 이해
   2) 학교 보건교육의 내용
   3) 학교 건강증진

3. 산업장 보건교육
   1) 산업장 보건교육의 이해
   2) 산업장 보건교육의 종류와 내용
   3) 산업장 건강증진

4. 의료기관 보건교육
   1) 의료기관 보건교육의 이해
   2) 의료기관 보건교육의 방법
   3) 병원 건강증진
   4) 병원 건강증진의 경험

HEALTH EDUCATION

1. 지역사회 보건교육

1) 지역사회 보건교육의 이해

(1) 지역사회의 개념

지역사회(community)는 지리적 경계 또는 공동가치와 관심에 의해서 구분되는 인구집단이다. 이들은 서로 간에 상호작용하고, 특정한 사회구조 내에서 기능하여 규범, 가치, 사회제도를 창출한다. 지역사회는 일상생활을 영위하는 사회적 단위로 구성원들은 그 사회의 여러 가지 공동이익을 위하여 서로 협조하고 노력하게 된다. 그런데, 지역사회는 구성원들이 단순히 일정한 지역에 함께 거주하는 것 이상의 의미를 갖는다. 지리적으로 근접해 생활하면서 사회구조와 사회적 기능을 발전시키게 되고, 이 과정에서 구성원들은 상호작용을 통해 서로의 생활과 행동에 영향을 미치게 된다. 지역사회는 일정한 유형의 결속관계를 이루고 있는 인구집단, 서로 상호작용을 맺고 있는 인구집단, 공통의 관심에 공동으로 기능하고 있는 인구집단이라고 할 수 있다.

보건학적 관점에서 지역사회의 범위는 행정단위로서 1개 도시만을 생각할 수는 없고, 도시 주변의 여러 마을을 합쳐서 하나의 지역사회로 고려하게 된다. 보건학에서 지역사회에 관심을 갖는 이유는 개인 또는 인구집단의 건강수준은 그들이 소속된 지역사회의 사회적, 물리적 환경으로부터 큰 영향을 받기 때문이다. 따라서 보건교육이 지역사회를 대상으로 추진될 때에는 지역사회에 소속된 개인(주민)에 대한 접근보다는 지역사회 전체에 대한 사회·환경적 접근이 먼저 고려되어야 한다.

(2) 지역사회 보건교육의 의미

지역사회를 대상으로 추진되는 보건사업의 대부분은 보건교육과 관련된다. 특히 최근에는 보건교육의 범위가 집단교육, 건강상담, 홍보, 캠페인 등에서 역량강화[1](empowerment)로 확대됨에 따라 지역사회 보건교육과 지역사회 보건사업이 혼용되어 사용되고 있다.

지역사회 보건교육은 지역사회를 대상으로 이루어지는 활동이다. 지역사회 보건교육이 관심

1) 역량강화는 개인 또는 인구집단이 강점을 향상시키고, 스스로 의사결정하고 선택하는 환경으로 재구성할 수 있도록 돕는 과정이다.

을 갖는 일차적인 대상은 지역사회 인구집단이다. 이 인구집단은 추상적인 존재가 아니라 지역사회에 대한 소속감과 주민으로서의 연대의식을 가지고 있는 구체적인 대상이다. 따라서 지역사회 보건교육에서 말하는 지역사회에는 구성원인 사람뿐만 아니라 일정한 지리적 영역, 생태계, 공동체 의식이 포함된다. 지역사회 보건교육이 전체로서의 지역사회에 관심을 갖는 것은 지역사회의 구성요소는 주민들의 건강에 영향을 미치는 요인일 뿐만 아니라 건강문제를 해결하는데 필요한 자원이기 때문이다. 지역사회 보건교육은 인구집단의 건강에 영향을 미치는 지역사회 환경을 개선하려는 지역사회개발 운동과 관련된다. 이에 따라 개인에 대한 건강서비스 제공뿐만 아니라 구성원들의 건강과 관련된 사회적, 물리적 환경을 건강 친화적으로 개선하기 위해서 지역사회 자원을 활용하려고 노력한다.

(3) 지역사회 보건교육의 목적

지역사회 보건교육의 목적은 모든 주민들이 건강에 도움이 되는 활동을 스스로 실천할 수 있도록 지원하는 것이다. 지역사회 보건교육은 지역사회 구성원들이 개인 또는 지역사회의 건강문제를 스스로 해결할 수 있도록 지원하는 계획된 활동이라고 할 수 있다.

지역사회 보건교육의 구체적 목적을 정리하면, 첫째, 지역사회 구성원들이 건강을 유지·증진하는데 필요한 능력과 기술(skill)을 갖는다. 둘째, 지역사회의 사회적, 물리적 환경을 건강 친화적으로 개선한다. 셋째, 주민참여를 통하여 지역사회 건강문제를 해결한다.

(4) 지역사회 보건교육의 기본 원칙

앞에서 설명한 것처럼, 지역사회 보건교육은 지역사회를 대상으로 하기 때문에 개입 대상은 개인이 아니라 사회체계가 된다. 따라서 보건교육을 계획하는 과정에서 해당 지역사회의 사회적, 물리적 환경과 지역사회 자원에 대한 사정(또는 진단)을 충실히 진행하여야 한다. 왜냐하면, 지역사회의 특성에 따라 보건교육 개입의 내용, 방법, 절차가 달라질 수 있기 때문이다. 그럼에도 불구하고, 지역사회 보건교육에서 공통적으로 고려되어야 할 기본 원칙이 있다.

첫째, 지역사회 중심성이다. 지역사회 보건교육은 주민의 요구와 건강문제에 적합하도록 계획되고 실행되어야 한다.

둘째, 주민의 자주성이다. 지역사회 건강문제의 해결 주체는 주민(개인·가족·지역사회)이며, 모든 주민들이 자발적인 참여를 통해서 건강문제를 해결하도록 한다.

셋째, 효율성이다. 지역사회의 건강문제를 해결하는데 필요한 자원은 항상 부족하기 때문에 자원을 효율적으로 활용하여 최대한의 결과를 얻을 수 있도록 노력해야 한다.

넷째, 종합성이다. 지역사회 보건교육은 주민들의 삶의 질을 향상하기 위한 여러 활동의 일부이기 때문에 보건 분야뿐만 아니라 타 부문과도 협력하여 종합적으로 진행해야 한다.

2) 지역사회 보건교육의 접근방법

지역사회 보건교육은 지역사회를 하나의 생활공간(settings)으로 간주하여, 그곳에서 보건교육을 실시하는 것이다. 다른 생활공간과 달리 지역사회가 갖는 특성을 고려하여 보건교육을 실시하게 된다. 특히 지역사회 보건교육에서 강조되는 방법은 교육적 접근, 사회·환경적 접근, 역량강화 접근이 있는데, 이 방법들은 상호배타적이지 않고 상호보완적이다. 따라서 세 가지 접근방법이 동시에 실시되어야 지역사회의 건강문제를 효과적으로 해결할 수 있다.

(1) 교육적 접근

교육적 접근은 개인의 특정한 행동변화에 초점을 둔다. 이 접근은 교육대상자에게 지식과 정보를 제공하여 필요한 기술을 개발하게 하는 것이다. 전통적으로 지역사회 보건교육은 집단교육으로 진행되었는데, 최근에는 다양한 보건교육매체의 등장으로 주민들은 개인적으로 건강정보를 획득할 수 있게 되었다. 또한, 보건소의 맞춤형 방문보건사업이 활성화되면서 담당자가 각 가정을 직접 방문하여 개인교육을 실시하고 있다.

교육적 접근은 대상자에 대한 직접교육과 대상자에 영향을 미치는 사람 또는 조직에 대한 간접교육을 통하여 진행된다. 교육대상자는 지역사회에 거주하는 미취학 어린이, 일반 성인, 노인 등으로 학교와 사업장의 교육대상자를 제외하기 때문에 여성과 노인이 다수를 차지하게 된다. 그런데, 학교와 산업장도 지역사회 보건교육의 대상자에게 접근하는 간접통로가 될 수 있다. 학교와 산업장에서 보건교육을 받은 사람들이 가정으로 돌아가 가족에게 영향을 미칠 수 있기 때문이다. 이것은 반대로 지역사회 보건교육에서 가정주부를 교육하여 학생과 근로자인 가족에게 파급효과도 기대할 수 있다.

(2) 사회 · 환경적 접근

사회·환경적 접근은 지역사회가 건강한 생활양식을 갖도록 건강 친화적 환경을 만드는 것이다. 지역사회 구성원들을 대상으로 접근하지 않고, 지역사회의 건강문제를 일으키는 건강위험요인에 대한 접근이다. 특히 건강의 사회·환경적 위험요인으로 볼 수 있는 사회적 지지의 결여, 고립, 낮은 자존감, 빈곤, 나쁜 물리적 환경, 빈곤 등의 해결에 관심을 갖는다. 사회·환경적 접근은 지역사회 건강수준에 영향을 미치는 사회적, 물리적 환경을 개선하려는 지역사회개발 운동과 관련된다.

(3) 역량강화 접근

역량강화 접근은 건강에 대한 지역사회 역량(community capacity)을 키우는 것이다. 지역사회 역량은 지역사회 수준에서 개인들 간의 응집성 있는 신뢰관계를 통해 공동체에 대한 스스로의 정체성을 형성하고 협동과 참여를 이끄는 힘을 말한다. 지역사회 역량은 개인의 건강행동은 자신이 속한 거주지와 사회적 맥락에 영향을 받기 때문에 지역사회 전체를 보건사업의 단위로 보아야 한다는 이론에 근거한다. 여기서 사회적 맥락의 핵심 부분은 사회자본(social capital)으로 설명된다. 지역사회에서 사회자본은 구성원들 간에 정체성의 공유, 원활한 의사소통, 상호 신뢰, 평등한 참여 등을 기반으로 구축된 결속과 통합을 의미한다. 사회자본은 구성원들의 인간관계, 사회적 관계에 내재된 무형의 것으로 신뢰와 참여에 의하여 지역사회를 하나로 묶어주는 역할을 한다. 지역사회 역량 개발의 목표는 모든 구성원들을 외부에서 지원되는 서비스의 수혜자가 아닌 지역사회 개발을 주도하는 사람들로 역할을 설정한다. 구성원들 간에 교류 및 협력할 수 있는 능력과 지역사회의 건강문제를 스스로 인식하고 해결할 수 있는 능력을 갖도록 한다.

3) 지역사회 보건교육의 실행

앞에서 설명한 것처럼, 지역사회 보건교육은 세 가지 접근방법으로 실행이 가능하다. 여기에서는 지역사회 보건교육 실행 사례로 금연과 운동을 살펴보았다.

(1) 금연

지역사회 보건교육으로 실시할 수 있는 금연사업을 세 가지 접근방법으로 나누어 보면 다음과 같다. 교육적 접근에는 금연교육·홍보 활동, 금연클리닉 상담, 지역사회 금연캠페인, 금연 포스터, 표어, 수기 공모, 유치원 흡연예방 교육 등이 있으며, 사회·환경적 접근에는 금연시설 지도 단속, 담배판매인업소 지도관리, 금연건물 지정, 금연거리 조성, 금연조례 제정 등이 있고, 역량강화 접근에는 지역사회 금연분위기 조성, 언론사나 시민단체 등과 연계 활동 등이 있다.

[표 11-1] 지역사회 보건교육 내용(금연)

영역	내용
교육적 접근	• 금연교육 · 홍보 활동 • 금연클리닉 상담 • 지역사회 금연캠페인 • 금연 포스터, 표어, 수기 공모 • 유치원 흡연예방 교육
사회 · 환경적 접근	• 금연시설 지도 단속 • 담배판매인업소 지도관리 • 금연건물 지정 • 금연거리 조성 • 금연조례 제정
역량강화 접근	• 지역사회 금연분위기 조성 • 언론사, 시민단체 등과 연계 활동

(2) 운동

지역사회 보건교육으로 실시할 수 있는 운동사업을 세 가지 접근방법으로 나누어 보면 다음과 같다. 교육적 접근에는 어린이 비만교실, 임산부 체조교실, 주민대상 교육·홍보, 운동실천 캠페인 등이 있으며, 사회·환경적 접근에는 걷기코스 개발, 운동시설 관리, 사회체육 및 운동시설 확보 등 환경조성 등이 있고, 역량강화 접근에는 운동에 대한 긍정적 분위기 조성, 운동 조직 후원 및 활성화, 운동단체 등과 연계 활동 등이 있다.

[표 11-2] 지역사회 보건교육 내용(운동)

영역	내용
교육적 접근	• 어린이 비만교실 • 임산부 체조교실 • 주민대상 교육 · 홍보 • 운동실천 캠페인
사회 · 환경적 접근	• 걷기코스 개발 • 운동시설 관리 • 사회체육 및 운동시설 확보 등 환경조성
역량강화 접근	• 운동에 대한 긍정적 분위기 조성 • 운동 조직 후원 및 활성화 • 운동단체 등과 연계 활동

4) 보건교육 활동을 위한 지역사회 참여 및 자원 활용[2)]

(1) 지역사회 참여

① 지역사회 참여의 의미

지역사회 참여(community participation)는 주민참여라고도 하는데, 보건교육사업뿐만 아니라 이미 오래전부터 복지 및 사회개발 등 지역주민을 대상으로 하는 여러 사업에서 중요하게 생각해 왔다. 세계보건기구(1987)는 지역사회 참여를 '지역사회의 공공사업을 추진하는 의사결정 과정에 주민들의 의견을 최대한 반영하는 것으로 사회의 권력(social power)을 재분배하는 유효한 수단이며 모든 의사결정에 모두가 참여할 수 있는 권리를 보유하게 되는 과정'이라고 규정하였다. 지역사회 참여는 주민들이 지역사회의 문제해결 과정에 직접 참여하는 것이다.

참여는 공권력을 가진 행정기관과 주민들 간의 상호관계를 기술하는 정의로 볼 수 있다. 주민참여는 공권력 또는 사업의 주도권을 가지고 있는 행정기관과 사업의 영향을 직접 받을 주민들과의 상호관계이기 때문에 상반되는 가치가 대립되는 것을 피할 수가 없다. 그럼에도 불구하고 건강증진사업 실행에서 지역사회 참여가 갖는 의미는 첫째, 주민들이 적극적으로 참여할 때 사업의 성공 가능성이 높아진다. 둘째, 사업담당자에게 지역사회에서 필요한 요구를 직접 전달할 수 있다. 셋째, 지역사회의 공동운명체를 강화시켜 다른 개발활동에 참여 의욕을 높인다. 넷째, 사업 추진과정에 대한 이해를 높일 수 있다.

② 지역사회 참여의 유형

㉠ 규모에 따른 분류

규모에 따라 개별참여와 집단참여로 구분할 수 있다. 개별참여는 개인적 관심에 따라 참여하는 것이고, 집단참여는 지역사회의 조직을 통해서 참여하는 것으로 해당 집단의 이해관계와 관련된다.

---

2) 이주열(2015), 공중보건학(3판, 군자출판사)과 윤병준 외(2017), 건강증진론(개정판, 한국방송통신대학교)에서 인용하였음

㉡ 참여동기에 따른 분류

참여동기에 따라 강요된 참여, 유도된 참여, 자발적 참여로 구분할 수 있다. 강요된 참여는 주민들의 의견과 관계없이 전체적인 계획에 따라 참여가 강제로 이루어지는 것이다. 흔히 동원으로 표현되는데 행정적 필요에 따라 참여가 강제된다. 유도된 참여는 보건교육사업에서 가장 흔히 볼 수 있는 형태로 일정한 반대급부가 약속되어 참여하는 것이다. 이러한 참여의 형태는 건강증진사업의 내용 결정에 참여하는 것이 아니라 사업 시행과정에 참여하는 경우가 많다. 자발적 참여는 지역사회 참여의 이상적 형태로 주민 스스로 보건교육사업 과정에 참여하는 것이다.

㉢ 참여결과에 따른 분류

참여결과에 따라 실질적 참여와 형식적 참여로 구분할 수 있다. 지역사회 주민들은 사업계획과 조정과정에서는 소외되고 사업 실행과정만 하는 경우가 많다. 보건교육사업의 실행과정뿐만 아니라 계획 및 조정과정에서 지역주민의 의사가 얼마나 반영되었는지에 따라 형식적 참여와 실질적 참여로 구별된다.

③ 지역사회 참여의 단계

㉠ 정보제공 단계

건강증진사업을 주도하는 사람들이 주민들에게 실행하려는 사업에 대해서 일반적인 지식을 제공하거나 홍보하는 정도의 참여를 의미한다. 이 방법은 참여라기보다는 참여의식을 자극하고 고취시키는 것이라고 할 수 있다.

㉡ 대민 단계

주민들이 실제 육체적으로 참여하는 것을 의미한다. 보건교육사업의 혜택을 받을 주민들이 노동력을 제공하여 사업을 성취하고 행정기관은 그에 대한 보상을 지불하는 방법으로 주민들에 대한 시혜사업과 동시에 이루어진다.

㉢ 관여 단계

보건교육사업의 계획부터 실행에 이르기까지 주민들이 함께 참여하여 진행하는 것을 의미한다. 주민들은 사업선정에서부터 계획, 실행에 이르기까지 실제로 관여한다. 그러나 실질적인 최종결정권은 행정기관이 가지며 참여는 형식적일 가능성도 있다.

㉣ 책임 및 권한 위임 단계

주민 스스로 정책의 계획, 입안, 실행, 평가에 이르기까지 모든 결정권을 가지는 것이다. 행정기관을 주민들이 감독하고 사업의 결과에 대한 책임도 공유하게 된다. 따라서 지역사회는 자주관리의 형태가 되고 행정과 주민들의 관계는 협상관계가 되며, 오히려 사업은 주민위원회의 감독을 받게 된다.

④ 지역사회 참여 방안

㉠ 정보의 공개와 홍보

전시회, 포스터, 벽보, 방송, 지역신문, 바자회 등을 이용하여 주민참여를 위한 정보를 제공하고 홍보한다. 다양한 주민참여 통로를 활성화한다.

㉡ 여론 수렴

주민들이 가지고 있는 의견을 최대한 주의 깊게 들을 뿐만 아니라 대상자의 기분이나 비형식적(informal)인 대화에도 주의를 기울인다. 능동적이고 긍정적인 자세로 여론을 기록, 분석하여 누락되는 것이 없도록 처리한다. 설문조사, 면접, 공청회 등을 이용할 수 있다.

㉢ 위원회 활성화

실질적 주민참여가 이루어지려면 위원회 구성에 있어서 지역사회 내의 상이한 각 집단별 대표성이 확보되어야 하며, 행정적 대표보다는 실질적 주민 대표로 구성되어야 한다. 위원회가 형식적 기구가 되지 않기 위해서는 정기적으로 모임을 개최하고 사전에 철저한 회의 준비를 통해서 구체적 안건을 제시해야 한다.

㉣ 자생적 주민조직의 활용

새로운 위원회나 조직을 만들기보다는 이미 존재하는 조직을 적극적으로 활용한다. 특성별(청소년회, 부녀회, 개발위원회), 목적별(친목조직, 경제조직, 봉사조직), 기능별(공공조직, 종교조직, 민간조직) 등의 조직이 보건교육 활동에 참여할 수 있도록 유도한다.

㉤ 지도층의 적극적 참여

지역사회의 여론을 형성하는 지도층 인사들이 건강증진사업에 관심을 갖도록 다양한 정보를 제공하고, 이들을 통하여 주민들의 의견을 청취할 뿐만 아니라 실질적인 주민 참여가 이루어질 수 있도록 한다.

(2) 지역사회 자원 활용

① 자원의 개발과정

㉠ 1단계 : 자원 확인

공식적으로 정리되어 있는 자원을 확인한다. 이미 알려져 정리된 자원을 확인하는 것이다. 이용 가능한 자원목록은 구청, 보건복지 부서의 서류, 도서관에 비치된 지역사회 자원 관련 도서 등을 통해서 확인할 수 있다.

㉡ 2단계 : 자원 정보 수집

관련 담당자와 전화하거나 방문을 통해서 자원을 확인한다. 공식적으로 정리되어 있는 자원 외에 지역사회 지도자나 그 지역 보건사업 담당자와 면담을 통해서 주민들이 가장 많이 이용하고 있거나 이용 가능한 인적·물적 자원에 대한 정보를 얻는다.

㉢ 3단계 : 자원 정리

확인된 자원을 정리하여 지역사회 자원 목록표를 정리한다. 확인된 자원을 정리하는 단계로 지역사회 자원 목록표를 만들어 활용하면 효과적이다. 자원 목록표에는 관할 지역뿐 아니라 타 지역과 국내의 유용한 자원이 포함되어야 한다. 각 보건기관의 사업 목적 및 임무와 제한점 등을 알아 둔다. 가능한 자원이 어디에, 어떤 목적으로, 어떤 대상에게, 어떤 일을 할 수 있는지를 알고 있어야 한다.

㉣ 4단계 : 협조체계 형성

지역사회 자원 활용을 위한 협조체계를 형성한다. 보건교육 담당자는 작성된 자원 목록표를 효과적으로 활용하여 지역사회 자원의 협조체계를 형성하게 된다. 간담회, 자문회의, 사업설명회 등을 통하여 관련된 기관에서 참여할 수 있도록 유도하고 필요한 경우 사업진행 자료를 우편으로 제공한다. 편리하고 간편한 의뢰 방법을 정해 둔다. 또한 그 자원을 이용하기 위해서는 누구에게, 어떤 방법으로, 언제, 어떤 경로를 통해서 이용하는지, 제한이나 한계는 없는지 파악하여 주민들이 이용할 경우에 불편함이 없도록 한다.

② 지역사회 자원의 연계방법

지역사회 자원의 연계방법은 단계별로 정보제공, 대상자 의뢰, 사례관리로 구분할 수 있다. 각 단계의 구체적 내용은 다음과 같다.

㉠ 정보제공

정보제공은 담당자가 클라이언트에게 지역사회 내에서 이용 가능한 서비스를 안내해 주는 것이다. 적극적인 의미의 연계방법이 될 수는 없지만 지역사회 자원에 대한 정보나 이해가 없다면 실행할 수 없기 때문에 연계방법의 하나로 볼 수 있다. 그리고 실질적으로 연계업무의 대부분을 차지하는 방법이다. 이러한 연계방법에서 중요한 것은 클라이언트에게 가장 적절하고 정확한 정보를 제공하는 것이다. 이를 위해서는 정보제공자인 담당자가 최신 정보를 알고 있어야 한다.

㉡ 대상자 의뢰

대상자 의뢰는 업무 담당자뿐만 아니라 보건복지서비스 제공기관에서 가장 많이 사용하고 있는 연계방법이다. 클라이언트에게 지역사회 자원의 존재나 정보를 단순하게 알려 주기만 하는 정보제공 방법보다 한층 적극적인 측면이 있는 방법으로, 클라이언트가 필요로 하는 자원을 보유한 해당 기관에 직접 연락을 취하여 대상자의 정보 등을 전달하고 서비스 전달 등을 요청하는 것이다. 대상자 의뢰 시 중요한 것은 대상기관의 서비스나 프로그램 내용을 사전에 충분히 확인한 후에 의뢰가 이루어져야 한다는 것이다.

㉢ 사례관리

사례관리(case management)는 서비스 제공의 중복이나 누락을 방지하고 효율적 서비스를 제공하기 위해 서비스 제공자들 간의 협력을 상조하는 연계방법이다. 이 방법은 일차적으로 대상자의 욕구, 특히 한 사람의 원조자만으로는 해결할 수 없는 복합적인 욕구와 문제에 초점을 두고 이를 충족시키고 해결하기 위해서 개입과정에 다양한 분야의 전문가가 참여하여 다양한 자원을 활용하기 때문에 가장 복잡한 수준의 자원 연계방법이다. 흔히 특정 기관에서 대상자를 선정하고 그를 지속적으로 관리하는 것을 사례관리라고 하는데, 엄밀한 의미에서 사례관리는 대상자의 욕구 충족을 위해서 다양한 자원으로 구성된 사례관리 체계가 별도로 수립되어 있어야 한다.

[표 11-3] 지역사회 자원의 연계방법

연계방법	내용
정보제공	문제의 수준이 심각하지 않고, 클라이언트가 스스로 서비스 기관을 방문하여 지원을 요청할 수 있는 경우 가능한 연계방법
대상자 의뢰	관련 기관의 빠른 개입이 필요한 경우 해당 기관에 담당자가 직접 클라이언트 의뢰를 요청하는 방법
사례관리	다양한 문제를 복합적으로 가지고 있어 단일 기관의 개입으로는 문제해결이 어려울 것으로 예상되는 클라이언트에게 제공하는 연계방법

출처: 이주열 외(2007), 의료급여 수급권 중심의 보건복지연계 지침서, 보건복지부

2. 학교 보건교육

1) 학교 보건교육의 이해

(1) 학교보건의 개념

학교보건(school health)은 학교에서 이루어지는 보건활동으로 학생들과 교직원의 건강을 보호하고 유지·증진시킬 뿐만 아니라 학교생활의 안녕(well-being)을 목적으로 한다. 학교보건은 학생들이 건강한 생활을 통하여 행복을 느끼고, 최대의 학습능률을 높이며, 평생건강의 기틀을 마련하는데 중점을 두고 있다. 학생들에게 건강한 생활습관을 갖도록 하는 것은 성인이 된 후에 불건강한 행동을 변화시키는 것보다 더 효과적이다.

학교보건의 내용은 크게 건강서비스, 보건교육, 환경관리, 학교급식으로 구분할 수 있는데, 구체적인 내용은 다음과 같다. 첫째, 건강서비스는 단순히 건강검사와 상해나 질병치료 등 건강문제 관리에만 국한되지 않고, 건강관찰 및 건강상담, 감염병 관리와 건강증진을 위한 체격

및 체력관리, 영양관리, 시력 및 구강 관리 등을 포함한다. 둘째, 보건교육은 학생 스스로 자신의 건강을 관리할 수 있는 자기건강관리 능력을 개발하기 위하여 학생들에게 제공하는 학습경험 과정이다. 셋째, 환경관리는 학생 생활공간은 학생들의 건강뿐만 아니라 학습 분위기 조성에도 영향을 미치기 때문에 학교 내 뿐만 아니라 학교 밖의 환경(학교주변)도 청결하고, 학습능률 향상에 도움이 되도록 관리되어야 한다. 넷째, 학교급식은 성장기 학생들에게 필요한 영양을 균형 있게 공급할 수 있고, 올바른 식습관을 형성하는데 도움이 되어야 한다.

(2) 학교 보건교육의 의미

학교 보건교육은 학생들에게 자신의 건강을 유지·증진시키는데 필요한 기초지식을 제공하여 올바른 생활습관을 형성하도록 하고, 궁극적으로는 성인이 되어서 건강한 삶을 누릴 수 있도록 지원한다. 학교 보건교육의 일차적인 목표는 학생들이 정확한 건강지식을 얻고, 바람직한 태도를 형성하며, 필요한 생활기술을 습득하여 각 개인이 건강관리능력을 갖추는데 있다. 건강관리능력은 건강정보를 접하고 이를 활용하는 능력으로 학생들이 건강위험행동을 감소시키는 등 자신의 건강에 영향을 미치는 요인에 대한 통제력을 갖는 것이다.

학교 보건교육의 중요성은 다음과 같다. 첫째, 학교는 대상자가 한 곳에 모여 있어서 교육의 기회를 활용하기가 좋다. 둘째, 학생시기는 모든 생활습관이 형성되는 시기이기 때문에 습득한 건강지식과 태도는 습관화와 생활화가 쉽다. 셋째, 학생시기의 생활습관은 일생동안 영향을 미치게 된다. 넷째, 학생을 통하여 가정과 지역사회에 파급되는 효과가 매우 크다. 학생인구는 전체 국민에서 큰 비중을 차지하기 때문에 이들의 건강수준이 국민 전체의 건강상태에 크게 영향을 준다.

학생에 대한 보건교육은 보건교육 시간에만 국한해서는 안 되며, 관련 과목의 수업과 협동이 이루어져야 하고 기회가 있을 때마다 되풀이 되어야 효과를 높일 수 있다. 학교보건법에서는 보건교육과 관련하여 "학교의 장은 학생의 신체발달 및 체력증진, 질병의 치료와 예방, 음주·흡연과 약물 오용·남용의 예방, 성교육 등을 위하여 보건교육을 실시하고 필요한 조치를 하여야 한다"라고 규정하고 있다. 보건교육을 통해 학생들에게 올바른 자기건강관리 능력을 키워 줄 수 있기 때문에 학교보건에서 그 중요성이 커지고 있다. 한편, 학교보건법 제9조의2(모든 학교에 보건교육을 체계적으로 실시해야 한다)의 근거에 의하여 2009년 1학기부터 전국 초·중·고등학교에서 보건교육을 재량활동시간을 활용하여 연간 17시간 이상 실시하도록 하고, 2010년부터 중학교와 고등학교는 선택과목으로 보건교과를 운영하도록 하고 있다.

(3) 학교 보건교육의 목적

학교 보건교육의 의미에서 설명한 것처럼, 학교 보건교육의 목적은 학생들이 건강관리능력을 갖도록 하는 것이다. 학교 보건교육의 구체적 목적을 정리하면 다음과 같다.

첫째, 학생들이 건강의 가치와 소중함을 깨닫고 이를 유지·증진하는데 최선을 다하도록 한다.

둘째, 학생들이 건강에 대한 지식을 높이고 바람직한 태도를 형성하여 건강행동을 실천할 수 있도록 한다.

셋째, 학생들이 올바른 건강정보를 획득하여 건강과 관련되는 의사결정을 할 때 도움이 될 수 있도록 한다.

(4) 학교 보건교육의 기본 원칙

학교 보건교육은 학교보건의 일부로 추진되기 때문에 보건교육을 계획하는 과정에서 해당 학교의 여러 여건이나 환경을 충분히 고려해야 한다. 학교의 특성에 따라 보건교육 개입의 내용, 방법, 절차가 달라질 수 있기 때문이다. 그럼에도 불구하고, 학교 보건교육에서 공통적으로 고려되어야 할 기본 원칙이 있다.

첫째, 보건교육을 통하여 달성하려고 하는 건강의 목표를 명확히 해야 한다. 이를 근거로 학교 보건교육의 내용과 방법을 구체화 시킨다.

둘째, 학교 보건교육은 학교에서 진행하는 많은 활동 중의 하나이기 때문에 다른 업무들과 조화를 이루어야 한다.

셋째, 학교 보건교육의 일차 대상은 학생이지만, 교직원과 학부모도 함께 참여해야 한다.

넷째, 학생들의 능동적 참여가 필요하다. 보건교육계획에서부터 평가에 이르는 모든 과정에 학생들이 참여할 수 있도록 한다.

다섯째, 지역사회 보건교육과 연계한다. 학교 보건교육은 학교가 속한 지역사회의 건강문제를 함께 고려해야 하며, 보건교육 활동과정에 지역사회의 자원을 참여시키도록 한다.

여섯째, 보건교육 내용은 일관성과 연속성이 있어야 한다. 보건교육은 학생의 성장발달 단계에 따라 지속적으로 진행되어야 한다.

일곱째, 학교 보건교육은 바람직한 건강행동 변화를 가져와야 한다.

2) 학교 보건교육의 내용

(1) 학교 보건교육 관련 법적 내용

보건교육과 관련된 학생의 보건관리에 대한 법적 근거는 학교보건법이다. 제9조에 학교의 장은 학생의 신체발달 및 체력증진, 질병의 치료와 예방, 음주·흡연과 마약류를 포함한 약물 오용(誤用)·남용(濫用)의 예방, 성교육, 이동통신단말장치 등 전자기기의 과의존 예방, 도박 중독의 예방 및 정신건강 증진 등을 위하여 보건교육을 실시하고 필요한 조치를 하여야 한다고 규정되어 있다. 제9조의2에는 교육부장관은 유치원 및 초·중등교육법에 따른 학교에서 모든 학생들을 대상으로 심폐소생술 등 응급처치에 관한 교육을 포함한 보건교육을 체계적으로 실시하여야 한다고 규정되어 있다. 또한, 제9조의3에 교육부장관은 매년 관계 중앙행정기관의 장과 협의하여 마약류에 대한 중독·오남용 예방교육 추진계획을 수립·시행하고, 교육부장관과 교육감은 마약중독예방교육 추진계획에 따라 학교에서 학교의 장이 모든 학생들을 대상으로 마약류 중독·오남용 예방교육을 체계적으로 실시하도록 하여야 한다고 규정되어 있다.

(2) 성교육

초·중등학교 교육과정 및 관련 법령에 따라 2013학년도부터 모든 학교에서 학년별 15차시(2012년까지 10차시) 이상의 성교육을 의무적으로 실시하여야 한다. 성교육은 학교 성교육 표준안에 따라 성에 대한 다가치(생산적 가치, 쾌락적 가치, 인격적 가치) 교육을 통한 건강한 성 가치관을 형성하도록 진행되어야 한다. 특히 각 학생의 개인 차이를 존중하고, 양성평등의 관점으로 진행되어야 한다. 교육부가 제시한 학교 성교육 표준 운영 모형은 [표 11-4]와 같다.

(3) 심폐소생술 등 응급처치교육

모든 학교에서는 학생과 교직원을 대상으로 심폐소생술 등 응급처치교육을 실시하여야 한다. 학교 심폐소생술 등 응급처치교육을 실시하여 학생들의 심폐소생술 수행 능력을 강화하고, 응급상황이 발생했을 때에 적절히 대응할 수 있도록 한다. 심폐소생술 등 응급처치교육은 보건교육에 포함하여 교육할 수 있도록 교육계획을 수립하고, 반드시 실습교육을 병행하여 진행하도록 하고 있다.

[표 11-4] 학교 성교육 운영 모형

구분	표준형(교과통합형)	전담형	초빙형	융합형(혼합형)
특징	• 관련교과 담당교사와 보건교사가 함께 참여하여 성교육 실시 • 교과관련 내용에 맞춰 시간 확보 • 교과관련성이 없는 시간은 창체시간을 활용하여 확보하고 보건 또는 관련 전문교사가 지도	• 보건교사가 중심이 되어 성교육 실시 • 11학급 이하의 학교 규모에서만 활용이 가능함 • 학교 교육과정 계획에 성교육을 위한 시수를 배정하여 체계적인 운영계획 수립	• 보건교사와 외부전문가 또는 보건교사와 기간제 교사(보건)를 활용하여 성교육 실시 • 성교육에 대한 외부전문가를 초빙하여 실시	• 학교에서 활용 가능한 모든 인적자원을 동원하여 운영 • 학교의 특성을 반영하여 표준형, 전담형, 초빙형을 학년단위로 선택적으로 구성
지도교사	• 관련교과 담당교사 〈관련교과〉 – 초등(저) : 통합, 국어 – 초등(중) : 도덕, 국어, 체육 – 초등(고) : 도덕, 국어, 체육, 실과, 과학 – 중학교 : 도덕, 사회, 과학, 체육, 기술가정, 보건 – 고등학교 : 생활과 윤리, 기술가정, 보건	• 보건교사가 성교육을 전담하여 중심적인 활동을 하고 담임교사의 보조적 역할	• 보건교사와 외부전문가 초빙 – 외부의 관련단체로부터 성교육 전문가를 초빙하여 학교에서 성교육 실시 • 보건교사와 기간제 교사 – 12학급 이상의 규모에서 기간제 교사를 채용하여 (2개월 이상) 운영하는 방법 – 학교의 규모와 예산 상황 등에 따라 기간제 교사를 연장채용 가능	• 관련교과 담당교사, 보건교사, 외부전문가, 기간제 교사 등 활용 가능한 모든 인적자원

출처: 2016년 학생건강증진 기본 방향, 교육부

3) 학교 건강증진

(1) 건강증진학교의 의미

학교는 학생들의 행동과 사회적 가치를 형성하는데 중요한 역할을 한다. 학교의 핵심 목표는 교육적 성과를 달성하는데 있지만, 학생들의 학습능력은 그들의 건강상태에 크게 영향을 받는다. 따라서 학교는 교육적 목표를 달성하기 위한 기초로 학생 건강관리에 관심을 기울여야 한다. 학령기는 인간으로서 규칙적인 건강생활습관을 확립하여 건강의 기초를 만들어 가는 중요한 시기이다. 그런데, 학교는 학생, 교직원, 학부모, 지역사회가 공유하는 장소로 건강증진사업을 추진하는데 중요한 역할을 한다. 이런 의미에서 세계보건기구(1995)는 포괄적인 학교 건강증진사업은 모든 국민의 건강을 증진할 수 있는 중요한 투자라고 하였다. 여기에서 포괄적인 학교 건강증진사업은 건강증진학교(health promoting school; HPS)를 의미하는데, 이 개념은 1986년 세계보건기구가 학교 공동체에 속한 모든 구성원들의 건강을 증진시킬 수 있는 전략으로 제안한 것이다.

건강증진학교는 오타와 헌장의 생활공간(setting)별 건강증진 개념이 적용된 것이며, 많은 나라에서 채택하여 운영하고 있다. 건강증진의 생활공간 접근은 개인에게 건강정보를 제공하여 건강한 생활습관을 갖도록 하는 방식보다 한 단계 나아가 개인의 건강을 지지하고 보호할 수 있는 물리적, 사회적 환경을 조성하여 질병을 예방하고 건강을 증진시키는 것이다. 따라서 건강증진학교는 구성원들의 건강증진 역량강화와 건강한 학교환경의 조성을 통하여 학생들의 건강수준을 높이는 것이다. 전통적인 학교보건사업과 건강증진학교는 건강과 보건교육에 대한 개념에서 차이가 있다. 전통적 학교보건사업에서는 학생들의 건강문제와 건강습관에 초점을 두고, 신체적으로 질병이 없는 상태를 달성하고자 하였다. 이와 달리 건강증진학교에서는 공동체로서 학교와 학교 구성원 모두에 관심을 두고, 모든 구성원들이 안녕(well-being)한 상태를 추구한다.

전통적 학교보건사업에서 보건교육은 행동변화를 위한 지식 전달에 중점을 두어, 교육내용 전달방식도 위협이나 두려움을 주는 방법이었다. 그러나 건강증진학교에서는 학생들이 그들이 희망하는 건강수준을 달성하기 위하여 무엇을 어떻게 해야 할지를 자율적으로 의사결정하게 된다. 건강지식 뿐만 아니라 긍정적 태도를 형성하여 궁극적으로 건강한 행동을 할 수 있는 능력을 기르는 것을 목적으로 한다.

[표 11-5] 보건교육에 대한 차이점 비교

기존 학교보건	건강증진학교
• 행동변화에 초점: 획일성, 복종 • 보건교육은 별도의 교과로 운영 • 교과과정은 지식 전달에 초점 • 교사 중심의 교육과 의사결정 • 부정적(경고, 공포심) 메시지 전달	• 학생들의 자율성과 의사결정 중요 • 보건교육은 교과과정에 통합되어 운영 • 교과과정은 지식뿐만 아니라 태도와 기술을 가르치고, 행동능력 향상에 초점 • 의사결정에 학생참여, 참여 교수법 활용 • 긍정적(건강생활 이익) 메시지 전달

(2) 건강증진학교의 영역

세계보건기구는 1995년 건강증진학교의 영역을 6개 영역으로 구분하고, 각 영역별로 점검 항목으로 구성된 가이드라인을 개발하였다. 그 이후 세계보건기구는 2008년 싱가포르에서 건강증진학교의 가이드라인을 수정하기 위한 회의를 개최하여 건강한 학교정책(healthy school policies), 학교의 물리적 환경(school's physical environment), 학교의 사회적 환경(school's social environment), 지역사회 연계(community links), 건강한 삶을 위한 활동력(action competencies for healthy living), 학교 건강증진 및 보호 서비스(school health promotion and protection services)의 6개 영역을 확정하였다. 기존의 가이드라인과 비교하여 수정된 가이드라인은 좀 더 분명한 개념을 사용하였으며, 포괄적인 접근으로 지역사회 연계나 건강증진 활동을 강조하였다.

① 건강한 학교정책

건강한 학교정책에는 건강한 식품을 포함한 학교급식의 수행, 흡연, 음주를 포함한 향정

[표 11-6] 건강증진학교의 건강한 학교정책 영역 평가내용

평가지표	점검항목
학교급식의 수행	① 학교급식의 위생상태는 잘 지켜지고 있다.
	② 학교급식은 균형잡힌 영양식이를 제공한다.
	③ 교사는 학생들에게 식사습관의 모범을 보인다.
흡연	④ 우리 학교건물은 금연방침이 잘 지켜지고 있다.
	⑤ 교직원에게 금연교육을 실시한다.
	⑥ 학생에게 금연교육을 실시한다.
향정신성 약물에 관한 지도사항	⑦ 건강사정 및 투약내용을 일지에 기록하고 보관한다.
	⑧ 학교에 응급 처치함이 마련되어 있다.
	⑨ 교직원들을 위한 응급처치 연수과정이 있다.
	⑩ 학생들에게 응급처치훈련을 실시한다.
	⑪ 학교 내 응급환자 발생 시 응급환자의뢰 및 후송체계가 마련되어 있다.
학생 신체검진 결과의 환류 및 가정통보	⑫ 신체검진 후 학부모에게 학생의 건강상태에 대해 통지한다.
	⑬ 학생의 건강문제에 대해 교사 및 학부모와 토의한다.
감염병 관리 정책	⑭ 감염병 발생, 극심한 더위 혹은 추위로 인하여 학생들의 건강이 위해하다고 판단되는 경우 학교는 수업 단축 등의 조치를 한다.
화재대피 대책 수립	⑮ 화재(재난) 시 대피할 수 있는 대책이 있다.

신성 약물에 대한 지도, 학생 신체검진 결과에 대한 환류 및 가정 통보, 감염병 관리, 화재에 대한 대피 대책이 포함된다.

② 학교의 물리적 환경

학교의 물리적 환경에는 안전한 환경 조성, 위생시설과 급수, 교통사고 예방 활동, 장애 학생에 대한 시설, 환기 장치 등의 학교시설 관리, 학교 보건실의 구비, 학생 스스로 깨끗한 환경을 위해 참여하는 것 등 공부할 수 있는 최적의 환경을 조성하는 것이 포함된다.

[표 11-7] 건강증진학교의 물리적 환경 영역 평가내용

평가지표	점검항목
시설/기구에 대한 정기안전검사	① 학교건물이나 놀이시설, 기구에 대해 정기안전검사를 실시한다.
교통사고 예방활동	② 지역사회와 연계하여 교통사고 예방활동을 한다.
장애학생에 대한 시설	③ 장애 학생한테 필요한 적절한 시설을 갖추고 있나.
위생관리 (음용수/화장실/쓰레기/청결도)	④ 안전한 음용수가 제공된다.
	⑤ 학생을 위한 충분한 수의 화장실이 있고 청결하다.
	⑥ 학교는 적절한 쓰레기 분리수거 체계를 갖고 있다.
	⑦ 학생들은 학교를 깨끗이 유지하는데 참여한다.
학교시설관리 (환기장치/조도/난방장치/ 이중창/칠판 보조등)	⑧ 학교의 환기장치가 잘 되어 있다.
	⑨ 각 교실의 조도가 충분하다.
	⑩ 필요 시 냉난방이 가능하다.
	⑪ 교실 및 복도 이중창이 설치되어 있다.
	⑫ 칠판 보조등이 설치되어 있다.
	⑬ 학생 체격에 비추어 책걸상의 높이가 적당하다.
학교보건실 유무	⑭ 학교보건실이 있다.

③ 학교의 사회적 환경

학교의 사회적 환경에는 학교분위기, 보호, 신뢰, 친목적인 환경 조성, 학생의 가치와 개별성을 존중하는 포괄적인 환경 제공, 건강한 학생을 위한 부모의 교육적 요구사항에 경청하는 것이 포함된다.

[표 11-8] 건강증진학교의 사회적 환경 영역 평가내용

평가지표	점검항목
교사의 학습과정 참여 수준	① 교사는 학생이 학습과정에 적극적으로 참여하도록 유도한다.
언어적 물리적 폭력(교사/학생)	② 교사가 학생에게 물리적, 언어적 폭력이나 폭행을 가하지 않는다.
	③ 학생 간 물리적, 언어적 폭력이나 폭행을 가하지 않는다.
건강관련 행사 제공	④ 학교는 건강관련 행사(전시회 등)를 시행한다.
부모 지원	⑤ 학교는 학생능력에 대한 건전한 태도를 갖도록 부모를 돕는다.

④ 지역사회 연계

지역사회 연계에는 가정과의 연계, 정기적 지역사회 행사 참여 및 홍보, 지역사회 주민을 위한 홍보 프로그램 제공 등을 통한 가정, 지역사회, 학교와의 유대관계 구축이 포함된다.

[표 11-9] 건강증진학교 지역사회 연계 영역 평가내용

평가지표	점검항목
가족연계	① 학부모는 학교의 건강활동 결정에 참여한다.
	② 학교는 학생과 가족이 함께하는 건강관련 활동을 갖고 있다.
정기적 지역사회 행사 참여 및 홍보	③ 지역단체와 지역사회 보건 유관 기관은 학교보건활동에 참여한다.
	④ 학생과 교사는 정기적인 지역사회 행사에 참여한다.
	⑤ 학교는 학교의 건강관련 행사를 지역사회에 알린다.
지역사회 주민을 위한 프로그램 제공 여부	⑥ 지역사회 주민을 위한 행사나 교육프로그램이 마련되어 있다.

⑤ 건강한 삶을 위한 활동력

건강한 삶을 위한 활동력에는 건강문제 관련 교과과정, 건강문제 해결 능력을 위한 교육과정, 건강증진학교에서의 선생님의 역할, 건강관련 지식과 대중매체 메시지를 이해, 분석하는 학생능력 획득, 기타 주요 관련자들에게 건강증진학교와 관련된 기술을 습득할 수 있는 기회를 부여하는 것이 포함된다.

⑥ 학교 건강증진 및 보호 서비스

학교 건강증진 및 보호 서비스는 학생과 교직원을 위한 학교보건서비스, 학교 건강프로그램에 기여하는 건강서비스 제공을 포함한다.

[표 11-10] 건강증진학교의 건강한 삶을 위한 활동 능력 영역 평가내용

평가지표	점검항목
학생요구가 반영된 보건교육과정	① 보건교육과정은 학생들의 요구나 관심을 반영하여 개발되어 있다.
보건교육 시간 할당	② 보건교육 학습내용은 일상건강관리에 대한 내용을 반영한다.
	③ 전체 수업시간 중 충분한 시간이 보건교육으로 배정되어 있다.
건강관련 기술/ 자기건강관리 기술	④ 학생들은 금연법 등 건강관련 기술을 습득할 기회를 갖는다.
	⑤ 학생들은 자신의 안녕과 건강을 촉진시킬 수 있는 자기건강관리 능력에 대한 기술(운동, 영양, 흡연, 음주, 안전)을 습득한다.
건강증진 정보나 자원 제공	⑥ 교사들에게 건강증진을 위한 정보나 자원을 제공한다.

[표 11-11] 건강증진학교의 학교 건강증진 및 보호 서비스 영역 평가내용

평가지표	점검항목
학생을 위한 보건서비스 제공 (학생의 예방접종/신체검사/ 구강보건서비스/상담)	① 학생들에게 예방접종을 실시한다.
	② 학생들에게 신체검사를 실시한다.
	③ 구강보건서비스를 제공한다.
	④ 건강문제 및 장애학생들에게 상담과 지지를 제공한다.
교사를 위한 보건서비스 제공	⑤ 보건교사는 교사들에게 건강관리프로그램(신체검진, 응급처치, 고혈압 관리)을 제공한다.

3. 산업장 보건교육

1) 산업장 보건교육의 이해

(1) 산업보건의 개념

산업보건(occupational health)은 노동과 노동환경에 관련된 건강문제를 다루는 분야이다. 산업보건은 노동력을 보존하여 기업의 손실을 방지하고, 근로자의 건강과 안전을 관리하는 것이다. 근로자의 건강은 근로자 자신뿐만 아니라 생산증가 및 기업의 발전과 직결되기 때문에 중요하게 고려된다. 산업보건은 처음에는 노동조건이나 환경이 원인이 되어 발생하는 상해와 질병문제로 시작되었다. 그러다가 점차적으로 질병뿐만 아니라 건강장해를 가져오는 모든 문제들로 확대되었다.

산업보건은 근로자의 노동과 노동환경으로 발생하는 질병문제 뿐만 아니라 인간기능의 한계와 노동의 적응을 과학적으로 연구하며, 산업기술이 요구하는 노동조건을 인간에게 적합하도록 그 방안을 강구하여 근로자의 건강을 보호·증진시킨다. 이를 통하여 궁극적으로 노동생산성을 향상시키는데 그 목적이 있다. 한편, 산업보건의 대상은 산업장에서 일하는 근로자들이 1차 대상이 되고, 다음은 농업인과 상업인을 포함한 직업을 가진 모든 사람들이며, 마지막으로는 산업장과 관련되어 환경으로 영향을 받을 수 있는 일반 주민들이 대상이 된다.

(2) 산업장 보건교육의 의미

산업장 보건교육은 작업과 관련된 건강과 안전에 대한 근로자의 지식, 태도, 기술, 행동을 향상시키려는 계획된 활동이라고 할 수 있다. 산업장 보건교육은 산업보건을 수행하는 하나의 수단이라고 할 수 있는데, 다음과 같은 의미를 갖는다.

첫째, 산업재해 발생을 줄일 수 있는 중요한 방법이다. 산업재해는 근로자의 예방행동으로 그 위험성이 낮아질 수 있기 때문에 사고와 재해예방은 근로자의 안전관리에 대한 인식이 가장 중요한 부분이다. 산업장 보건교육은 안전의 중요성을 인식시키고, 구체적으로 주어진 작업에 대해서 안전작업 방법의 지식이나 기능을 습득하도록 하며 작업에 대한 안전태도를 습득하도록 하는 역할을 한다.

둘째, 건강에 대한 근로자의 요구를 충족시켜 줄 수 있다. 근로자들은 생애주기별로 성년기에 해당되기 때문에 차츰 건강에 이상 징후가 나타나기 시작하는 시기로 건강정보와 보건교육에 대한 관심이 높다.

셋째, 많은 근로자들이 참여한다. 근로자들은 산업장에 매일 출근하여 일정 시간 동안 작업에 참여하고, 관리자의 지시에 따라 움직이기 때문에 산업장 보건교육을 실시하면, 대부분의 근로자들이 참여할 수 있다. 특히, 경영자가 근로자의 안전과 건강보장이 근로자 자신뿐만 아니라 기업의 생산성 향상에도 큰 도움이 된다는 것을 인식하고, 보건교육에 적극적인 관심을 갖게 되면 근로자의 참여는 높아질 수 있다.

넷째, 파급효과가 크다. 대부분의 근로자들은 각 가정에서 가장이기 때문에 이들의 생각과 행동은 모든 가족에게 강한 영향을 미칠 수 있다. 산업장 보건교육은 지역사회에 미치는 파급효과가 크다.

다섯째, 직장 이직률의 감소에 기여한다. 근로자의 안전과 건강을 위한 보건교육은 근로자들에게 소속된 직장에 대한 인식을 긍정적인 방향으로 개선하는데 효과가 있다. 이것은 궁극적으로는 근로자의 이직률 감소에 간접적으로 영향을 미친다.

(3) 산업장 보건교육의 목적

근로자는 많은 시간을 직장에서 보내기 때문에 산업장 자체가 주요한 건강피해의 원인이 될 수 있다. 그러므로 산업장의 환경을 건강 친화적으로 관리하는 것은 중요하다. 근로자의 건강장애로 인해 발생되는 결근과 의료비용은 기업의 부담이 될 수 있다. 보건교육의 목적은 근로자를 대상으로 직업적 건강위험요인과 생활양식에 대한 인식을 높이고, 자기건강관리 역량을 강화하는 것이다.

2) 산업장 보건교육의 종류와 내용

산업장 보건교육은 산업안전보건법에 근거를 두고 있다. 산업안전보건법에 그 대상, 유형, 내용 등에 대한 규정이 마련되어 있으며, 정부규제를 기반으로 보건교육이 실시되고 있다. 근로자 안전보건교육이 제도화되어 있으며, 이에 따른 보건교육 시행에 필요한 사항을 산업안전보건교육규정으로 제시하고 있다.

(1) 근로자 대상 산업장 안전보건교육 시간 규정

산업안전보건법에 근로자 대상의 안전보건교육 시간은 정기, 채용 시, 작업내용 변경 시, 특별교육, 건설업 기초안전·보건교육으로 나누어 규정되어 있다. 정기교육은 크게 사무직 종사 근로자와 그 밖의 근로자로 나누어 교육시간에 차이가 있다. 사무직 근로자는 매반기 6시간 이상, 그 밖의 근로자는 판매직의 경우 사무직과 교육시간이 같고 판매업무에 직접 종사하는 근로자 외의 근로자는 매반기 12시간 이상 교육을 이수하도록 하고 있다. 채용 시 교육시간은 일용근로자 및 근로계약기간이 1주일 이하인 기간제근로자는 1시간 이상, 근로계약기간이 1주일 초과 1개월 이하인 기간제근로자는 4시간 이상, 그 밖의 근로자는 8시간 이상이다. 특별교육은 산업안전보건법 시행규칙 별표 5에 규정되어 있는 특별교육이 필요한 작업에 종사하는 근로자에 대한 안전보건교육 시간이다.

[표 11-12] 근로자 인전보건교육 시간 규정

<table>
<tr><th>교육과정</th><th colspan="2">교육대상</th><th>교육시간</th></tr>
<tr><td rowspan="3">정기교육</td><td colspan="2">사무직 종사 근로자</td><td>매반기 6시간 이상</td></tr>
<tr><td rowspan="2">그 밖의 근로자</td><td>판매업무에 직접 종사하는 근로자</td><td>매반기 6시간 이상</td></tr>
<tr><td>판매업무에 직접 종사하는 근로자 외의 근로자</td><td>매반기 12시간 이상</td></tr>
<tr><td rowspan="3">채용 시 교육</td><td colspan="2">일용근로자 및 근로계약기간이 1주일 이하인 기간제 근로자</td><td>1시간 이상</td></tr>
<tr><td colspan="2">근로계약기간이 1주일 초과 1개월 이하인 기간제근로자</td><td>4시간 이상</td></tr>
<tr><td colspan="2">그 밖의 근로자</td><td>8시간 이상</td></tr>
<tr><td rowspan="2">작업내용 변경 시 교육</td><td colspan="2">일용근로자 및 근로계약기간이 1주일 이하인 기간제 근로자</td><td>1시간 이상</td></tr>
<tr><td colspan="2">그 밖의 근로자</td><td>2시간 이상</td></tr>
<tr><td rowspan="3">특별교육</td><td colspan="2">일용근로자 및 근로계약기간이 1주일 이하인 기간제 근로자: 별표 5 제1호라목(제39호는 제외한다)에 해당하는 작업에 종사하는 근로자에 한정한다.</td><td>2시간 이상</td></tr>
<tr><td colspan="2">일용근로자 및 근로계약기간이 1주일 이하인 기간제 근로자: 별표 5 제1호라목제39호에 해당하는 작업에 종사하는 근로자에 한정한다.</td><td>8시간 이상</td></tr>
<tr><td colspan="2">일용근로자 및 근로계약기간이 1주일 이하인 기간제 근로자를 제외한 근로자: 별표 5 제1호라목에 해당하는 작업에 종사하는 근로자에 한정한다.</td><td>* 16시간 이상(최초 작업에 종사하기 전 4시간 이상 실시하고 12시간은 3개월 이내에서 분할하여 실시 가능)
* 단기간 작업 또는 간헐적 작업인 경우에는 2시간 이상</td></tr>
<tr><td>건설업 기초 안전 · 보건교육</td><td colspan="2">건설 일용근로자</td><td>4시간 이상</td></tr>
</table>

출처: 산업안전보건법 시행규칙[별표 4]

(2) 근로자 대상 산업장 보건교육의 내용 규정

산업장 안전보건교육의 내용은 산업안전보건법 시행규칙에 근로자와 관리책임자로 구분하여 규정되어 있다. 근로자 및 관리감독자 안전보건교육 내용을 정기교육, 채용 시 교육 및 작업내용 변경 시 교육으로 구분하여 살펴보면 아래와 같다,

[표 11-13] 근로자 및 관리감독자 안전보건교육 내용 규정

구분	대상	내용
정기교육	근로자	• 산업안전 및 산업재해 예방에 관한 사항(화재 · 폭발 사고 발생 시 대피에 관한 사항을 포함한다) • 산업보건 및 건강장해 예방에 관한 사항(폭염 · 한파작업으로 인한 건강장해 발생 시 응급조치에 관한 사항을 포함한다) • 위험성 평가에 관한 사항 • 건강증진 및 질병 예방에 관한 사항 • 유해 · 위험 작업환경 관리에 관한 사항 • 산업안전보건법령 및 산업재해보상보험 제도에 관한 사항 • 직무스트레스 예방 및 관리에 관한 사항 • 직장 내 괴롭힘, 고객의 폭언 등으로 인한 건강장해 예방 및 관리에 관한 사항
	관리감독자	• 산업안전 및 산업재해 예방에 관한 사항(화재 · 폭발 사고 발생 시 대피에 관한 사항을 포함한다) • 산업보건 및 건강장해 예방에 관한 사항(폭염 · 한파작업으로 인한 건강장해 발생 시 응급조치에 관한 사항을 포함한다) • 위험성평가에 관한 사항 • 유해 · 위험 작업환경 관리에 관한 사항 • 산업안전보건법령 및 산업재해보상보험 제도에 관한 사항 • 직무스트레스 예방 및 관리에 관한 사항 • 직장 내 괴롭힘, 고객의 폭언 등으로 인한 건강장해 예방 및 관리에 관한 사항 • 작업공정의 유해 · 위험과 재해 예방대책에 관한 사항 • 사업장 내 안전보건관리체제 및 안전 · 보건조치 현황에 관한 사항 • 표준안전 작업방법 결정 및 지도 · 감독 요령에 관한 사항 • 현장근로자와의 의사소통능력 및 강의능력 등 안전보건교육 능력 배양에 관한 사항 • 비상시 또는 재해 발생 시 긴급조치에 관한 사항 • 그 밖의 관리감독자의 직무에 관한 사항
채용 시 교육 및 작업내용 변경 시	근로자	• 산업안전 및 산업재해 예방에 관한 사항(화재 · 폭발 사고 발생 시 대피에 관한 사항을 포함한다) • 산업보건 및 건강장해 예방에 관한 사항 • 위험성 평가에 관한 사항 • 산업안전보건법령 및 산업재해보상보험 제도에 관한 사항 • 직무스트레스 예방 및 관리에 관한 사항 • 직장 내 괴롭힘, 고객의 폭언 등으로 인한 건강장해 예방 및 관리에 관한 사항 • 기계 · 기구의 위험성과 작업의 순서 및 동선에 관한 사항 • 작업 개시 전 점검에 관한 사항 • 정리정돈 및 청소에 관한 사항 • 사고 발생 시 긴급조치에 관한 사항 • 물질안전보건자료에 관한 사항

	관리 감독자	• 산업안전 및 산업재해 예방에 관한 사항(화재 · 폭발 사고 발생 시 대피에 관한 사항을 포함한다) • 산업보건 및 건강장해 예방에 관한 사항 • 위험성평가에 관한 사항 • 산업안전보건법령 및 산업재해보상보험 제도에 관한 사항 • 직무스트레스 예방 및 관리에 관한 사항 • 직장 내 괴롭힘, 고객의 폭언 등으로 인한 건강장해 예방 및 관리에 관한 사항 • 기계 · 기구의 위험성과 작업의 순서 및 동선에 관한 사항 • 작업 개시 전 점검에 관한 사항 • 물질안전보건자료에 관한 사항 • 사업장 내 안전보건관리체제 및 안전 · 보건조치 현황에 관한 사항 • 표준안전 작업방법 결정 및 지도 · 감독 요령에 관한 사항 • 비상시 또는 재해 발생 시 긴급조치에 관한 사항 • 그 밖의 관리감독자의 직무에 관한 사항

출처: 산업안전보건법 시행규칙[별표 5]

3) 산업장 건강증진

(1) 건강증진산업장의 의미

근로자의 건강에 영향을 미치는 요인이 물리적 작업환경으로부터 건강생활습관, 산업장의 조직이나 문화와 같은 사회심리적 환경, 지역사회와의 관계 등으로 확대되면서 생활공간 접근을 기반으로 하는 건강증진산업장(health promoting workplace) 개념이 등장하였다. 세계보건기구(2010)는 건강증진산업장은 모든 근로자의 건강, 안전, 안녕(well-being)과 산업장의 지속적인 발전가능성을 높이기 위하여 근로자와 관리자가 협력하여 첫째, 물리적 환경과 관련된 건강과 안전 문제, 둘째, 사회심리적 작업환경과 관련된 건강, 안전, 안녕에 대한 문제, 셋째, 산업장의 개인 건강관리를 위한 자원[3], 넷째, 근로자, 근로자 가족, 지역사회 구성원의 건강을 향상시키기 위하여 지역사회에 참여하는 방법을 개선하는 것으로 정의하였다.

건강증진산업장은 근로자의 생활과 건강의 질을 높이기 위한 활동으로 근로자 개인의 생활습관을 긍정적으로 변화할 수 있도록 지원한다. 산업장의 유해물질의 허용기준 강화와 작업환경 개선에도 불구하고 만성 직업병이 크게 증가하여 근로자를 대상으로 하는 건강증진 활동에

3) 개인 건강관리를 위한 자원은 근로자가 자신의 신체적, 정신적 건강상태를 모니터링하고, 건강한 생활습관을 유지하거나 향상시킬 수 있도록 기업이 근로자에게 제공하는 환경적 지지, 의료서비스, 정보, 기회 등을 의미한다.

관심이 증가하고 있다. 산업장은 유해환경요소가 집중되어 있으며, 건강의식이나 생활양식개선으로 건강증진 효과를 높일 수 있는 조직적 특성을 가지고 있기 때문에 국가적인 관심의 대상이 된다. 건강증진산업장의 장점은 기존의 기록 등을 보완적으로 활용하여 사업의 효율을 높일 수 있으며, 사업대상자의 이동이 적어 사업의 연속성이 유지될 수 있고, 대상 집단이 동질적, 동일한 체계에 소속되어 있어 구체적인 사업내용 개발과 프로그램의 적용이 쉽다는 점이다.

그러나, 사업주들이 근로자가 건강하기를 희망하더라도, 근로자의 건강증진을 위해 기업이 재원을 투자하도록 유도하기 위해서는 건강증진 활동이 기업에 도움이 된다는 것을 입증하여야 한다. 기업에 도움이 되는 3가지 핵심요소는 의료비 절감, 생산성 향상, 기업 이미지 향상이다. 건강증진산업장 활동이 지속되기 위해서는 기업의 임무나 목표 추구에 도움이 되어야 한다. 이것은 기업 경영자에게는 너무나 당연한 것이지만, 보건의료 전문가들에게는 익숙하지 않을 수 있다. 그런데, 건강증진산업장이 산업장 혼자만의 역량으로 수행할 수 있는 부분은 한계가 있다. 건강증진산업장의 목표인 근로자의 건강행동 변화, 생산성의 향상, 의료비의 감소는 가정이라는 환경을 고려하고, 가족의 유대관계를 적극적으로 활용할 때에 달성가능성이 높아지기 때문이다. 또한, 중소기업이나 영세 산업장의 경우 건강증진서비스의 제공을 위해 필요한 인력과 시설, 장비를 조달하는 것이 쉽지 않기 때문에 지역사회 건강증진과 연계하여 운영하는 것이 바람직하다.

(2) 건강증진산업장에서 추진하는 사업내용[4)]

건강증진산업장에서 추진하는 사업에는 개인의 행동변화를 위한 지식, 기술, 상호지지 구축 이외에도 건강한 행동이나 상태를 위한 사회적·환경적 지지가 포함된다. 건강증진산업장에서 추진하는 사업은 내용에 따라 인지 영역, 생활양식 변화영역, 건강생활 분위기 조성영역으로 구분할 수 있다.

① 인지 영역

인지 프로그램은 주제에 대한 근로자의 인지수준과 관심을 증가시킨다. 인지 프로그램에는 회보, 포스터, 전단지, 건강박람회, 보건교육, 동료 간의 조언 등이 포함된다. 대부분 의도된 효과는 건강습관 변화나 건강향상이지만, 그 효과는 대부분 일시적이다. 아주 소수의 근로자들이 프로그램 결과로 건강행동을 바꾸거나 건강을 향상시킬 수 있다. 따라서 산업

4) 윤병준, 이원재, 이주열(2017), 건강증진론(개정판, 한국방송통신대학교)에서 저자가 작성한 원고를 인용하였음

장 건강증진의 목표인 근로자 건강수준 향상을 달성하기 위해서는 인지 프로그램만으로는 그 목표를 달성하기 어렵고 다른 프로그램과 결합되어야 한다. 한편, 인지 프로그램은 근로자 건강수준 향상이라는 목표 이외에 사업주에게도 가치가 있다. 인지 프로그램은 근로자뿐만 아니라 외부의 지역사회에 매우 가시적일 수 있어 기업 이미지를 높일 수 있다. 또한 관리자 입장에서 본다면 비용이 적게 들기 때문에 다양한 프로그램을 운영하는데 유리하다.

② 생활양식 변화영역

생활양식 변화 프로그램은 행동변화와 관련된 생활양식을 정착시키는 것이다. 행동변화는 금연, 규칙적 운동, 스트레스 관리, 고른 영양 섭취, 체중관리 등이 포함될 수 있다. 가장 성공적인 생활양식 변화 프로그램은 보건교육, 행동교정, 실험적인 훈련, 피드백 등을 복합적으로 사용한다. 행동이 변화되어 정착되기까지는 최소한의 시간이 필요하기 때문에 생활양식 변화 프로그램은 최소한 12주 이상은 유지되어야 한다. 생활양식 변화 프로그램이 가져올 수 있는 장점은 다음과 같다.

첫째, 행동변화는 건강상태를 향상시켜서 의료문제를 감소시키고 그 결과 의료비용의 절감효과를 가져온다.

둘째, 근로자의 신체적·정신적 역량을 증진시켜 생산성 향상의 기회를 제공한다.

셋째, 광범위하게 이루어지기 때문에 사기를 고취시킬 수 있고 홍보효과를 가져올 수 있다.

넷째, 근로자들에게 다른 사람들을 사귈 수 있는 부가적인 기회를 제공하여 더욱 효과적으로 함께 일하면서 서로 도울 수 있도록 해 준다.

그런데 생활양식 변화 프로그램이 갖는 단점은 변화된 행동을 장기간 유지하는 데는 실패할 수 있다는 것이다. 예를 들어, 금연을 시작한 흡연자의 대부분은 실패하게 되고, 체중을 감소시킨 사람들의 상당수는 1년이 되기 전에 다시 체중증가를 경험한다. 소수의 사람들만 프로그램의 효과를 유지할 수 있다. 변화된 행동을 장기간 유지하는 최선의 방법은 건강생활 분위기 조성 프로그램을 이용하는 것이다.

③ 건강생활 분위기 조성영역

건강생활 분위기 조성 프로그램은 산업장 내에 건강한 생활양식을 지원하는 환경을 만드는 것이다. 건강 지원적 환경은 새롭게 획득한 건강생활습관을 유지하도록 돕는다. 금연구역 설정, 재떨이 제거, 건강식품을 파는 자동판매기 설치, 운동시설 설치 등의 물리적 지원은 건강한 생활양식을 유지하는 데 큰 도움이 된다.

또한 관리자들에게 지침 제공, 휴식시간에 운동할 수 있도록 허용, 금연 성공자에 대한 포상 등을 기업정책으로 추진할 수 있다. 건강교실, 건강검진, 동아리 활동 등을 지속적으로 지원하여 산업장 문화를 바꾸어 근로자들의 자발적 참여를 유도하는 것이 중요하다. 프로그램에 대한 주인의식은 근로자들의 모든 건강 관련 자료를 비공개로 관리하고, 프로그램의 관리와 적용에 근로자들을 활발히 참여시키며, 프로그램에 소요되는 경비의 일부분을 근로자들이 부담하게 하는 등의 방법으로 촉진할 수 있다. 이러한 건강 지원적 환경은 의료비용을 감소시키고, 회사 이미지를 높이며, 생산성 향상을 촉진시켜 기업의 목표달성에 기여하게 될 것이다.

(3) 산업장의 사회적 건강 향상 전략

매클러로이 등(McLeroy, 1992)은 산업장의 사회적 건강에 대한 접근방법을 생태학적 관점에서 제시하였다. 산업장 건강증진을 통한 사회적 건강 향상 방안을 개인 내, 개인 간, 기업, 지역사회, 공공정책과 같은 다섯 가지 수준의 개입전략을 제시하였다. 일반적으로 산업장 건강증진을 계획할 때 대부분 개인, 집단, 조직 등에 초점을 맞추는데, 근로자의 행동변화를 유도하기 위한 개입이 성과를 얻기 위해서는 각 수준의 변화에 대한 지원을 동시에 고려해야 한다.

① 개인 내

개인 내 건강증진 개입 활동의 목적은 개인에게 건강과 관련된 정보 또는 건강행동에 대한 동기를 부여하여 다양한 건강위험요인에 적절하게 대처할 수 있는 능력을 키우고, 산업장의 건강생활실천 분위기를 조성하는 데 있다. 개인 내 건강증진 개입은 보건교육, 건강 프로그램, 건강상담, 질병치료 등을 통해서 가능하다. 산업장의 건강생활 분위기를 조성하기 위한 개인 내 건강증진 개입 활동은 산업장 전체의 분위기를 고려하여 명확한 목표를 가지고 단계적으로 실행해야 한다.

② 개인 간

개인 간 건강증진 개입 활동의 목적은 구성원의 욕구를 효과적으로 충족시켜 주고 다른 네트워크, 산업장, 이웃, 지역사회와 구성원을 연결시키는 데 있다. 개입방법으로는 사회적 네트워크의 강화, 집단규범 변경, 사회적 지지그룹 구성 등이 있다. 구체적으로는 프로그램 참여자의 목표달성에 대한 계약, 팀 간의 경쟁, 건강생활을 위한 동우회 결성 등을 고려할 수 있다. 개인 간 개입 활동이 추구하는 것은 건강생활과 관련된 행동변화 이상이다. 개인 간 개입을 통해 현재 사회적 네트워크에서 사용 가능한 자원의 질과 신뢰성을 증가시키고,

[표 11-14] 산업장 건강증진을 위한 사회 · 생태학적 접근

수준	변화의 표적	전략
개인 내	• 지식 • 태도 • 가치 • 기술 • 행동 • 자기개념	• 정보/토의 • 강의 • 마이크로 매체(micro media) • 포스터 • 기술습득 강화
개인 간	• 사회적 네트워크 • 사회적 지지 • 가족 • 작업집단 • 동료 • 이웃 • 소그룹 규범	• 상호협조 지지그룹 구성 • 상호작용 • 건강증진 프로그램 • 집단규범 변화 • 사회적 네트워크 강화
기업	• 기업 규범 • 동기부여/정책 • 기업 문화 • 관리양식 • 기업 구조 • 대화 네트워크	• 기업 발전 • 동기부여 프로그램 • 기업변화 • 근로자 참여 • 프로그램 • 연결요원 • 가족친화 정책 • 네트워크 강화서비스
지역사회	• 지역사회 자원 • 이웃 조직 • 지역사회 능력 • 사회 및 건강서비스 • 조직 관련성	• 합동발전 • 지역사회 지지서비스 • 사회적 건강 지역사회 운동 수행 • 지역사회 정치적 · 사회적 공공시설 지원
공공정책	• 법 • 정책	• 근로자들의 정치적 활동 지원 • 가족친화 정책통과 운동 • 사회적 건강과 관련된 가치 지지 캠페인

출처 : 마이클 P. 오도넬 외, 이강숙 외, 2000.

이를 통해서 네트워크 구성원의 신체적·정신적 건강에 영향을 미치는 것이다. 이를 위해서는 서로의 경험을 공유하고 필요한 경우 네트워크에 접근할 수 있는 집단규범을 만드는 것이 중요하다. 생활양식 변화와 휴식을 위한 가족 중심의 프로그램은 가족체계 기능을 향상시키고 보다 만족스러운 부모·자식 간의 관계와 배우자 간의 관계를 제공할 수 있는 잠재력

을 지니게 된다.

일반적으로 연계를 위한 개입은 개인과 소집단을 대상으로 추진되지만 동호회 구성, 산업장 구조의 변화, 공식·비공식 의사소통 체계의 강화 등과 같은 산업장 전체 차원의 활동도 중요하다. 산업장 전체 차원의 활동은 사회적 네트워크라는 관점으로 이해해야 한다.

③ 기업

기업이 각 부서, 작업집단, 근로자의 욕구를 보다 잘 충족시키고 상호 연결을 원활히 하며, 기업을 통해 지역사회나 사회 전체와 연결시켜 주는 것이다. 사회적 건강을 개선하기 위한 기업수준의 변화는 기업의 규범, 문화, 정책의 변화를 주요 대상으로 한다. 그들의 직업, 동료의 지지와 결속력에 대한 근로자의 인식, 그리고 서로 지지해 주는 관리자의 지지와 격려는 이러한 관계와 관련된 업무환경에서 중요한 부분이다. 출산, 육아양육 등을 고려한 업무체계 개선은 가족 네트워크를 향상시키는 정책이다. 기업의 사회적 건강은 관리의 관점에서 매우 중요함에도 불구하고 종종 건강증진 범위 밖에서 추진되는 경우가 많다. 그러나 기업의 구조, 문화, 의사소통 흐름에 대한 관련 규범, 근로지 참여, 사기, 안녕과 문화적 다양성 등은 개인과 가족의 건강에 직접적 영향을 미친다.

④ 지역사회

지역사회가 기업 구성원의 욕구충족 능력에 미치는 영향과 기업이 지역사회 체계에 미치는 영향이 주된 관심이다. 기업은 사회적 건강을 장려하기 위한 지역사회서비스의 질과 접근성을 개선하기 위해 지역사회와 함께 노력하며 리더십을 발휘할 수 있다. 가족과 개인 간 관계에 대한 정보제공 캠페인, 가족체계와 사회적 네트워크 강화를 위한 정신건강서비스 제공, 근로자에게 사회 봉사활동 참여 권유, 직장 밖에서 근로자와 그 가족들에 대한 레크리에이션과 레저 기회 제공 등이다. 학교 프로그램, 대출서비스, 지역의 휘트니스 행사 등이 지원활동의 사례가 된다. 개인 간 수준에서 지역사회 활동에 대한 근로자의 동기와 참여를 증가시키는 프로그램은 매우 중요하다. 이것은 지역사회 참여의 장점에 대한 언론 보도나 지역사회 활동에 대한 인센티브 제공 등을 통해서 이루어질 수 있다.

⑤ 공공정책

법적·제도적 여건은 지역사회, 기업과 개인 내 수준의 프로그램이 운영되도록 유도하기 때문에 중요하게 고려해야 한다. 기업은 자체의 여러 활동 또는 지역사회와 연계를 통하여 사회적 건강활동에 기여할 수 있다. 공공정책은 기업의 이러한 활동을 유도하여 사회적 건강에 대한 가치를 증진시킨다. 기업 내에서 근로자에게 사회적 건강이슈에 대한 정보를 지속적으로 제공하고 근로자들을 독려하여 공공정책에 영향을 미치는 활동에 참여하도록 한다. 개인 간, 개인 내 활동의 목적에는 지역적·국가적 정책 이슈에 대한 토론의 증가, 사회적 건강정책에 영향을 주는 방법에 대한 근로자의 지식증가, 정치적 무대에서 활동하기 위한 동기와 행동의 증가 등이 포함된다.

4. 의료기관 보건교육

1) 의료기관 보건교육의 이해

(1) 의료기관의 개념

의료법 제3조에서 의료기관을 의료인이 공중 또는 특정 다수인을 위하여 의료의 업(의료업)을 행하는 곳이라고 규정하고 있으며, 의료기관은 의원급 의료기관, 조산원, 병원급 의료기관 등으로 구분된다. 의료기관을 흔히 병원이라고 부르는데, 병원은 환자를 수용해서 치료해 주는 시설이다. 병원은 입원환자를 수용하여 진료할 수 있는 시설과 인력을 갖추고 진단, 치료, 재활을 포함한 포괄적 의료를 제공하며, 의료인력의 교육과 훈련 및 의학연구를 수행하는 공식적 조직이다. 병원의 목적은 의료행위를 통하여 인간의 건강을 증진시키고 궁극적으로 삶의 질을 향상시키는 것이다.

(2) 의료기관 보건교육의 의미

의료기관에서는 질병치료와 관련된 건강관리교육이 주로 진행되지만 환자 및 환자 보호자를 대상으로 보건교육도 실시된다. 보건교육은 건강생활실천 등 건강행동 변화와 관련된다.

의료기관에서 보건교육은 핵심 기능 중 하나이다. 질병을 진단받은 환자를 위해 적절한 교육을 시행하면, 질병이 악화되지 않도록 스스로 관리할 수 있도록 할 수 있으며, 약 복용이나 치료에 대한 순응도를 향상시킬 수 있고, 합병증을 감소시키며, 의료비용을 감소시킬 수 있고, 결국 사망률 감소에 도움이 된다. 특히 환자의 알권리가 부각되면서 환자교육은 더욱 중요해지고 있다. 암을 비롯한 여러 질환에서 다양한 치료법이 개발되어 완치율이 향상되고 있으나,

치료가 복잡해짐에 따라 환자가 알아야 할 내용이 많아졌다. 당뇨병, 고혈압, 관절염 등 만성 질환이 늘어나고 있으며, 향후 인구 고령화에 따라 만성질환을 가지고 살아가는 사람들이 더욱 늘어날 것으로 예상된다. 그러나 만성질환을 가지고 있다고 해서 환자역할을 해야 할 이유는 줄어들고 있다. 완치할 수는 없더라도, 잘 관리하기만 하면 정상적인 생활을 영위할 수 있는 치료 여건이 마련되었기 때문이다. 다만 치료를 받는 것뿐만 아니라 스스로 관리하는 것이 중요하기 때문에 건강관리에 대한 보건교육이 반드시 진행되어야 한다.

(3) 의료기관 보건교육의 목적

의료기관 보건교육의 목적은 다음과 같다. 첫째, 보건교육을 통해 환자의 알 권리를 충족시키고, 치료 순응도와 치료결과를 향상시키며, 자기건강관리 역량을 강화한다. 둘째, 환자 보호자에게 보건교육을 실시하여 교육내용을 환자 또는 자신에게 실천할 수 있도록 한다. 셋째, 의료기관은 지역사회에 대한 봉사와 기관 홍보를 실현하고, 지역사회 주민들에게 질 높은 건강정보를 제공한다.

(4) 의료기관 보건교육의 기본 원칙

환자 대상의 보건교육은 동기부여가 매우 강한 상태에서 진행될 수 있다. 환자와 보호자들은 자신의 질환에 대해 알고자 하는 욕구가 매우 크지만, 의료인이 환자가 이해하기 쉽게 충분히 설명해주지 않는다면, 환자는 알고 싶은 내용을 충족할 수 없을 것이다. 의료인과 환자 사이에는 알고 있는 지식에 큰 차이가 있는데, 이를 정보의 비대칭성이라고 한다. 보건교육은 이러한 정보의 비대칭성을 해결할 수 있는 방향으로 진행되어야 한다.

환자 또는 환자 보호자를 대상으로 실시되는 보건교육을 담당할 수 있는 사람은 의사, 간호사, 영양사, 보건교육사 등 다양하다. 그런데, 각 직종 간에 어떤 교육을 하고 있는지를 서로간에 알고 있으면, 중복되거나 놓치는 부분 없이 교육을 시행할 수 있을 것이다. 환자 또는 환자 보호자에게 교육해야 할 전체 내용과 각 내용을 누가 어떤 자료를 활용하여, 어떻게 교육할 것인지에 대한 총체적 계획이 이루어져야 한다.

의료기관에서 보건교육을 실시할 때에 특히 주의해야 할 점 중의 하나는 윤리적 측면이다. 환자의 개인적 비밀이나 개인정보에 대한 철저한 보안을 유지해야 하며, 판단, 비난, 차별을 해서는 안 된다. 환자, 보호자 그리고 방문자들은 무심한 말 한마디에도 큰 상처를 받을 수 있다. 교육자는 모든 피교육자에게 친절하고 신뢰할 수 있는 모습을 보여주어야 한다.

또한, 의료기관의 모든 직원이 보건교육 운영과정에 대한 정보를 공유하고 있어야 한다. 환자, 보호자, 그리고 방문자가 의료기관에서 실시하는 보건교육 일정 및 장소를 문의하였을 때에 친절하게 안내할 수 있어야 한다.

2) 의료기관 보건교육의 방법

(1) 환자교육

환자는 특징적으로 몸과 마음의 고통 중에 있으며, 가족이나 직장동료에게 미안한 마음이 있거나, 경제적 어려움을 가지고 있을 수 있다. 병원 이용에 익숙하지 않은 경우가 많고, 의료인의 질환 관리 지시를 이행해야 하나 이를 이해하거나 실천하는 데 어려움이 있을 수 있다. 그러나 어떤 경우에도 환자는 자신의 건강상태를 정확히 이해하고 필요한 지지를 받아야 할 권리가 있다. 환자가 알아야 할 내용에는 자신의 상태 이해, 향후 치료계획, 약 복용방법, 검사나 치료 예약절차, 식사나 운동 같은 생활습관은 어떻게 바꾸어야 하는지 등이 포함되며, 이것들은 앞으로 질환을 스스로 관리하기 위한 지식과 관련된다. 치료계획과 의사결정에 능동적으로 참여하고 선택하며, 이를 자발적으로 실행할 수 있는 환자는 어려운 치료 과정에서도 잘 적응할 수 있다. 의료기관 보건교육에서는 환자들이 자신의 건강관리를 실천할 수 있도록 지원해야 한다. 환자의 치료와 관련된 건강관리교육은 의료인, 즉 의사, 간호사 등이 진료과정에서 실시하지만, 그 외의 건강생활과 관련된 다양한 보건교육도 보건교육사를 통하여 지원되어야 한다.

(2) 환자 관련 행사

의료기관은 질병치료와 직접 관련된 것이 아니라고 하더라도 환자의 정서적 안정과 동기부여를 위해서 웃음치료, 미술치료, 음악회, 공연, 종교 행사, 바자회, 환우회, 지지모임 등 다양한 행사를 제공한다. 환자들은 이러한 행사에서 정보를 얻기도 하고, 환우, 자원봉사자, 안내자, 보호자, 문병자 등 다양한 사람들에게 질문을 하거나, 인터넷 검색을 활용하여 필요한 각종 정보를 얻게 된다.

(3) 환자 보호자 및 지역사회 대상 보건교육

① 환자 보호자

환자 보호자는 환자와 함께 있으면서 자신의 건강에 대한 관심이 높아져 건강관리나 검진에 적극적일 수 있다. 환자 보호자에게 보건교육을 실시하면, 교육내용을 환자 또는 본인이 실천할 가능성이 높다. 따라서 환자 보호자를 대상으로 실시하는 보건교육 내용은 환자 또는 보호자의 건강관리 방법에 관한 것이 적합하다. 특히 보호자는 환자의 생활습관을 개선할 수 있는 보건교육을 반드시 받아야 한다. 아울러 환자의 마음을 이해하고 지지하는 기술은 환자 보호자를 대상으로 하는 보건교육에 중요한 주제이다.

② 지역사회 교육 활동

의료기관에서는 지역사회 주민을 대상으로 공개 건강강좌를 운영하고 있다. 이런 활동을 통하여 의료기관은 지역사회에 대한 봉사와 기관 홍보라는 목적을 달성할 수 있고, 교육 참가자는 질 높은 건강정보를 쉽게 얻을 수 있다. 의료기관의 보건교육은 방송, 신문, 잡지, 인터넷, 병의원 홈페이지 등을 통하여 내용이 전달되기도 하고, 교육과정이 동영상으로 편집되어서 온라인에 공개되기도 한다. 아울러 일반인들도 의료기관 인터넷 홈페이지를 통하여 다양하고 정확한 정보를 얻을 수 있다. 따라서 의료기관이 인터넷 홈페이지에 건강정보를 올리는 것도 보건교육 활동이라고 볼 수 있다.

3) 병원 건강증진

(1) 건강증진병원의 의미

건강증진병원(health promoting hospital)은 병원이 환자, 환자 가족, 직원, 지역사회 주민들을 대상으로 건강증진서비스를 제공하는 것이다. 세계보건기구는 건강증진병원은 단순히 환자 치료중심의 전통적인 병원 활동의 범위를 확대하는 것을 넘어 건강증진 개념으로 병원의 전체 기능을 재설정하는 것이라고 하였다. 사업대상뿐만 아니라 병원의 활동 공간을 지역사회 전체로 넓히는 것이다. 그런데, 건강증진을 전통적으로 치료의 핵심적 기관으로 간주되고 있는 병원 활동과 관련지어 정의하기는 쉽지 않다. 건강증진은 치료적 서비스에 부가되는 영역이 아니라 질병양상의 변화와 건강에 대한 개념변화로 새롭게 등장한 개념이기 때문이다.

병원과 관련된 여러 환경 변화는 병원이 적극적으로 건강증진서비스를 제공할 것을 요구하고 있다. 병원이 활로를 모색하는데 있어 기존의 급성질환을 위주로 한 전통적인 서비스 제공 민으로는 병원이 성공적으로 살아남는데 제한이 있으며, 건강증진서비스의 제공이 하나의 내안으로서 검토될 필요가 있다. 건강을 바라보는 관점이 질병의 치료뿐 아니라 예방 더 나아가서는 건강증진이 건강한 삶을 유지하는데 중요한 요소로 인식되면서 병원에 대한 기대도 변화하고 있다. 만성질환 중심으로 질병구조가 변화하고 있는데, 만성질환자는 건강증진서비스에 관심이 높기 때문에 병원이 제공하는 건강증진서비스는 고객만족도에 긍정적으로 기여할 수 있다. 외부 환경의 변화가 병원으로 하여금 건강증진에 관심을 갖도록 강요하고 있다면, 병원으로서는 경쟁력을 확보하기 위해서 보다 빠른 대응이 필요하다. 우리나라는 2011년 1월 한국 건강증진병원 네트워크를 설립하였다. 현재 30개 병원 및 보건의료기관이 회원으로 참여하고 있다.

(2) 건강증진병원의 내용

세계보건기구에서는 건강증진병원 개념을 제안하면서 5가지 기준을 제시하였다. 첫째, 병원이 문서화된 건강증진 정책을 가지고 있을 것, 둘째, 환자의 건강증진, 질병예방, 재활 필요를 파악하는 업무를 의무적으로 시행할 것, 셋째, 환자의 질환과 건강증진을 위한 정보를 제공할 것, 넷째, 병원이 건강한 일터가 되도록 할 책임, 다섯째, 계획적, 지속적, 협력적 접근이다.

건강증진과 관련된 병원의 활동은 크게 두 가지 흐름으로 나누어진다. 하나는 단순히 치료서비스의 확장이 아니라 건강증진을 중심으로 병원의 역할과 기능을 재설정하는 것이고, 또 다른 하나는 기존의 치료서비스 확장 차원에서 건강증진을 받아들이고 점차적으로 지역사회에서 병원의 역할을 강화하는 것이다. 전자의 경우는 유럽의 일부 국가에서 1988년부터 시작된 건강증진병원(health promoting hospital; HPH)이 대표적이며, 후자는 미국의 병원을 중심으로 운영되고 있는 프로그램이다.

건강증진병원 정의에는 보건의료체계 내에서 변화하는 병원의 역할과 보건의료정책 변화의 결과로 병원이 직면한 여러 문제가 포함된다. 여기에는 질병양상의 변화, 입원을 통한 휴식과 관찰만이 유일한 치료수단이던 질병과 기타 질병영역에서 이루어진 재원기간을 단축할 수 있는 진단과 치료기술의 발전, 강력한 치료약제의 발견 등으로 인해 병상위주로 운영되어 온 전통적 병원의 중요성이 감소되고 있다는 점과 병원의 병상이 환자의 가정으로 옮겨가고 있는 경향 등이 지적되었다. 또한, 응급의료를 포함해서 병원이 제공하는 급성질환에 대한 치료의 기능에 소요되는 시설과 장비는 병원들 간의 연계를 통해 해소될 수 있는 문제임을 제시하면서 병원은 어떻게든 변화해야 하며 이러한 변화를 관리할 수 있는 유용하고 강력한 전략과 미래 병원의 모형으로 건강증진을 제시하고 있다.

(3) 건강증진병원의 중요성

건강증진 활동에서 병원이 차지하는 중요성을 정리하면 다음과 같다. 첫째, 건강증진 활동이 병원에서 이루어질 때 다른 조건에서 보다 효과가 더 크다. 병원과 접촉하는 사람들의 대부분은 건강상의 문제점을 지니고 있으며 건강상의 위기를 겪고 있는 사람들과 환자의 주변의 사람들은 자신의 건강에 관한 관심이 고조되게 된다. 이렇게 건강과 관련된 관심이 고조되는 시기는 교육 가능한 계기를 형성하여 행동변화를 위한 보건교육의 효과가 극대화될 수 있다. 둘째, 병원은 건강증진 관련 자원이 풍부하다. 건강증진 활동에는 영양사, 운동전문가, 심리치료사, 의사, 간호사, 보건교육사 등 다양한 전문인력의 협조가 필요하다. 병원에는 다양한 전문인력이 근무하고 있다. 셋째, 병원이 보건의료 전문인력에 미치는 영향이 크다. 병원은 교육과 훈련을 통해 직접적으로 보건의료 인력에 영향을 미친다. 뿐만 아니라 보건의료체계 내에서 병원이 차지하는 위상 때문에 1차 의료에 종사하는 인력을 포함하여 다양한 인력에게 간접적으로 영향을 미친다. 넷째, 병원은 일반인에게 전문적 의료기관으로 인식된다. 다양한 건강증진서비스가 병원과 연계되거나 병원에서 제공될 때에 신뢰성이 제고된다. 이는 건강증진서비스의 효과를 높이는 역할을 할 수 있다.

(4) 건강증진이 병원에 주는 편익

건강증진에서 병원의 역할이 중요하다고 해서 모든 병원이 자발적으로 건강증진서비스 제공에 참여하는 것은 아니다. 민간병원의 경우에는 건강증진서비스를 제공해서 병원이 어떤 편익을 얻을 수 있는지를 확인해야 서비스 제공을 고려하기 때문이다. 건강증진이 병원에 주는 편익은 다음과 같다.

① 외부편익

지역주민 등 잠재적 고객과의 관계를 증진시키고 병원 이미지를 향상시킬 수 있다. 최근 들어 병원간의 경쟁이 심화되면서 병원마케팅에 대한 관심이 고조되고 있다는 것을 고려하면, 건강증진서비스의 제공은 병원의 마케팅 차원에서 중요한 수단이 될 수 있다. 병원이 환자의 질병에만 관심을 가지는 것이 아니라 지역주민의 건강을 위해서 존재한다는 이미지를 부각시킬 수 있으며 기존에 병원이 추구하는 정책과 결합하여 보다 나은 병원의 이미지 창출에 기여할 수도 있다. 기업이나 학교 등의 건강증진사업에 병원이 참여하여 그 소직 구성원들과의 관계를 개선하고, 궁극적으로는 병원의 경쟁력을 높일 수 있다.

② 내부편익

건강증진서비스의 일부는 직접적으로 수익을 창출하여 병원경영에 도움을 줄 수 있다. 병원의 외부나 내부에서 시행하고 있는 건강증진서비스와 병원이 연계되어 있으면 환자를 의뢰하는 계기가 마련되며, 병원의 진료실적을 증가시킬 수 있어서 수익의 증대에 간접적으로 기여할 수 있다. 병원에서 제공하는 건강증진서비스는 직원의 건강증진과 사기진작에 도움이 되며, 생동감 있는 조직문화를 조성하고 유지하는 데도 기여할 수 있다. 아울러 직원들의 이직이나 전직을 감소시키고 부서 간 협조를 강화하여 병원의 생산성을 향상시킨다. 또한, 직원들의 직무만족도가 향상되어 환자들에게 더 좋은 서비스를 제공할 수 있게 된다.

[표 11-15] 건강증진이 병원에 주는 편익

외부편익	내부편익
• 지역사회와의 관계 개선 및 병원의 이미지 향상	• 병원직원의 건강증진 및 사기진작
• 기업 등 잠재적 고객과의 관계개선	• 직원이동의 감소
• 직접적 수익 창출을 통한 수익성	• 부서 간 협력 증진
• 환자의뢰의 진입로	• 의사와의 관계 개선

출처: 윤병준, 이원재, 이주열(2008), 건강증진론, 한국방송통신대학교출판부, p.268.

4) 병원 건강증진의 경험[5)]

(1) 유럽의 건강증진병원

유럽은 국가와 국제기구가 건강증진에서 병원이 가지는 역할·사명 등을 정의하고 이에 따른 프로젝트를 주도적으로 제시하여 병원들의 참여를 유도하였다. 효과적인 건강증진 정책을 수행하기 위해 유럽의 국가들은 1988년부터 건강증진병원 사업을 추진했다.

시범사업이 1992년에서 1997년까지 5년간 진행되었으며, 이를 근간으로 프로젝트에 소속된 국가의 범위를 확장시키면서 동시에 병원이 제공하는 건강증진 프로그램을 다양하게 개발하였다. 그 배경과 구체적 프로그램은 1991년의 건강증진병원에 대한 부다페스트선언과 1996년의 비엔나선언을 통해 천명되었는데, 세계보건기구 유럽지부가 시행하는 건강증진병원 프로젝트의 중요한 목적으로서 병원의 서비스, 역할과 기능을 보건의료 개혁에 적합하도록 추진하기 위한 지침과 도구 제공을 통해 병원들의 경영상태와 환자의 만족을 증진하고 향상시키는 변화를 장려하고 촉진하는 것을 들고 있다.

---

5) 윤병준, 이원재, 이주열(2017), 건강증진론(개정판, 한국방송통신대학교)에서 저자가 작성한 원고를 인용하였음

① 건강증진병원의 자격

세계보건기구 유럽지부가 제시하는 조건에 서명하고, 일정한 가입비를 납부하면서 건강증진병원 네트워크에 가입할 수 있다. 건강증진병원이 공동으로 추구하는 목적은 참여하는 병원들의 경험과 프로젝트를 교환하고 협조를 증진하며 병원경영과 구조를 포함하여 치료적 서비스의 제공에만 역점을 두지 않는다는 것이다.

② 건강증진병원의 임무

첫째, 서로 다른 인구집단 간에는 욕구·가치와 문화에 차이가 있다는 점을 인식하고 인간의 존엄, 평등, 연대를 증진해야 한다.

둘째, 의료의 질 향상, 환자·가족·직원의 안녕, 환경의 보호와 학습조직이 되는 잠재력을 파악하는 데 관심을 가져야 한다.

셋째, 치료적 서비스뿐만 아니라 전인적 접근으로 건강에 초점을 두어야 한다.

넷째, 치료과정을 촉진하고 환자의 능력에 기여하도록 가능한 한 최선의 방법으로 환자와 그 가족에게 의료서비스를 제공해야 한다.

다섯째, 건강 향상에 기여하는 기반으로 자원을 효율적·비용·효과적으로 사용하고 할당해야 한다.

여섯째, 다른 의료시스템, 지역사회와 가능한 한 연계체계를 형성해야 한다.

③ 건강증진병원을 위한 전략

첫째, 병원 외의 다른 전문가를 적극 참여시키고, 환자의 능동적 참여, 병원 스태프들에 대한 건강한 작업조건 창조, 병원관리를 위한 위원회를 구성한다.

둘째, 병원 스태프들 사이, 병원 스태프와 환자 사이, 환자와 그 가족 사이의 커뮤니케이션, 정보의 제공 및 교육을 실시한다.

셋째, 건강증진의 원칙이 병원경영의 구간에 스며들게 한다.

넷째, 병원 외에 존재하는 건강증진과 관련한 자원봉사자, 조직 등과 협력하여 연결을 최적화한다.

다섯째, 조직을 학습조직으로 개편하고, 관련 직원들을 교육하고, 프로젝트 리더를 훈련한다.

여섯째, 지역 간, 국가 내, 국제간 교류를 통해 경험을 교환하고 활용한다.

(2) 미국의 병원 건강증진

미국은 병원협회(AHA)와 병원이 스스로 건강증진서비스 제공의 필요성을 느끼고 이를 개발해 왔다. 앞에서 살펴본 유럽과 분명한 차이가 있는데, 이것은 미국의 보건의료 문화상의 차이뿐 아니라 병원소유구조 등의 차이를 반영한 것이다.

미국의 병원 건강증진 프로그램은 1960년대에 시작된 지역사회에 대한 보건교육 프로그램에서 기원한 것으로 볼 수 있다. 이후 1979년 미국 병원협회가 병원의 건강증진 프로그램에 대한 정책을 발표함으로써 병원에서의 건강증진 역할은 획기적으로 강화되었다. 초기에는 건강증진센터의 개념으로 병원을 중심으로 한 건강증진서비스의 개념을 도입하였다가 지역사회 건강증진 프로그램의 혁신병원을 선별하여 장려하는 방향으로 진행되었다. 초기에 혁신병원이 건강증진서비스를 시작한 목적은 지역사회 건강수준의 증진, 병원 이미지 개선, 병원 서비스의 다각화 등이었다. 미국의 병원들이 건강증진서비스를 제공하게 된 것은 여러 가지 병원환경 변화와 관련이 있었다. 병원이 건강증진서비스 제공에 적극적인 관심을 가지고 시행하게 된 데 영향을 미친 것으로 평가되는 요인은 다음과 같다.

- 병원에 대한 지불방식이 선불상환제도로 전환됨
- 동료심사체계 도입으로 인한 입원환자 감소
- 입원이 필요 없는 대안적 의료 제공 방식의 증가
- 재원기간 감소를 유도하여 입원기간 단축
- 병원 폐업의 증가
- 의료의 필요성을 많이 가진 노령인구의 증가
- 주요 질병의 양상이 생활양식과 관련된 질환으로 이행
- 의료기관 간의 경쟁 증가

① 미국 병원협회가 제안한 병원 건강증진 정책

첫째, 지역사회 내에서 다른 부문과 협동하여 지역사회의 건강수준을 평가한다.

둘째, 병원의 건강증진 프로그램 혹은 협동 프로그램이 목표로 하는 영역과 인구집단을 파악한다.

셋째, 목표영역에서 건강수준을 향상시키는 데 도움이 되는 프로그램을 개발한다.

넷째, 치료뿐 아니라 건강증진을 위한 기관으로 병원을 발전시킨다.

② 건강증진서비스의 종류

건강증진서비스 제공 목적을 추정하면 병원의 대외 관계, 지역사회에 대한 기여, 병원의 이미지 강화, 고객만족도의 증가, 환자의 행태 교정, 환자 의뢰, 이윤 등의 순이었다. 그러나 미국 병원들이 처한 환경의 변화가 지속됨에 따라 건강증진서비스를 제공하는 병원들은 꾸준히 증가하여 미국병원협회가 매년 시행하는 전국 병원조사에 따르면, 2015년에는 90% 이상의 병원이 환자나 고객, 병원의 회원, 지역주민 개인을 대상으로 한 서비스를 제공하고, 96% 이상의 병원이 지역사회를 위한 목표를 설정하고 서비스를 제공하였다.

현재 이 병원들이 건강증진서비스를 제공하는 목적은 병원홍보, 지역사회에 대한 기여, 병원의 이미지 강화, 고객만족도의 증가, 환자의 행태 교정, 환자 의뢰, 이윤 등의 순으로 시행 초기에 비해 홍보목적과 수익성에 대한 강조가 눈에 띄며, 이는 건강증진서비스를 통해 이러한 수익성의 추구가 가능해졌다는 의미로 보인다. 이들 병원이 대상으로 하는 건강증진서비스 내용은 [표 11-16]과 같다.

[표 11-16] 미국 병원의 주요 건강증진 영역

대상	서비스 내용	
기업	• 보건교육 • 건강위험 평가(health risk appraisal)	• 건강검진, 금연 프로그램 • 스트레스 관리, 산업보건
일반 대중	• 보건교육, 운동(fitness) • 영양 · 체중조절	• 금연, 스트레스 관리
여성	• 보건교육, 체중조절 • 산부인과 검진, 운동	• 산전관리, 골다공증
병원 직원	• 보건교육, 운동	• 건강검진, 영양 · 체중조절, 금연

출처: Bonk & Bensky, 1989

제12장

생애주기별 보건교육

1. 생애주기별 보건교육 접근
   1) 생애주기별 건강 관련 특성
   2) 생애주기별 건강관리의 목표
   3) 생애주기별 보건교육의 내용

2. 생애주기별 학습자 특성
   1) 학습지 특성별 접근방법
   2) 생애주기별 보건교육방법

HEALTH EDUCATION

1. 생애주기별 보건교육 접근

생애주기별 보건교육 접근은 개인의 일생 동안 발생하는 건강문제가 각 시기마다 다르다는 것과 제공되어야 하는 보건교육도 각 생애주기(life cycle)에 적합하게 구성되어야 한다는 것을 전제로 한다. 출생에서부터 평생 동안 건강한 삶을 살아갈 수 있도록 각 생애주기별로 해결해야 할 건강문제를 파악하여 필요한 보건교육을 실시한다. 이를 통하여 건강한 노화(healthy aging)가 달성될 수 있도록 한다. 노년기 건강은 출생 이후의 건강관리가 축적된 결과이므로 건강한 노화를 위해서는 모든 생애주기에서 건강증진, 예방, 치료, 재활 등 포괄적 건강관리가 이루어져야 한다. 모든 생애주기에 걸쳐 체계적이고 지속적으로 제공되는 건강관리서비스는 건강한 노년기를 보장하게 된다. 보건교육은 포괄적인 관점으로 출생에서부터 각 생애주기의 특성을 고려하여 지속성이 보장될 수 있도록 제공되어야 한다.

그런데 생애주기는 이해관계에 따라 매우 다양하게 구분된다. 보건의료 분야에 적용되는 통일된 생애주기 분류 방식은 없다. 일반적으로 연령을 기준으로 5세 또는 10세 간격으로 구분하거나 성장단계에 따라 영유아기(0~6세), 아동기(7~12세), 청소년기(13~18세), 청년기(19~39세), 장년기(40~64세), 노년기(65세 이상) 등으로 세분화한다.

1) 생애주기별 건강 관련 특성

(1) 영 · 유아기

영아기는 출생 후 24개월까지, 유아기는 6세까지를 말한다. 영·유아기에는 정상적인 발달을 관찰하고 이상여부를 확인할 수 있도록 정기적인 검진이 필요하다. 일반적으로 성장과 발달에 대한 스크리닝 검사를 실시하는데, 이 검사는 영유아의 성장발달 지연이나 이상이 의심되는 고위험 요인을 조기에 발견하고, 이를 교정 및 치료하여 발생 가능성이 있는 장애를 예방 또는 최소화하려는 것이다. 영유아보육법에서는 보육시설에서 보육하는 영유아에 대한 건강검진을 1년에 한 번 이상 하도록 규정하고 있으며, 유치원 아동의 경우에도 신체발달상황과 건강검진을 포함하는 건강검사를 하도록 규정하고 있다. 영·유아기에는 황달, 습진(태열, 아토피성 피부염), 땀띠, 아구창, 구토, 변비 등이 발생하고, 각종 감염병을 예방하기 위한 예방접종이 필요한 시기이다. 이 시기에는 독립적인 생활을 할 수 있는 여러 생활습관(개인위생, 안전, 식습관, 구강건강 등)을 습득하고, 활동 범위가 넓어져서 각종 사고의 위험에 노출될 수 있다.

(2) 아동기

초등학교를 다니는 시기로 친구들과 또래집단을 형성하면서 사회성이 더욱 발달하기 시작하고, 운동 기술이 발달하며, 논리적 사고가 가능해진다. 이 시기에는 체계적인 학습이 가능하고, 추상적 개념에 대한 이해력도 증가된다. 아동기는 각종 사고의 위험이 큰 시기이며, 주요 질병으로는 감염병, 폐렴 및 기관지염, 결핵 등이 있으며 선천성 이상으로 인한 질병 및 장애가 발생하기도 한다. 건강한 생활습관과 건강행동이 결정되는 중요한 시기로 어느 때보다 보건교육이 필요하다.

(3) 청소년기

청소년기는 급속한 신체적 변화에 따라 정서, 자아, 대인관계, 이성에 대한 태도와 행동에 변화를 갖는 발달단계이다. 흔히 많은 문제와 혼란의 시기로 인식되는 청소년기는 성적으로 성숙하는 사춘기와 함께 시작되는데, 가장 핵심적인 신체적 발달은 급속한 신체의 외형적 성장과 호르몬의 변화에 의한 생식능력의 획득이다. 청소년기에 접어들면 신장이 성장되고 근육이 발달하여 전체적으로 어른의 신체적 형태로 체형이 변화된다. 정신적으로는 기존의 가치에 대해서 의문을 갖기 시작하고, 문제제기 및 독서를 통해 새로운 정보를 습득하게 된다. 이러한 학습을 통해 청소년들은 사상들 간의 연관성을 이해할 수 있게 된다. 이 시기에는 또래집단을 통해 흡연, 음주, 약물남용, 폭력, 성문제, 각종 중독 등의 문제에 노출되고, 이때 형성된 생활습관은 성인기 건강에 중요한 영향을 미치게 된다.

(4) 청년기

성인기는 생리적 기능을 기준으로 청년기(19세~39세)와 장년기(40세~64세)로 구분할 수 있다. 청년기는 인생 중 가장 활력이 넘치고 활동적인 시기이다. 가정과 사회에서 중추적인 역할을 하게 되면서 스트레스와 불규칙한 식사, 운동 부족 등으로 체지방이 증가하기 쉽다. 또한, 부모로부터 독립과 결혼을 하게 되면 부부와 부모의 역할 등 새로운 역할에 대한 적응이 필요한 시기이다. 이런 상황들로 술, 담배, 약물 등의 건강하지 못한 행동이 발생할 수 있고, 이전 시기에 형성된 건강생활습관에 따라 건강위험요인에 노출이 심해진다. 청년기는 신체적으로는 발달의 최대치를 20대에 경험하고 그 이후로 점차 저하되기 시작한다.

(5) 장년기

장년기부터 신체적 능력과 건강이 감퇴되기 시작하는데, 신진대사 활동이 둔화되고 허리둘레와 체중이 증가하며, 질병에 대한 저항력이 약해질 뿐만이 아니라 질병에서 회복되는데 소요되는 시간도 늘어난다. 감각 능력의 감소로 지각 능력이 약화되고 기억력도 감소하며 여자의 폐경기와 남자의 갱년기 같은 중년의 위기가 나타나기도 한다. 젊음, 가족, 친구 등에 대한 상실감은 우울증을 발생시키기도 한다. 사회적으로도 성취감보다는 신체의 노화와 은퇴에 대한 불안감에 무기력해지기 쉬운 시기로 경제적 압박, 소외감 등 사회 심리적 변화를 겪게 된다. 장년기부터 사망률 및 의료이용률이 서서히 증가하기 시작하는데, 40세 중반을 고비로 체력과 운동능력이 감소하고, 암, 당뇨병, 고혈압, 심뇌혈관질환 등 만성질환이 나타나기 시작한다. 중년기 후반의 사람들은 건강이 나빠지고 죽음이 갑자기 다가올 수도 있다는 사실을 깨닫고, 그에 따라 의식적이든 무의식적이든 자신의 생활을 변화시키게 된다.

(6) 노년기

노년기는 신체 능력과 감각·지각 능력이 쇠퇴하여 의존성이 증가한다. 사회생활로부터 은퇴가 시작되고 경제력 상실, 건강 상실, 배우자 상실 등을 경험하게 된다. 특히 건강 상실의 결과로 질병발생이 증가하고 식사하기, 옷 입기 및 앉기 등의 기본적인 일상생활수행(ADL)에 제한을 받게 된다. 노년기의 특성은 2개 이상의 만성질환을 가지고 있고, 우울증 등 정신질환의 발생 가능성이 증가한다. 성장한 자녀가 곁을 떠나고, 신체적 노화와 질병을 경험하고, 배우자를 포함하여 주변 사람들의 죽음 등으로 소외와 고립감을 느끼면서 우울감이 발생한다. 이로 인한 노인의 자살이 증가하고 있다. 노인의 건강문제는 노인 혼자 해결하기 어려운 경우가 많기 때문에 가족이나 보호자를 보건교육 대상에 포함시켜야 한다. 노년기 보건교육의 일차적 목적은 현재의 건강상태를 유지하게 하는 것이 된다. 이를 위해서는 정기적으로 건강수준을 파악하여 질병이 발생하였다면 개인별 맞춤형 서비스를 제공하여 더 심각해지지 않도록 하거나 재발되지 않도록 해야 한다.

2) 생애주기별 건강관리의 목표

생애주기별로 다양한 건강문제가 발생하며, 이를 해결하기 위해서는 각 생애주기의 특성 및 건강관리 목표를 고려하여 건강서비스를 제공해야 한다. 보건교육도 대상자의 생애주기별 특성에 따라 교육내용과 접근방법이 달라진다. 앞에서 살펴본 각 생애주기별 건강관련 특성에 따라 건강관리 목표를 정리하면 다음과 같다.

[표 12-1] 생애주기별 건강관리의 목표

생애주기	건강관리 목표
영유아기	• 선천성 기형의 조기발견 · 치료 • 정상적인 성장과 발달유지 • 감염병 예방을 위한 예방접종 실시 • 건강한 생활습관 유도
아동기	• 올바른 식습관, 규칙적인 운동 등 건강한 생활습관 유도 • 학교생활과 사회적응을 위한 지속적인 성장과 발달 • 원활한 학교생활과 교외활동 촉진
청소년기	• 급속한 신체 변화에 적응 • 금연, 금주 등 건강한 생활습관 유도 • 올바른 성의식 고취
청년기	• 스트레스 관리, 올바른 식습관, 규칙적인 운동 등 유노 • 건강생활실천으로 질병예방 및 건강증진 • 질병의 조기발견 및 치료 강화
장년기	• 갱년기, 폐경기 등 신체 변화에 적응 • 건강행동 지속적 실천으로 만성질환 예방 • 조기발견 및 치료를 통한 만성질환의 최소화
노년기	• 신체 변화에 대한 적응 • 우울증 극복으로 정신건강 향상 • 건강행동 지속적 실천으로 만성질환 발생 최소화 • 만성질환에 의한 장애 발생 최소화

3) 생애주기별 보건교육의 내용

생애주기별로 다양한 건강문제가 발생하기 때문에 보건교육 내용도 달라질 수밖에 없다. 각 생애주기별로 필요한 보건교육 내용은 크게 건강생활, 감염병 예방, 만성질환 예방 등으로 볼 수 있다. 모든 생애주기에서 금연, 음주, 운동, 영양, 구강건강, 사고예방, 정신건강 등에 대한 통합적 보건교육이 필요하다. 보건교육에서 가장 중요하게 고려해야 할 것은 질병을 사전에 예방하기 위한 일차예방이 가장 중요하며, 아울러 질병 치료 이후의 재발 방지와 증세의 악화, 합병증 발생 등에 대한 건강정보도 제공되어야 한다.

[표 12-2] 생애주기별 보건교육의 내용

생애주기	보건교육 내용
영 · 유아기	• 영양: 올바른 식사습관 등 • 예방접종: 결핵, B형간염, 디프테리아, 파상풍, 백일해, 홍역, 풍진, 장티푸스, 일본뇌염, A형 간염, 뇌수막염 등에 대한 부모교육 • 금연: 금연과 간접흡연에 대한 부모교육 • 운동: 어린이 체조, 올바른 운동방법 등 • 구강건강: 칫솔질 방법 등 구강교육 • 안전: 안전벨트, 교통안전, 생활안전, 보호 장구 착용, 추락, 익사 등
아동기	• 건강생활: 금연, 금주, 고른 영양섭취 등 • 운동: 다양한 신체활동 및 체험활동 등 • 구강건강: 올바른 칫솔질 등 • 정신건강: 학교폭력, 스트레스 관리, 자살예방 등 • 성: 건강한 성, 성장발달, 성폭력 대처능력, 초경 등 • 감염병 및 만성질환 예방 방법 등 • 안전: 안전벨트, 교통안전, 생활안전, 보호 장구 착용, 추락, 익사 등 • 시력관리: 시력의 보호와 관리 방법 등
청소년기	• 건강생활: 금연, 고른 영양섭취, 운동 등 • 금주: 절주, 음주권유 거절 등 • 구강건강: 충치, 치주염, 칫솔질 등 • 정신건강: 스트레스 관리, 자살예방 등 • 성: 건강한 성, 성장발달 등 • 안전: 안전벨트, 교통안전, 생활안전, 보호 장구 착용, 추락, 익사 등 • 감염병 및 만성질환 예방 방법 등
청년기	• 건강생활: 금연, 절주, 균형 잡힌 식사, 표준체중의 유지, 안전한 성생활, 사고예방 등 • 구강건강: 충치, 치주염, 칫솔질 등 • 건강검진: 건강검진 이해, 맞춤형 검진 소개 등 • 스트레스 관리 • 감염병 및 만성질환 예방 방법 등
장년기	• 건강생활: 금연, 절주, 균형 잡힌 식사, 표준체중의 유지, 안전한 성생활, 사고예방 등 • 구강건강: 충치, 치주염, 칫솔질 등 • 정신건강: 우울증상 관리 등 • 여성건강: 폐경기 여성의 건강관리, 골다공증예방, 유방검진 등 • 만성질환 관리: 관상동맥질환, 당뇨병, 고혈압, 이상지질혈증 등 • 스트레스 관리
노년기	• 건강생활: 금연, 절주, 안전한 성생활, 사고예방 등 • 영양: 균형 잡힌 식사, 만성질환 예방 식습관 등 • 운동: 만성질환 예방 및 관리를 위한 운동 등 • 구강건강: 충치, 치주염, 칫솔질 등 • 정신건강: 우울증상 관리 등 • 만성질환 관리: 관상동맥질환, 당뇨병, 고혈압, 이상지질혈증 등 • 스트레스 관리

2. 생애주기별 학습자 특성

1) 학습자 특성별 접근방법

(1) 영 · 유아기

영아기는 사람의 발달주기에서 가장 빠른 신체적 성장시기이며, 언어를 습득하기 시작하여 기본적인 상호작용을 할 수 있게 된다. 한편, 유아기는 근육이 발달하여 움직임이 많아진다. 이 시기는 언어를 습득하고 발전시키는 단계로 인지적 성장이 급속하게 진행된다. 자기주장이 강해지고, 기본적인 생활습관 및 사회규칙 등을 배우게 되면서 사회성이 발달되기 시작한다. 기억의 양이 제한되고, 5~10분이 최고의 집중시간이기 때문에 놀이학습과정을 활용하는 것이 바람직하다.

(2) 아동기

아동기는 일상생활에 필요한 기능 및 지식을 습득하는 시기이다. 이 시기에는 운동기능 발달이 두드러지게 나타나 놀이나 스포츠에 참여할 수 있다. 또한, 악기연주, 종이접기, 그리기 등의 근육을 활용하는데 익숙해진다. 한편, 인지학습에 필요한 주의 집중능력이 발달하여 일정시간 학습을 할 수 있게 되어, 30~40분까지 집중이 가능하기 때문에 놀이학습뿐만 아니라 정규교과목 학습도 가능해진다. 고학년이 되면 상대방이나 자신의 메시지가 분명치 않을 때에 적절히 말을 조절할 수 있을 정도로 의사소통능력이 발달한다. 또한, 자기인식능력, 타인의 정서를 이해하는 능력, 자신의 정서를 이해하고 표현하는 능력, 정서조절 능력도 질적으로 발달하게 된다.

(3) 청소년기

청소년기는 아동과 성인의 특성을 동시에 가지게 된다. 이 시기에는 자아의식의 발달과 독립심으로 부모를 비롯한 기성세대에 신뢰감이나 존경심이 약화되고, 친구나 교우 등의 동료 관계를 중요하게 생각한다. 청소년은 자신과 의견을 나눌 수 있는 친구에 대한 의존도가 매우 높다. 그런데 청소년은 독립적 욕구와 자기수상을 강조하면서도, 다른 한편으로는 경험과 능력이 부족하기 때문에 부모를 비롯한 기성세대에게 의존하고 싶은 무의식적 욕망을 동시에 지니고 있다. 확고한 자아 정체감을 형성하지 못할 경우에는 역할 혼란을 경험하면서 극단적 이상주의에 빠지거나 특정 인물을 맹목적으로 추종하여 비합리적 행동을 우상시하는 경향이 있다. 청소년을 대상으로 하는 학습과정은 스스로 교육내용을 탐색하면서 자신과 관련된 부분을 찾아서 논리적으로 분석하고 해결방안을 모색할 수 있도록 해야 한다.

(4) 성인기

성인기는 청년기와 장년기를 포함한다. 성인들은 이미 많은 경험과 정보를 가지고 학습에 참여하기 때문에 이들을 대상으로 하는 보건교육은 학습자들이 가지고 있는 사고와 기술을 재편성하는 과정이라고 할 수 있다. 대부분의 경우 성인학습자는 배우고 싶어서 학습과정에 참여했기 때문에 동기부여와 학습에 대한 준비가 되어 있다. 그런데, 성인학습자들은 관심분야나 특정한 문제를 해결하기 위하여 학습과정에 참여하기 때문에 문제기반의 학습활동이 바람직하다. 보건교육에서 배운 내용을 일상생활에서 바로 적용하여 원하는 결과를 볼 수 있을 때에 만족감이 향상된다. 성인학습자들은 배우고자 하는 주제에 대하여 경험이나 지식을 가지고 있는 경우가 많기 때문에 가능한 그들의 기존 경험과 지식을 기초로 하여 교육을 진행하는 것이 좋다. 성인을 대상으로 보건교육을 실시할 때에 교육자는 조력자나 촉진자의 입장이 되어야 하며, 지나치게 교육자 중심으로 접근하면 원활한 학습에 장애가 된다.

(5) 노년기

노인의 학습과 지적능력에 대한 특징은 첫째, 정보에 대한 인식과 반응이 느리기 때문에 학습속도를 조절해야 한다. 둘째, 기존의 지식과 경험 때문에 새로운 지식이나 정보를 쉽게 받아들이지 못한다. 셋째, 단기기억 능력이 저하되어 직전의 교육내용이나 사례를 쉽게 잊어버린다. 넷째, 자신의 잘못이 노출되는 것을 두려워하기 때문에 평가나 시험에 거부반응을 보인다. 다섯째, 시간에 대한 지각능력이 저하된다. 특히 노인들은 시각 및 청각 장애가 있을 수 있기 때문에 적절한 보건교육매체를 선정하여야 한다. 노인들의 인지적 능력을 고려하여 새로운 정보나 개념을 설명할 때에는 충분한 시간을 활용하여 간단하고 명료하게 반복적으로 진행해야 한다. 노인을 대상으로 보건교육 내용을 설명할 때에는 기호, 문자, 이론 등과 같은 추상적인 것은 생략하고, 가능한 현실적인 사례를 활용하여 구체적으로 설명하도록 한다.

노인들의 학습동기를 높이려면 도전적인 상황보다는 노인들에게 학습에 대한 용기를 주고 그들로 하여금 긍정적 기대감, 자신감을 갖도록 해야 한다. 노인들은 자아개념이 낮고 불안 수준이 높으며, 무엇보다도 학습에 대한 관심도가 낮기 때문에 긍정적으로 격려하여 학습효과를 높여야 한다. 노인의 학습결과에 대해서는 너무 비판적인 평가보다는 격려하고 지지해 주는 것이 필요하다.

2) 생애주기별 보건교육방법

보건교육방법은 구체적으로 교육내용을 제시하는 형태(presentation forms)를 의미하며, 교육목표를 성공적으로 달성하기 위하여 선정된 교육내용을 학습자에게 효과적으로 전달하는 수단이다. 따라서 보건교육방법을 선택할 때는 교육내용, 학습자 특성, 교육환경 등을 고려하게 된다. 일반적으로 학습자와 관련해서는 학습자의 수, 학습태도, 학습동기, 학습경험 등을 고려하게 되는데, 여기에서는 생애주기별로 적용 가능한 보건교육방법을 정리하였다. 앞의 7장(보건교육방법)에서 제시한 교육방법뿐만 아니라 현장에서 많이 활용되는 방법을 추가하였다. 최근에는 여러 매체나 신기술을 활용하는 매체기반 학습이 진행되고 있다. 이 방법은 다양한 멀티미디어 매체를 사용하여 학습동기와 흥미를 유발시킬 수 있고, 학습자의 필요에 따라 상호작용이 가능하다.

[표 12-3] 생애주기별 보건교육방법

생애주기	보건교육방법
영 · 유아기	개인교육 게임[1], 실습, 모의실험[2]
아동기	개인교육 강의, 전체 토의, 게임, 시범[3], 모의실험, 협동학습
청소년기	개인교육 강의, 전체 토의, 분임 토의, 실습, 협동학습, 문제기반학습, 프로젝트학습
성인기	개인교육 강의, 원탁식 토의, 분임 토의, 문제기반학습, 프로젝트학습
노년기	개인교육 강의, 시범, 문제기반학습

1) 게임(game)은 학습내용과 규칙 내에서 경쟁적인 요소를 첨가하여 학습목적이 달성될 수 있도록 재미있게 구성한 경쟁적이고 도전적인 학습방법이다.

2) 모의실험(simulation)은 현실 세계에서 이루어지는 어떤 현상의 과정 또는 역동성을 선별적으로 재현시키는 방법이다.

3) 시범은 새로운 기능을 학습하기 위한 방법으로 교육자가 바람직한 행동양식을 보여주는 동안 학습자는 관찰과 모방을 통해 혼자서 할 수 없었던 기능을 할 수 있도록 시도하는 방법이다.

참고문헌

김명 외, 보건교육·건강증진 이론, 계축문화사, 2014.

김명 외, 보건교육사 국가시험과목 타당성 연구, 한국보건의료인국가시험원, 2013.

김명, 서미경, 서혜경, 김영복, 보건교육 이론과 적용, 계축문화사, 2001.

김혜련 외, 건강증진기금사업의 운영현황과 활용도 제고방안 연구, 한국보건사회연구원, 2013.

박노예, 보건교육, 수문사, 1999.

박순우 외, 제5차 국민건강증진종합계획 수립 방향 연구, 보건복지부, 2018.

박형종, 김공현, 김광기, 보건교육, 신광출판사, 1997.

방 숙, 보건교육 및 건강증진의 평가방법, 한국보건사회연구원, 1998.

배상수, 건강증진의 이론과 접근방법, 계축문화사, 2012.

서문자, 박영임, 유재순, 김인자, 건강증진과 건강교육, 수문사, 2000.

서미경 외, 건강영향평가 제도 법제화 및 실행방안 연구, 한국보건사회연구원·건강증진사업지원단, 2008.

신유선 외, 보건교육학, 수문사, 2010.

안옥희 외, 보건교육학, 메디컬코리아, 2010.

양봉민, 김진현, 이태진, 배은영, 보건경제학, 나남, 2013.

유태균, 유혜라, 건강행동과 건강교육(번역서), 군자출판사, 2009.

윤병준, 이원재, 이수열, 건강증진론, 한국방송통신대학교 출판부, 2008.

이상영 외, 건강증진서비스 전달체계 확충방안 연구, 한국보건사회연구원, 2012.

이상영, 김동진, 김어지나, 신정훈, 건강영향평가의 제도화 방안 연구, 한국보건사회연구원, 2011.

이신동, 조형성, 장신영, 정종원, 교육방법 및 교육공학, 양서원, 2012.

이영란, 제갈정, 문원희, 이소영, 보건교육학, 수문사, 2014.

이주열 외, 의료급여 수급권 중심의 보건복지연계 지침서, 보건복지부, 2007.

이주열, 건강정보 활용능력 활성화를 위한 선행 과제, 보건교육건강증진학회지 36(2), 23-35, 2019.

이주열, 공중보건학, 계축문화사, 2020.

이주열, 박종, 박경옥, 김희진, 보건교육학, 군자출판사, 2012.

이주열, 보건교육사 교과목의 개발과정, 보건교육건강증진학회지 28(1), 1-10, 2011.

이주열, 보건프로그램 개발 및 평가(제5판), 계축문화사, 2021.

이주열, 오영아, 보건교육 실무관리, 계축문화사, 2009.

이주열, 이인숙, 보건소 건강증진 이야기, 메디컬코리아, 2008.

임규혁, 교육심리학, 교육과학사, 1996.

정문희 외, 보건교육, 계축문화사, 2008.

정영호 외, 건강영향평가 사업 운영; 건강영향평가 도입 및 인프라 구축을 위한 정책과제, 한국보건사회연구원, 2019.

정영호 외, 국민건강정책의 건강영향평가, 한국보건사회연구원, 2018.

최은진 외, 건강영향평가TWG성과평가 및 건강행태위험요인의 사회경제적 격차감소를 위한 전략평가, 한국보건사회연구원, 2013.

함옥경 외, 보건교육학(제4판), 현문사, 2020.

현명호 외 3인 공역, 건강상담: 이론과 실제, 서울: 박학사, 2005.

Ajzen, I., The theory of planned behavior. Organizational behavior and human decision processes, 50(2), 179-211, 1991.

Ashton, J, Grey, P, Barnard, K. Healthy cities-WHO's new public health initiative. Health promotion international 1(3):319-324, 1986.

Colin Mathers et al., Global Health Risks, Geneva: WHO, 11, 2009.

Evan RG, Stoddart GL, Producing health, consuming health care, Soc Sci Med 31, 1347-1363, 1990.

Fishbein,M., & Ajzen,I., Belief, attitude, intention, and behavior: An introduction to theory and research. Reading, MA: Addison-Wesley, 1975.

Green, L. W., and Kreuter, M. W. Health Promotion Planning: An Educational and Environmental Approach. (2nd Edition). Mountain View, Calif.: Mayfield 1991.

Green, L. W., and Kreuter, M. W. Health Promotion Planning: An Educational and Ecological Approach. (4th Edition). New York: McGraw-Hill, 2005.

Green, LW, & Kreuter MW., Health Promotion Planning: An educational and Environmental Approach, Mayfield publishing company, USA, 1991.

Green, L. W., Kreuter, M. W., Deeds, S.,and Partridge, K., Health Education Planning: A Diagnostic Approach. Mountain View, Calif.: Mayfield 1980.

Griffiths W. "Health Education Definitions Problems, and Philosophies." Health Education Monographs, 31, 12-14, 1972.

Hancock T, Duhl L. J. Healthy cities: Promoting health in the urban context. The Authors 1986.

Hancock T, Duhl L. Promoting Health in the Urban Context. WHO Healthy Cities Papers No. 1. Copenhagen: FADL Publishers; 1988.

James F. McKenzie, Brad L. Neiger, Rosemary Thackeray, Planning, Implementing, and Evaluating health promotion programs, 5th ed., Pearson Benjamin Cummings, 2009.

Joint Committee on Health Education and Promotion Terminology, Journal of School Health, 72:1, 3-7, 2002.

Joint Committee on Health Education Terminology, Report of the 2000

Kemm J, Parry J, Palmer S. Health impact assessment: concepts, theory, techniques, and applications. Oxford: Oxford University Press, 2004.

Kickbusch I, Nutbeam D. Health promotion glossary. Geneva: World Health Organization 1998.

L. Michele Issel, Health Program Planning and Evaluation: A Practical, Systematic Approach for Community Health, 2th ed., Jones & Bartlett Learning, 2009.

Lehto, J., Ritsatakis, A., Health Impact Assessment as a tool for inter-sectoral health policy: a discussion paper for a seminar at Gothenburg, Sweden. Brussels: ECHP, WHO. 1999.

Lester Brelow, The Potential of Health Promotion, Handbook of Health, Health Care, and the Health Professions, ed. by Mechanic, New York: The Free Press, 1983.

Marc Lalonde, A new perspective on the health of Canadians, Lalonde report, 1974.

Martin Birley, Health Impact Assessment: Principles and practice, Earthscan, New York, USA, 2011.

McKeown, Thomas & Lowe, Charles Ronald, Introduction to social medicine, Blackwell Scientific Publications, Oxford, 1974.

Pender N.J., Health Promotion in Nursing Practice 3rd ed, 1996.

R.S Doenie, C. Tanahill, & A. Tanahill, Helalth promotion: Models and values., Oxford, England, Oxford University Press, 1996.

Scott K. Simonds, Health Education Monographs, Volume: 2 issue: 1_suppl, page(s): 1-10 Issue published: March 1, 1974.

United Nations, Political Declaration and Madrid International Plan of Action on Ageing, 2nd World Assembly on Ageing, Madrid, Spain, 8-12, April 2002.

WHO European Centre for Health Policy. Health Impact assessment. Main concepts and suggested approach. Gothenburg consensus paper. Copenhagen: WHO Regional Office for Europe, 1999.

WHO Regional Office for Europe. Zagreb Declaration for Healthy Cities. 2009.

WHO, Adelaide Statement on Health in All Policies: Moving towards a shared governance for health and well-being, International Meeting on Health in All Policies, Adelaide, 2010.

WHO, Milestones in Health Promotions: Statements for Global Conferences,

Geneva; WHO/NMH/CHP/09-01, 3, 2009.

WHO, Rio Political Declaration on Social Determinants of Health, World Conference on Social Determinants of Health, Rio de Janeiro, Brazil, 21 Oct. 2011.

World Health Organization. WHO Collaborating Centre for Healthy Cities and Health in All policies: WHO CC for HC and HiAP 2015.

찾 아 보 기

【ㅈ】

【ㅎ】

【P】

【Q】

【R】

【S】

보건교육학〈제4판〉 값 28,000원

2016년 5월 25일 제1판1쇄 발행
2018년 8월 15일 제2판1쇄 발행
2021년 6월 10일 제3판1쇄 발행
2025년 7월 15일 제4판1쇄 발행

저 자 : 이 주 열
발 행 인 : 주 영 일
발 행 처 : 계 축 문 화 사

서울특별시 종로구 통일로12길 16-17
우편번호 03029
TEL : 735-2257 · 738-9746
FAX : 723-9025
E-mail : gyechuk@hanmail.net
홈페이지 : http://gyechuk.co.kr
1973. 10. 31 등록번호 제300-1973-8호
ISBN 978-89-5629-842-9 93510